U0341724

中国反兴奋剂发展报告

DEVELOPMENT REPORT OF
ANTI-DOPING PROGRAM IN CHINA

迈向纯洁体育之路

A Road To Clean Sport

张 剑 ◎ 主编

社会科学文献出版社
SOCIAL SCIENCES ACADEMIC PRESS (CHINA)

编 委 会

主　编　张　剑

编　委　（按姓氏拼音排序）

卞亦暄　曹　鑫　董　玮　董逸帆　宫晓燕

韩　勇　河春姬　姜　涛　姜　熙　兰　薇

雷　厉　李　聪　刘　畅　马宏俊　毛锦鹏

宋彬龄　王荣辉　王占良　邢延一　袁　钢

詹　晖　张力思　张　剑　周鑫淼　朱晓兰

邹新娴

序 言

体育作为社会文明与进步的重要标志，不仅是人类身体与精神的双重锻炼，更是公平、公正价值观的集中体现。然而，在体育竞技日益激烈的今天，兴奋剂犹如一个幽灵，破坏着体育的公平和纯洁，成为体育晴空里的一道阴霾，成为威胁体育肌体健康的毒瘤。反兴奋剂斗争不仅关乎运动员的身心健康，更关系到体育精神的传承、体育事业的可持续发展和社会文明进步，重要性不言而喻。

回顾中国反兴奋剂工作的发展历程，我们可以清晰地看到一条从起步到完善，再到不断创新的轨迹。新中国成立以来，中国体育事业取得了举世瞩目的成就。从1984年洛杉矶奥运会实现金牌"零的突破"，到北京奥运会的成功举办，再到北京冬奥会的圆满落幕，中国体育在国际舞台上大放异彩。在中国体育走向辉煌的过程中，兴奋剂的困扰也如影随形。对于这一源自西方并在功利驱使下无孔不入的怪胎，中国体育界面临着严峻的挑战，同时保持着高度警觉。面对这一全球性挑战，中国政府和体育界迅速行动，制定了一系列反兴奋剂政策和措施，初步构建了反兴奋剂工作的基本框架。进入21世纪以来，随着体育事业的快速发展和国际交流的日益频繁，中国反兴奋剂工作进入全面深化和创新的阶段。从"三严"方针的实施，到"零容忍"的提出，到"坚决推进反兴奋剂斗争，强化拿道德的金牌、风格的金牌、干净的金牌意识，坚决做到兴奋剂问题'零出现''零容忍'"的宣示；从法律制度的不断完善，到组织体系的不断健全；从检测技术水平的日益提高，到反兴奋剂教育预防机制的不断强化，中国坚定不移地推进反兴奋剂工作，在各个方面都取得了长足进步和显著成就。同时，中国还积极参与国际反兴奋剂合作与交流，分享中国经验，贡献中国智慧，为推动全球反兴奋剂事业做出了重要贡献。

同时必须看到，随着科技的快速发展和体育竞技水平的不断提升，加上国际形势的复杂变幻、地缘政治和意识形态斗争的交互作用，世界反兴奋剂斗争的形势难言乐观，中国反兴奋剂斗争也必将面临巨大挑战，我们也应当从体育与社会、科学与技术、政治与道德、历史与文化等多重视角，对反兴奋剂事业进行观察。

本报告系统梳理了中国反兴奋剂工作的历史演变、现状成就及未来展望。全书共分为 11 个章节，从政策制定、法律法规建设、组织机构构建、教育预防、兴奋剂检查与检测、违规认定与处理等多个维度，全面展示了中国反兴奋剂斗争的实践探索与理论研究成果；通过丰富的案例分析和翔实的数据支撑，本报告不仅揭示了中国反兴奋剂工作的进展和成就，也展现了中国政府和社会各界在反兴奋剂斗争中的坚定立场和不懈努力。同时，报告对于中国反兴奋剂工作中存在的问题、面临的挑战也进行了理性的分析，提出了对策建议，以期对于未来的反兴奋剂工作提供有益的借鉴和帮助。

希望本书能够为读者提供有益的参考和启示，推动中国反兴奋剂斗争和体育事业的健康发展，在全社会不断凝聚捍卫纯洁体育、建设体育强国的正能量，为把体育建成民族复兴的标志性事业做出积极贡献！

本书编写组
2024 年 12 月

目　录 ⤷

I　制度篇

II　治理篇

Ⅲ　管控篇

Ⅳ　理论/研究篇

Ⅴ　案例篇

I 制度篇 ⟫

第一章　中国反兴奋剂政策发展

兴奋剂问题是备受国际和国内关注的体育领域重大问题，是体育事业健康发展面临的严重挑战之一。兴奋剂是指世界反兴奋剂机构制定、公布和修订的年度《禁用清单》所列的禁用物质和禁用方法。《世界反兴奋剂条例》提出，世界反兴奋剂工作的宗旨即保障运动员参加无兴奋剂的体育运动的基本权利，从而增进世界范围内运动员的健康、公平与平等，以及确保在预防使用兴奋剂方面，在国际和国家层面上形成协调、一致、有效的反兴奋剂体系。① 建立科学严谨、系统完备的反兴奋剂政策并有效执行是兴奋剂问题得以解决的基本前提。政策是政府机构正式的或公开宣布的决定。较之法律，政策规定的内容更具原则性，范围更广。反兴奋剂政策是政府为实现一定历史时期的反兴奋剂工作目标而采取的行动指引或制定的行为准则。一直以来，中国始终坚持在体育运动中反对使用兴奋剂的立场，不断加强反兴奋剂工作，进入新时代，中国反兴奋剂事业以习近平总书记关于体育的重要论述

---

① 世界反兴奋剂机构：《世界反兴奋剂条例》，2021 年 1 月 1 日。

和反兴奋剂工作的重要指示批示精神为根本遵循，一方面基于中国国情和本土实践积极探索中国模式，另一方面加强与《世界反兴奋剂条例》及相关国际标准、指南的对接，确保中国反兴奋剂政策符合国际通行标准和做法，建构了极富中国特色、卓有成效的反兴奋剂政策体系，坚决做到兴奋剂问题"零出现""零容忍"，对体育领域使用兴奋剂形成了极大的高压震慑态势。本报告采用文献资料、规范分析、比较分析、历史研究等方法，基于中国反兴奋剂斗争的实践，系统梳理中国反兴奋剂政策的历史演变，探究中国反兴奋剂政策的执行成效和经验，提出反兴奋剂政策存在的问题和发展对策。

一　中国反兴奋剂政策的历史演变

（一）"三严"方针确立

1. 政策背景

20 世纪以来，随着体育运动尤其是奥林匹克运动在世界范围内的蓬勃发展，兴奋剂滥用也成为备受关注的国际性问题。1955 年至 1957 年，在欧洲举行的运动医学会议提出禁用兴奋剂的观点。1959 年法国全国体育学会设立了反兴奋剂委员会，正式将反兴奋剂的问题列入体育组织的职责之中。1964 年在东京奥运会期间举行的国际体育科学会议提出了兴奋剂的基本定义。1964 年国际奥委会首次在奥运会上进行小范围的试验性兴奋剂检测。1967 年，国际奥委会医务委员会开始编制兴奋剂物质清单，介绍兴奋剂检查和检测的新方法。1968 年，国际奥委会在第 19 届墨西哥城奥运会中正式开展兴奋剂检测。20 世纪 80 年代以前，中国体育界对兴奋剂问题知之甚少。随着中国体育对外交往的不断扩大，竞技体育竞争的日趋激烈，特别是由于体育商业化所带来的负面影响，兴奋剂这一国际公害也开始入侵中国。但是，由于当时还不具备相应的技术条件，同时也由于对兴奋剂问题的危害尚缺乏充分的认识和警惕，因此国内未正式开展全面的兴奋剂检查。

2. 主要政策

面对中国竞技体育的飞速发展和日益严峻的反兴奋剂形势，国家体育运动委员会（以下简称国家体委）于 1985 年、1987 年连续颁布文件，要求严格执行国际奥委会关于禁用兴奋剂的规定。1985 年，国家体委办公厅发布《关于研制、使用运动营养、滋补药物的几项规定》，提出严格执行国际奥委会的反兴奋剂规定，明确对兴奋剂违规行为进行抽查并按规定查处。1987 年，国家体委就第六届全运会反兴奋剂工作分别印发了《关于在第六届全运会时进行药物检查的通知》和《关于在第六届全运会时进行药物检查的补充通知》，指出兴奋剂对运动员身心健康、运动员拼搏精神、科学系统训练、后备力量培养以及国家荣誉的严重危害，是针对全国性重大体育赛事药检工作的专门性文件。同年 10 月，六运会筹委会科研部制定了《中华人民共和国第六届全国运动会兴奋剂检查条例》，对赛内兴奋剂检查做出规定。

1989 年 5 月 3 日，国家体委主任办公会议专门研究了国内外日渐严重的兴奋剂问题。会议正式提出，对兴奋剂问题要实行"严令禁止、严格检查、严肃处理"[①] 的方针（以下简称"三严"方针）。"三严"方针概括了中国政府和体育界对兴奋剂问题的基本立场，认为使用兴奋剂损害运动员的身心健康，是一种不道德的欺骗行为，既违背"公平竞争"的国际准则，也违反了中国相关法律。"三严"方针与《反对在体育运动中使用兴奋剂奥林匹克宪章》、《洛桑宣言》和《悉尼公报》等阐述的国际社会反兴奋剂原则、立场和政策完全保持一致。"三严"方针的提出，是中国反兴奋剂政策发展的里程碑式事件，它不但标志着中国反兴奋剂政策原则立场的正式确立，也成为中国反兴奋剂工作长期开展的基本方针。

3. 相关政策

随着反兴奋剂"三严"方针的确立，中国逐渐开始建立反兴奋剂政策体系，该体系主要包含以下几类政策性文件：一是有关赛内兴奋剂检查的专门政策性文件。如 1989 年，国家体委颁布了《全国性体育竞赛检查禁用药

[①] 白旭盛：《我国反兴奋剂政策变迁研究》，博士学位论文，北京体育大学，2014。

物的暂行规定》，开始系统汇总此前有关反兴奋剂的相关规定。1990 年，国家体委下发《关于严令禁用违禁药物的通知》，将严令禁止使用国际奥委会确定的违禁药物、严格进行使用违禁药物的检查、严肃处理药检为阳性的有关人员的"三严"方针以规范性文件的方式再次予以确认；二是有关赛外兴奋剂检查的专门政策性文件。1993 年，国家体委办公厅下发《关于对禁用药物实行赛外检查的通知》。通知明确提出，为了保护运动员的身心健康，维护公平竞赛的体育道德，杜绝体育运动中使用禁用药物的行为，认真贯彻"严令禁止、严格检查、严肃处理"的方针，除了在竞赛过程中对禁用药物进行检查之外，在平时训练中也会随时进行抽查；三是有关运动营养补品管理的政策性文件。1993 年，国家体委科教司下发了《运动员使用运动营养补品管理暂行办法》以及《关于加强运动员使用运动营养补品管理有关问题的通知》，对运动营养补品的界定、管理、使用、检测、评审和处罚等方面均提出了管理措施和办法。

（二）国家体育总局1号令颁布

1. 政策背景

20 世纪末，中国竞技体育的发展逐渐驶入快车道。中国国民经济和社会发展"九五"计划明确提出：发展体育运动，实施全民健身计划，增强人民体质，提高竞技水平。在此期间，中国反兴奋剂工作也面临着诸多困难和挑战。1994 年的广岛亚运会事件对中国竞技体育的发展造成了负面影响。1994 年底，江泽民同志提出"拿不到金牌也不用兴奋剂"的要求。[1] 1995 年《中华人民共和国体育法》颁布，明确规定了国家的反兴奋剂义务和责任。[2] 同时，国家体委针对当时少数运动员违反"三严方针"和关于反兴奋剂的相关规定，在国际大赛和国内比赛中发生兴奋剂检测阳性的现实状况，制定了《国家体委关于加大反兴奋剂工作力度的意见》，提出要加大对使用

---

① 白旭盛：《我国反兴奋剂政策变迁研究》，博士学位论文，北京体育大学，2014。

② 《中华人民共和国体育法》，中华人民共和国中央人民政府网站，2024 年 11 月 6 日，网址：https：//www.gov.cn/guoqing/2021-10/29/content_5647637.htm。

兴奋剂行为的检查力度和处罚力度。1998 年国务院机构改革后，原国家体委改组为国家体育总局。根据国务院有关规定，其职责之一是"组织开展反兴奋剂工作"。国家体育总局负责制定全国反兴奋剂工作的重大方针、政策和措施；审批全国反兴奋剂工作的长期规划和年度计划并为此提供必要经费；领导、协调、监督各省、自治区、直辖市、解放军和全国性体育组织的反兴奋剂工作。

2. 主要政策

为保护运动员的身心健康，维护公平竞赛的体育道德，严肃和规范针对使用兴奋剂行为的处罚，1998 年 12 月 31 日，国家体育总局第 1 号令发布《关于严格禁止在体育运动中使用兴奋剂行为的规定（暂行）》①，旨在保护运动员的身心健康，维护公平竞赛的体育道德，严肃和规范对使用兴奋剂行为的处罚，成为当时对使用兴奋剂行为进行处罚的基本规范。其中，第一章"总则"明确了对使用兴奋剂行为的处罚应严肃、公正，并遵循处罚与教育相结合的原则，明确了严肃处理下列使用兴奋剂的行为：运动员以任何理由和方式使用兴奋剂，或拒绝、逃避兴奋剂检查，或在兴奋剂检查中的不正当行为；组织、强迫、欺骗、诱导、指使、指导运动员使用兴奋剂；针对运动员制造、试用、携带、销售、购买、有偿或无偿提供兴奋剂；为上述活动筹集或提供经费。第二章"处罚规定"明确了如发生运动员的兴奋剂检查结果为一类兴奋剂阳性（或拒绝、逃避兴奋剂检查，或在兴奋剂检查中有不正当行为的）、运动员的兴奋剂检查结果为二类兴奋剂阳性、运动员违反有关规定未能按时接受赛外兴奋剂检查这三类情形的，由有关单项协会按照协会章程规定，对该运动员及其相关人员和单位给予的处罚措施。第三章"处罚程序"明确了对兴奋剂检查阳性结果的处罚程序；第四章"申诉和仲裁"明确了运动员、相关人员及其单位的申诉和仲裁程序。总体来看，总局第 1 号令的发布，明确了对使用兴奋剂行为的处罚原则，即严肃、公正，

---

① 国家体育总局：《关于严格禁止在体育运动中使用兴奋剂行为的规定（暂行）》，1998 年 12 月 31 日。

并遵循处罚与教育相结合的原则，明确了严肃处理使用兴奋剂的若干情形，明确了处罚单位、处罚措施、处罚程序以及申诉和仲裁程序。

3. 相关政策

1号令颁布前后，尤其是 1995 年以来，中国持续加大反兴奋剂的力度，相应的反兴奋剂政策文件出台的速度和质量都有大幅度提升，反兴奋剂政策体系建设不断加强。（1）加大兴奋剂工作力度。如 1995 年 2 月国家体委发布《禁止在体育运动中使用兴奋剂的暂行规定》，重申"严令禁止、严格检查、严肃处理在体育运动中使用兴奋剂的行为"。同年，国家体委出台《关于加强第三届全国城市运动会兴奋剂检查的通知》和《关于加强第八届全国冬季运动会兴奋剂检查的通知》，要求各参赛单位"认真做好对本单位人员反兴奋剂的宣传和教育工作，坚决禁止、杜绝使用兴奋剂"。（2）完善兴奋剂检查措施。如 1995 年 2 月，国家体委出台《兴奋剂检查取样细则》《兴奋剂检查取样的工作条件及要求细则》《兴奋剂复检细则》等政策性文件，对接受检查运动员的确定、通知、取样程序及规定等问题都进行了明确规定。1995 年 8 月，国家体委科教司出台《关于征求〈赛外兴奋剂检查的若干规定〉修改意见的通知》，修改后的《赛外兴奋剂检查若干规定》将反兴奋剂赛外检查中的许多国际通行规则予以确定，规范运动员受检行为的同时还对兴奋剂检查人员提出了明确要求。（3）加大对使用兴奋剂行为的处罚力度。如 1995 年 3 月国家体委发布《对使用兴奋剂运动员的教练员处罚暂行办法》，办法明确指出，当发现运动员使用兴奋剂后，其主管教练员至少应负有管理不严的责任，并应受到相应处罚。[1] 还相继出台《关于加大反兴奋剂工作力度，严肃处理违反兴奋剂检查规定的通知》《严肃处理违反兴奋剂检查规定的实施细则》等政策性文件。（4）开展反兴奋剂"自查"、"自纠"工作。如 1998 年国家体委下发《关于进一步加强兴奋剂自查管理有关问题的通知》，1999 年国家体育总局下发了《关于部分地区开展兴奋剂自查有关情况的通报》，对一年多来开展兴奋剂自查的情况进行了总结。

---

[1] 国家体育运动委员会：《对使用兴奋剂运动员的教练员处罚暂行办法》，1995 年 3 月 27 日。

（三）反兴奋剂工作"十一五"规划发布

1. 政策背景

进入 21 世纪，随着中国经济、社会的快速发展，体育事业的发展也进一步受到重视，各项体育工作取得了显著成绩。在此期间，体育事业发展的社会基础进一步充实，群众的体育意识明显增强，全民健身计划顺利实施，群众体育蓬勃开展，经常参加体育活动的人数逐年增多；竞技体育实力和在国际体坛的竞争能力不断增强，中国体育健儿在一系列重要国际比赛中取得了优异成绩。"十五"时期，中国运动员共获得 493 个世界冠军，创 98 项世界纪录。2002 年盐湖城冬季奥运会实现了冬季奥运会金牌"零"的突破，2004 年雅典奥运会取得了新的历史性突破，为国家争取了巨大荣誉。尤其是 2001 年北京赢得第 29 届奥运会的举办权，这是中国历史上首次获得奥运会的举办权，为体育工作提供了难得的发展机遇，促进了中国体育事业的全面发展。"十五"期间，反兴奋剂工作在有效遏制滥用兴奋剂势头方面也取得了显著成效，反兴奋剂工作的法制化、标准化建设取得进展，2004 年国务院颁布实施《反兴奋剂条例》，中国兴奋剂管制质量管理体系通过国际认证，中国在国际反兴奋剂事务中发挥着越来越重要的作用。但中国反兴奋剂工作也面临着严峻挑战，如反兴奋剂管理体制和运行机制有待进一步改革和调整，反兴奋剂宣传教育工作仍十分薄弱，反兴奋剂人才队伍的数量和质量不能满足体育事业快速发展的要求等。

2. 主要政策

2006 年 7 月 25 日，国家体育总局颁布了体育事业"十一五"规划。规划包括了引言和 9 个部分共 60 条，其内容全面涵盖了体育事业和体育工作的各个方面，从战略和宏观的角度提出了未来五年的阶段性目标和任务，并提出了切实可行的政策措施。其中提到，狠抓赛风赛纪，净化赛场风气，加强体育行业作风建设，做好反兴奋剂工作，坚持"严令禁止、严格检查、严肃处理"的反兴奋剂工作方针，提高抵制兴奋剂的自觉性和反兴奋剂工作水平，加强反兴奋剂的国际合作。2006 年 7 月 27 日，国家体育总局颁布了体育科技、教育和反兴奋剂工作"十一五"规划。规划提出，坚持反兴奋剂工作的"三严"方针，营造更加公平、健康、有序的竞赛环境，指明了"建立和健全反兴奋剂机构，继续加大反兴奋剂工作力度，进一步遏制使用兴奋剂的现象，推动体育科技、教育和反兴奋剂事业全面发展"的总体目标。[①] 关于反兴奋剂工作，规划提出：（1）进一步完善反兴奋剂法律法规体系，积极推进反兴奋剂管理体制改革；（2）调动各方面力量，加大兴奋剂检查工作力度；（3）采取积极有效措施，进一步做好反兴奋剂宣传教育工作；（4）加强对新型兴奋剂检测技术的研究，保持兴奋剂检测的国际先进水平；（5）增进反兴奋剂国际交流与合作，积极参与国际反兴奋剂斗争。体育事业"十一五"规划和体育科技、教育和反兴奋剂工作"十一五"规划对"十一五"期间中国体育和反兴奋剂工作进行了整体的规划和部署。

3. 相关政策

"十一五"以来，中国反兴奋剂政策体系得以不断完善，主要体现在：（1）加强反兴奋剂综合治理。2007年初国家体育总局建立与地方体育局协调机制。2007年5月，中国反兴奋剂中心成立。2007年10月，国务院发布《关于同意建立体育运动中兴奋剂问题综合治理协调小组工作制度的批复》，成立由国家体育总局牵头，教育部、公安部、信息产业部、商务部、卫生部、海关总署、国家工商总局、国家质检总局、国家食品药品监管局、国务院法制办、北京奥组委等有关部门和单位参加的兴奋剂问题综合治理协调小组。（2）以赛事与项目为抓手加强反兴奋剂工作。2008年北京奥运会前夕，时任国家主席胡锦涛和时任国家副主席习近平观看了"历史与未来——奥林匹克反兴奋剂四十年"展览，并在反兴奋剂签名卷轴上郑重签下自己的名字，彰显了中国信守承诺、干干净净办好北京奥运会的负责任大国形象。同年，原国家食品药品监管局、工业和信息化部、公安部、卫生部、海关总署、国家工商总局、国家体育总局、北京奥组委联合下发《关于加强兴奋剂管理有关规定的公告》，旨在为体育竞赛创造良好环境。在项目反兴奋剂工作方面，如

---

① 国家体育总局：《关于印发〈十一五群众体育事业发展规划〉的通知》，2006年7月27日。

2006 年国家体育总局下发《关于进一步加强田径项目反兴奋剂工作的通知》，明确进一步加强田径项目反兴奋剂工作，尤其是加大对青少年田径运动员反兴奋剂工作的力度，确保田径事业的健康发展，并于同年下发《关于加强第十五届亚运会田径项目国家集训队反兴奋剂工作的通知》。同时，各体育社会团体和项目中心也针对赛事反兴奋剂工作发布了相关通知，如 2010 年中国残疾人联合会下发《关于做好 2010 年亚残运会集训队反兴奋剂工作的通知》。

（四）反兴奋剂工作"十二五"规划发布

1. 政策背景

北京奥运会成功举办后，中国体育的发展站在了一个新的历史起点上。胡锦涛总书记在北京奥运会、残奥会总结表彰大会上提出了推动中国从体育大国向体育强国迈进的奋斗目标，为中国体育事业的发展指明了前进的方向。"十一五"时期，中国反兴奋剂工作取得显著成效，构建了国家层面的兴奋剂问题综合治理协调机制，成立了国家反兴奋剂机构，各级体育部门反兴奋剂责任意识得到进一步加强，建立和不断完善反兴奋剂教育准入和督导等制度，兴奋剂阳性率得到有效控制，中国的反兴奋剂国际形象和环境得到较大改善。同时，围绕建设体育强国的目标和任务，反兴奋剂工作仍然面临着严峻的挑战：兴奋剂违规事件时有发生，反兴奋剂法律法规不能满足反兴奋剂工作的实际需要，反兴奋剂宣传教育针对性不强、效果不明显，运动员食品和治疗用药安全仍然存在隐患，兴奋剂检查质量和检测技术水平有待进一步提升。

2. 主要政策

2011 年 3 月 28 日，国家体育总局颁布体育事业发展"十二五"规划。规划指出，以全运会为龙头的国内竞赛体系需要进一步改革和完善，赛风赛纪和反兴奋剂工作还需进一步加强，加大各单位反兴奋剂工作力度，保持国际先进水平，做好备战国际综合性运动会反兴奋剂工作，加强反兴奋剂对外交流与合作，继续完善赛风赛纪和反兴奋剂宣传教育、监督检查、依法治理工作体系建设，提高工作质量。2011 年 7 月 13 日，国家体育总局印发体育科技、教育和反兴奋剂工作"十二五"规划。规划提出，要努力构建层次清晰、职责明确、客观公正、更为健全的中国反兴奋剂法律体系，加大宣传教育力度，不断提高反兴奋剂工作的质量和水平，推动反兴奋剂工作从偏重事后检查惩处向注重事前教育预防相结合转化，营造更加公平公正的竞赛环境，加快培养高水平体育科技、医疗、教育和反兴奋剂专业人才，推动体育科技、教育和反兴奋剂事业全面发展。① 反兴奋剂的重点工作包括：（1）构建更加完善的反兴奋剂法律体系；（2）进一步强化各级体育管理部门反兴奋剂工作职责；（3）全面推进反兴奋剂教育准入制度；（4）加强反兴奋剂工作规律和兴奋剂检测技术的研究，不断提升中国反兴奋剂工作质量和兴奋剂检测水平；（5）做好大型综合性运动会反兴奋剂工作；（6）建立运动员用药和食品安全保障体系；（7）加强反兴奋剂对外交流与合作。

3. 相关政策

随着体育事业发展"十二五"规划的颁布，中国反兴奋剂工作主要围绕以下方面出台了相关政策性文件：（1）全面规范和强化中国反兴奋剂工作。2014 年国家体育总局第 25 次局长办公会审议通过《反兴奋剂管理办法》（国家体育总局令第 20 号），自 2015 年 1 月 1 日起施行。《办法》对现有反兴奋剂规章制度进行了细化和补充，明确了各部门在反兴奋剂工作中的责任和应承担的义务，全面规范了中国反兴奋剂工作的各个主要方面。（2）出台相关配套规范性文件，加强反兴奋剂管理。2014 年国家体育总局发布《体育运动中兴奋剂管制通则》，分别对兴奋剂违规、证据、检查和调查、样本检测、结果管理和听证以及处罚等反兴奋剂工作的关键过程和环节进行了明确规制。（3）加强反兴奋剂教育工作。如 2015 年国家体育总局科教司、青少司《关于做好体育运动学校开设反兴奋剂课程有关工作的通知》提出，反兴奋剂工作倡导"预防为主、教育为本"②，为防止青少年

---

① 国家体育总局：《体育总局关于印发〈体育产业"十二五"规划〉的通知》，2011 年 4 月 29 日。

② 国家体育总局：《体育总局科教司、青少司关于做好体育运动学校开设反兴奋剂课程有关工作的通知》，2015 年 8 月 15 日。

运动员在体育运动中使用兴奋剂，保护青少年运动员的身心健康，维护体育竞赛的公平竞争，将全面推进体育运动学校的反兴奋剂教育工作。（4）加强各重大赛事的反兴奋剂工作。如 2011 年国家体育总局办公厅发布《关于加强第七届全国城市运动会反兴奋剂工作的通知》《关于加强第十二届全国冬季运动会反兴奋剂工作的通知》；2014 年国家体育总局办公厅公布《关于做好各省、自治区、直辖市运动会反兴奋剂工作的通知》；2015 年国家体育总局办公厅公布《关于做好第十三届全国冬季运动会反兴奋剂工作的通知》《关于召开 2015 年全国反兴奋剂工作会议的通知》等。此外，相关体育社团也就进一步加强反兴奋剂工作发布了相关通知，如 2015 年中国残联办公厅公布《关于召开 2015 年全国残疾人体育反兴奋剂专项工作会议的通知》，中国残联办公厅公布《关于进一步加强全国第九届残运会暨第六届特奥会反兴奋剂工作的通知》，中国田径协会公布《关于公布并实施反兴奋剂工作实施细则的通知》等。

（五）"零出现""零容忍"提出

1. 政策背景

2017 年 10 月，党的十九大报告提出"加快推进体育强国建设"[①]，宣告中国体育事业步入了全新阶段。经过 30 多年的持续努力，中国的反兴奋剂工作取得了长足进步，反兴奋剂法规制度体系初步形成，管理体制和运行机制基本确立，兴奋剂检查、检测能力明显增强，宣传教育的覆盖面不断扩大，各项保障和管理措施不断完善，为全球的反兴奋剂斗争做出了重要贡献。与此同时，由于国际反兴奋剂形势复杂多变，极易触发政治问题，世界反兴奋剂治理体系也面临重大变革。在国内，反兴奋剂形势亦依然严峻，兴奋剂违规事件时有发生，青少年体育、社会体育、职业体育、高校体育也受到兴奋剂问题侵扰。因此，中国反兴奋剂事业面临着新形势、新任务和新要

---

① 《决胜全面建成小康社会夺取新时代中国特色社会主义伟大胜利——在中国共产党第十九次全国代表大会上的报告》，中国法院网，网址：https://www.chinacourt.org/article/detail/2017/10/id/3033281.shtml。

求，如何更好地应对挑战，维护纯洁体育，维护国家形象和荣誉，为体育事业改革发展做好新时代的反兴奋剂工作，成为体育事业发展的重大课题。2019 年 8 月，国务院办公厅印发《体育强国建设纲要》，提出提升竞技体育综合实力，增强为国争光能力，确保在 2020 年东京奥运会、残奥会上取得运动成绩与精神文明双丰收，推进体育领域法治和行业作风建设，深入开展赛风赛纪和反兴奋剂专项治理。①

2. 主要政策

2019 年 1 月 31 日，习近平总书记在会见国际奥委会主席巴赫时谈到，中国政府对使用兴奋剂持"零容忍"态度，我提倡中国运动员哪怕不拿竞技场上的金牌，也一定要拿一个奥林匹克精神的金牌，拿一个遵纪守法的金牌，拿一个干净的金牌。中国将坚定主办一届像冰雪一样干净、纯洁的冬奥会。② 2020 年 9 月 22 日，习近平总书记在教育文化卫生体育领域专家代表座谈会的讲话中强调，要坚决推进反兴奋剂斗争，强化拿道德的金牌、风格的金牌、干净的金牌意识，坚决做到兴奋剂问题"零出现""零容忍"。③ 习近平总书记关于反兴奋剂工作的重要指示批示，为做好新时代反兴奋剂工作提供了根本遵循和行动指南。2019 年 11 月 12 日，国家体育总局发布《关于落实习近平总书记对反兴奋剂工作系列指示批示精神有关事宜的通知》，通知指出，坚决贯彻落实习近平总书记对反兴奋剂工作系列指示批示精神，严格落实反兴奋剂责任追究，加快建立"拿干净金牌"的治理体系，坚决做到对兴奋剂问题"零容忍"，确保实现东京奥运会兴奋剂问题"零出现"的目标，并提出了具体的要求。④

---

① 《国务院办公厅关于印发体育强国建设纲要的通知》，国务院令（2019 年）第 40 号，2019 年 9 月 2 日。

② 《习近平会见国际奥委会主席巴赫》，中国青年报网站，网址：http：//www.qstheory.cn/yaowen/2020-09/22/c_1126527338.htm。

③ 《习近平主持召开教育文化卫生体育领域专家代表座谈会强调全面推进教育文化卫生体育事业发展 不断增强人民群众获得感幸福感安全感 王沪宁 韩正出席》，求实网，网址：https：//news.cyol.com/yuanchuang/2019-02/01/content_17908315.htm。

④ 国家体育总局：《关于落实习近平总书记对反兴奋剂工作系列指示批示精神有关事宜的通知》，2019 年 11 月 12 日。

3. 相关政策

党的十九大以来，围绕体育强国建设，尤其是 2022 年新修订《体育法》的颁布实施，中国反兴奋剂政策体系日益丰富和完善：一是加强反兴奋剂工作整体谋划。2019 年国家体育总局办公厅印发《反兴奋剂工作发展规划（2018—2022）》①，提出反兴奋剂工作的目标任务即确保 2020 年东京奥运会和 2022 年北京冬奥会中国体育代表团干干净净参赛，到 2020 年基本建成"纵横交叉、上下联动"的全覆盖反兴奋剂组织体系，到 2022 年基本建成"拿干净金牌"的反兴奋剂长效治理体系，并对反兴奋剂工作的指导思想、指导原则、工作措施、组织实施等方面问题进行了全面详细的部署，提出要建立科学的反兴奋剂理论体系、反兴奋剂法治体系、反兴奋剂组织体系、反兴奋剂预防体系、兴奋剂查处体系、反兴奋剂诚信体系、反兴奋剂对外交流体系、反兴奋剂人才体系和评估体系，是新时代反兴奋剂工作重要的和纲领性的政策性文件。

二是建设反兴奋剂长效治理体系。（1）2020 年《国家体育总局"反兴奋剂工程"建设方案》提出，加快构建由重事后追惩轻事前预防向追惩预防并举、以预防为重的"拿干净金牌"的反兴奋剂长效治理体系。②（2）2021 年《"十四五"体育发展规划》对反兴奋剂工作予以专门谋划，提出要"推进反兴奋剂斗争，完善反兴奋剂长效治理机制"。③

三是规范反兴奋剂工作规则。（1）制定《反兴奋剂规则》。根据 2021 版《世界反兴奋剂条例》和相关国际标准的要求，国家体育总局印发《反兴奋剂规则》并于 2021 年 1 月 1 日施行，确保了国际、国内规则的协调一

---

① 《2019 年反兴奋剂中心年报发布》，中国反兴奋剂中心网站，网址：https：//www. sport. gov. cn/fxfjzx/n5555/c954426/content. html#：~：text = 2019% E5% B9% B4% E6% 98% AF% E5%8F%8D%E5%85%B4，19%E5%B9%B4%E5%90%84%E9%A1%B9%E5%B7%A5%E4%BD%9C%E3%80%82。

② 国家体育总局：《体育总局关于印发〈国家体育总局"反兴奋剂工程"建设方案〉的通知》，2020 年 5 月 6 日。

③ 国家体育总局：《体育总局关于印发〈"十四五"体育发展规划〉的通知》，2021 年 10 月 8 日。

致。规则整合了《体育运动中兴奋剂管制通则》《兴奋剂违规听证规则》《运动员行踪信息管理规定》《运动员治疗用药豁免管理办法》的相关内容，形成了系统的规范反兴奋剂工作具体实施的技术性、操作性规则。（2）修订《反兴奋剂管理办法》。2021年新版《反兴奋剂管理办法》公布施行，提出反兴奋剂工作坚持"零容忍"，坚持严令禁止、严格检查、严肃处理的方针，推动构建"拿干净金牌"的反兴奋剂长效治理体系。① （3）制定《体育仲裁规则》。2022年12月国家体育总局第2次局务会议审议通过《体育仲裁规则》，明确规定了与反兴奋剂有关的体育仲裁的受理范围、专门反兴奋剂仲裁员名册的设立以及反兴奋剂仲裁案件的审理程序等问题。②

四是着力建设"干净的国家队"。2023年3月，国家体育总局印发《"干净的国家队反兴奋剂生态体系"建设的指导意见》和《建设"干净的国家队"落实"十严"的要求》的通知。《"干净的国家队反兴奋剂生态体系"建设的指导意见》提出，通过打造"干净的国家队""干净的国家队训练基地""干净的保障团队""干净的食品、药品、营养品""干净的外部支撑""干净的社会环境""干净的参赛过程""干净的思想作风"，建设"干净的国家队反兴奋剂生态体系"，实现国家队反兴奋剂工作系统治理，打赢干净的金牌保卫战，实现巴黎奥运会等重大国际赛事中国体育代表团兴奋剂问题"零出现"。③《建设"干净的国家队"落实"十严"的要求》提出，要"严格反兴奋剂管理责任链条""严格反兴奋剂工作人员配置""严格入队、参赛、暂时离队期把关""严格兴奋剂检查环节""严格三品使用""严格反兴奋剂教育实施""严格国家队外部保障""严格反兴奋剂风险管控""严格反兴奋剂工作落实""严格反兴奋剂督查"，进一步加强"干净的国家队"建设，细化工作措施，切实做到防风险、堵漏洞。④

---

① 国家体育总局：《反兴奋剂管理办法》，2021年7月20日。
② 国家体育总局：《体育仲裁规则》，2022年12月22日。
③ 国家体育总局：《关于印发〈"干净的国家队反兴奋剂生态体系"建设的指导意见〉和〈建设"干净的国家队"落实"十严"的要求〉的通知》，2023年3月1日。
④ 国家体育总局：《关于印发〈"干净的国家队反兴奋剂生态体系"建设的指导意见〉和〈建设"干净的国家队"落实"十严"的要求〉的通知》，2023年3月1日。

二　中国反兴奋剂政策的成效与经验

从 1989 年"三严方针"的确立到兴奋剂问题"零出现""零容忍"的目标要求，中国反兴奋剂政策历经了多个重要的发展阶段，尤其是党的十八大以来，以习近平同志为核心的党中央高度重视反兴奋剂工作。习近平总书记多次专门对反兴奋剂工作做出重要指示批示，要求坚决推进反兴奋剂斗争，全面强化拿道德的金牌、风格的金牌、干净的金牌意识，坚决做到兴奋剂问题"零出现""零容忍"，把反兴奋剂工作的重要性上升到关乎国家形象和民族精神的前所未有的高度，体现出反兴奋剂工作极端重要的意义。①在此期间，以习近平总书记关于反兴奋剂工作的重要指示和批示精神为基本遵循，以兴奋剂问题"零出现"、"零容忍"为根本目标的多层次、全方位的反兴奋剂政策体系也逐渐形成，有效引领着中国反兴奋剂的斗争实践，使中国反兴奋剂工作取得了卓越成就，为全球的反兴奋剂斗争做出了重要贡献。

（一）执行成效

政策执行是将政策落实于客观对象的实践活动。在反兴奋剂政策执行过程中，中国积极构建中国特色反兴奋剂治理体系，着重加强反兴奋剂基本制度体系建设，在兴奋剂综合治理、兴奋剂检查检测、反兴奋剂宣传教育、兴奋剂风险防控等方面取得了显著成效，中国体育代表团在 2020 年东京奥运会和 2022 年北京冬奥会上均实现了兴奋剂问题"零出现"目标。兴奋剂检测数据显示，中国自 1990 年正式开始国内兴奋剂检测，1990 年度兴奋剂检测 165 例，阳性率 1.82%，至 2023 年，年度国内兴奋剂检测 25537 例，阳性率 0.07%，中国反兴奋剂工作取得了巨大成效（2017~2023 年兴奋剂检测阳性统计如表 1-1 所示）。

---

① 《拿道德的金牌、风格的金牌、干净的金牌——中国特色反兴奋剂治理体系不断发展》，国家体育总局网站，网址：https：//www.sport.gov.cn/n20001280/n20745751/c24701557/content.html。

表 1-1　2017~2023 年兴奋剂检测阳性统计

年份	国内兴奋剂检测（例）	阳性检测结果（例）	阳性率（%）
2023	25537	17	0.07
2022	20883	33	0.16
2021	26320	63	0.24
2020	14067	23	0.16
2019	20194	47	0.23
2018	19469	116	0.60
2017	17338	140	0.81

数据来源：中国反兴奋剂中心。

1. 兴奋剂综合治理初见成效

（1）加强兴奋剂综合治理成为反兴奋剂工作的重点

早在 2007 年北京奥运会之前，国务院就成立了由国家体育总局、教育部、公安部等十一个国家部委和北京奥组委共同组成的兴奋剂问题综合治理协调小组，并提出"各成员单位要按照各自职责分工，主动研究治理兴奋剂问题，积极参加协调小组会议和相关活动，认真落实协调小组布置的工作任务。要互通信息、互相配合、形成合力，共同推进兴奋剂问题综合治理工作"[1]，为保障北京奥运会安全举办起到了积极作用，也是各部门联合协作开展反兴奋剂工作的良好范例，为后续加强联合行动、综合治理提供了经验。此后，持续加强兴奋剂综合治理成为反兴奋剂政策的重点内容。

（2）国内外重点赛事的兴奋剂综合治理效果显著

抓好国内国外重点赛事的兴奋剂综合治理一直是工作重点。如 2017 年《全国综合性运动会组织管理办法》提出，主办单位和承办单位应当共同开展食源和药源性兴奋剂综合治理工作。2019 年《省级反兴奋剂组织体系建设指南》提出，协调省级政府相关部门，共同做好本行政区域内的兴奋剂

---

[1] 《国务院关于同意建立体育运动中心兴奋剂问题综合治理协调小组工作制度的批复》，中华人民共和国中央人民政府网站，网址：https://www.gov.cn/gongbao/content/2007/content_810299.htm。

综合治理、专项治理和行政处罚工作。① 2019 年国家体育总局办公厅《关于做好第十四届全国冬季运动会反兴奋剂工作的通知》提出，加强兴奋剂综合治理工作。② 2022 年国家体育总局办公厅《关于做好 2022 年各省、自治区、直辖市运动会反兴奋剂工作的通知》提出，各省级体育行政部门要协调和推动跨部门合作，主动联合公安、司法、市场监管、药监、卫生、教育、商务、海关、工信等部门，紧盯赛事，共同做好兴奋剂综合治理工作。③ 在实践过程中，各大赛事的兴奋剂综合治理工作也取得了良好成效。如第十三届全国冬季运动会（以下简称十三冬会）组委会在药源性兴奋剂治理方面，加强了对药品生产、批发、零售等各个环节的检查治理，加大了对重点区域、重点环节、重点企业的监督管理，并制定了应急预案，在医疗卫生保障工作方面，组委会确定了 8 家高水平医院参与"十三冬会"医疗服务工作，有效的兴奋剂综合治理为运动员营造了良好、干净的参赛环境，确保了"十三冬会"反兴奋剂工作万无一失，为"十三冬会"的成功举办提供了坚强保障。又如 2022 年北京冬奥组委与国际检查机构、国家体育总局、公安部、海关总署、中国反兴奋剂中心共同签署了《合作备忘录》，在反兴奋剂信息和情报方面开展合作，对兴奋剂违规起到发现与威慑作用，保护运动员的身心健康，维护体育竞赛的公平竞争，确保了 2022 年北京冬奥会的顺利进行。

2. 反兴奋剂组织管理体系不断完善

（1）反兴奋剂组织管理体系的发展

反兴奋剂政策实施需要完备的组织管理体系，这是将政策优势转化为管理效能的基本前提。1989 年中国兴奋剂检测中心正式运行，1992 年中国奥委会成立反兴奋剂委员会，1998 年原国家体委改组为国家体育总局，职责

① 国家体育总局：《省级反兴奋剂组织体系建设指南》，2019 年 12 月 6 日。
② 国家体育总局：《关于做好第十四届全国冬季运动会反兴奋剂工作的通知》，2019 年 12 月 3 日。
③ 国家体育总局：《关于做好 2022 年各省、自治区、直辖市运动会反兴奋剂工作的通知》，2022 年 3 月 16 日。

之一即"组织开展反兴奋剂工作"，1995 年后，各省、自治区、直辖市政府的体育主管部门也相继建立了各自的反兴奋剂管理机构，中国逐渐建立起了统一的反兴奋剂管理体制，即体育主管部门领导、协调、监督，中国奥委会组织实施，全国性单项体育组织积极参与并各负其责，为反兴奋剂工作提供了有力的组织保证，构成了中国现行反兴奋剂管理体系的基本框架。2007 年，国家体育总局反兴奋剂中心成立，负责全面开展反兴奋剂工作，中国反兴奋剂工作进入了更加专业化、科学化的组织发展轨道。2017 年全国反兴奋剂工作会议提出构建"纵横交叉、上下联动"全覆盖的组织体系建设，纵向要构建省级反兴奋剂组织体系，省级体育主管部门和省级反兴奋剂机构齐抓共管，横向要在总局运动项目管理中心和国家运动项目协会建立兴奋剂风险防控体系。2019 年《反兴奋剂工作发展规划（2018—2022）》指出，建立"纵横交叉、上下联动"的全覆盖反兴奋剂组织体系，并提出到 2020 年基本建成"纵横交叉、上下联动"的全覆盖反兴奋剂组织体系的目标任务。[①] 2020 年 5 月《国家体育总局"反兴奋剂工程"建设方案》提出，加强反兴奋剂组织机构建设，各奥运项目中心和协会要建立专门的反兴奋剂部门或办公室，各省区市体育局建立健全省级层面的反兴奋剂专门机构，构建纵横交叉的反兴奋剂组织体系，形成上下联动、齐抓共管的工作格局。[②]

（2）"纵横交叉、上下联动"全覆盖的反兴奋剂组织体系基本构建完成

2022 年，中国 38 个国家运动项目管理单位已经建立了专门的反兴奋剂部门，建成率达 100%，实现了夏奥和冬奥运动项目管理单位全覆盖；全国已有 30 个省（区、市）建立了反兴奋剂机构，建成率达到 97%。此外，部分省（区、市）还将组织体系进一步延伸到地（市、州）级行政区，为反兴奋剂工作开展提供了坚实的组织保障；反兴奋剂专项工作经费大幅增长；组织体系内主体的反兴奋剂制度化、规范化、专业化水平得到大幅提升。目前已经实现上至国家队、下到省级运动队直至体校层面，层层落实、层层负

---

① 国家体育总局：《反兴奋剂工作发展规划（2018—2022）》，2019 年 6 月 27 日。
② 国家体育总局：《国家体育总局"反兴奋剂工程"建设方案》，2020 年 5 月 6 日。

责，从注册、入队到训练、参赛等各环节全链条管理，形成一套系统化、制度化、常态化、专业化的反兴奋剂组织体系。据 2023 年底发布的数据，当前有反兴奋剂工作人员 3219 人，其中专职 400 人，兼职 2819 人，共建成 31 个省级反兴奋剂工作团队，42 个地市级反兴奋剂工作团队。

3. 反兴奋剂宣传教育体系基本建成

（1）构建反兴奋剂教育预防体系，全面开展反兴奋剂教育工作

反兴奋剂教育对解决兴奋剂问题具有重要意义。2018 年，在第二届全球反兴奋剂教育大会上，世界反兴奋剂机构（WADA）主席里迪认为，"从长远来看，想在反兴奋剂斗争中占得上风，广泛的反兴奋剂教育要比仅仅使用检查和处罚的手段更有效"。[1] 2020 年《国家体育总局"反兴奋剂工程"建设方案》指出，全面持续推进以"拿干净金牌"为核心的反兴奋剂价值观教育，开展全覆盖、全周期、常态化、制度化的教育，构建反兴奋剂教育预防体系。[2] 根据 2020 年反兴奋剂中心《反兴奋剂教育工作实施细则》[3]，当前中国反兴奋剂教育工作遵循"预防为主、教育为本"的反兴奋剂工作原则，按照"全覆盖、全周期、常态化、制度化"的工作要求，开展反兴奋剂教育工作。反兴奋剂教育工作由各教育主体承担，即启动和实施反兴奋剂教育有关活动的部门、机构和组织，包括国家体育总局、国家反兴奋剂机构、地方各级体育主管部门、运动项目管理单位、运动员管理单位、赛事组织机构、高等体育院校和体育运动学校、其他体育社会团体和组织等。反兴奋剂教育工作的宗旨和目标是倡导"拿干净金牌"的反兴奋剂价值观，传播纯洁体育理念，弘扬中华体育精神；实现反兴奋剂教育的入脑、入心、入行。同时，对反兴奋剂教育准入工作、反兴奋剂教育拓展活动及教育基地工作、国家级纯洁体育教育讲师管理均出台了相应的工作指南和办法。当前，

---

① 《世界反兴奋剂机构主席：教育是反兴奋剂"终级武器"》，中华人民共和国中央人民政府网站，网址：https://www.gov.cn/xinwen/2018-10/24/content_5334204.htm?_zbs_baidu_bk。

② 国家体育总局：《国家体育总局"反兴奋剂工程"建设方案》，2020 年 5 月 6 日。

③ 国家体育总局：《反兴奋剂教育工作实施细则》，2020 年 1 月 9 日。

该领域有国家级教育讲师 215 人，省级教育讲师 1521 人，2023 年全年开展教育准入、拓展、讲座等反兴奋剂教育活动覆盖超 55 万人次。

（2）以中国反兴奋剂教育平台（以下简称"CADEP"）为主要载体，深入推进反兴奋剂教育

"CADEP"是反兴奋剂中心设计开发的集教育准入、拓展、讲座及各类教育资源于一体的线上反兴奋剂教育平台，于 2018 年全新上线。自上线以来，CADEP 已经用于包括北京冬奥会、东京奥运会、雅加达亚运会、布宜诺斯艾利斯青奥会、第七届世界军人运动会、全国第十四届冬运会、各省区市运动会在内的各大型赛事的线上反兴奋剂教育准入工作，以及运动员及辅助人员的日常学习、入队注册准入工作。2018 年雅加达亚运会共 40 个大项1579 名中国代表团运动员和辅助人员全部完成反兴奋剂教育线上准入考试。2020 年，备战东京奥运会中国体育代表团的反兴奋剂教育参赛资格准入工作采用"线上教育+积分制"方式进行。2021 年 4 月启动的备战北京冬奥会中国体育代表团反兴奋剂教育准入课程共分为 6 门专项课程和 10 项针对性、提示性课程，准入对象须完成全部课程学习，其间共有 2636 人参加了准入工作。

4. 兴奋剂风险防控体系更加严密

（1）三品防控工作体系更加协调

2021 年 8 月反兴奋剂中心发布《三品兴奋剂风险防控指南》，明确了食品、药品、营养品兴奋剂防控风险点和防控措施，并通过对运动员、辅助人员和反兴奋剂工作人员的教育，将"三品"防控意识深植于心。各国家运动项目管理单位和省级反兴奋剂机构根据实际情况制定了"三品"防控的相关规定，全国"三品"管理的制度化和规范化水平大幅提升。2021 年 11月反兴奋剂中心印发《大型赛事食源性兴奋剂防控工作指南》，各省级体育行政部门采取有效措施，严防误服误用，保证参赛运动员安全，全面提升了大型赛事组委会食源性兴奋剂风险防控水平。在药源性兴奋剂风险防控方面，2021 年 2 月反兴奋剂中心研发的"运动员安全用药查询系统"正式运行。该系统依据《禁用清单国际标准》，对药品和相关化学成分的兴奋剂受

控状态进行了明确标识，便于运动员搜索查询，填补了国内药品兴奋剂受控状态查询的空白。目前，该系统上线时包括了 2650 个药品（可用药品 2045 个、禁用药品 605 个）和 1605 个化学成分（可用成分 1155 个、禁用成分 450 个），基本涵盖了运动员常用药品。截至 2023 年底，该系统共接受了 500939 次查询。

（2）国家队兴奋剂风险防控体系更加严密

《国家队兴奋剂风险防控体系建设指南》、《国家队反兴奋剂管理应知应会手册》和《国家队兴奋剂风险防控体系建设最佳实施模式》等指导性文件的出台，为国家队提供了有针对性的工作方法和实用工具。在备战东京奥运会和北京冬奥会的反兴奋剂工作中，中国反兴奋剂中心制定了《备战东京奥运会和北京冬奥会兴奋剂问题"零出现"工作方案》，奥运项目管理单位全部成立了专门的反兴奋剂部门，通过管理、教育、检查、惩处等综合手段，构建全过程、全覆盖、系统化、网络化的国家队兴奋剂风险防控体系。在备战北京冬奥会的过程中，冬季运动项目管理中心设置专门的反兴奋剂部，配备 4 名工作人员，29 支国家队共设置 35 名反兴奋剂专员，65 名反兴奋剂业务人员，146 名运动员反兴奋剂管理责任人，对 15 支备战北京冬奥会的国家队进行现场调研，并对已赴国外训练、参赛及封闭管理的 14 支国家队通过视频等方式开展调研。中国反兴奋剂中心成立运动员安全用药保障专家组，审核中国代表团拟携带用药清单，防范化解因治疗用药导致的兴奋剂问题。通过备战东京奥运会和北京冬奥会，中国兴奋剂风险防控水平显著提高，兴奋剂风险防控体系更加完善和严密。

（二）发展经验

1. 坚持中国共产党的领导

中国反兴奋剂政策的制定和执行始终是在党的领导下进行的。尤其是党的十八大以来，以习近平同志为核心的党中央高度重视反兴奋剂工作，习近平总书记多次对反兴奋剂工作做出重要指示批示。在党中央、国务院的正确决策部署下，全国体育系统提高政治站位，统一思想认识，将反兴奋剂工作作为重要的政治任务和政治责任，把反兴奋剂工作上升到"国之大者"的地位狠抓落实，加强反兴奋剂政策顶层设计，全面、系统、有序地开展反兴奋剂工作，积极推进构建"拿干净金牌"的反兴奋剂长效治理体系，"纵横交叉、上下联动"全覆盖的组织体系，全面加强和完善反兴奋剂理论、法治、组织、预防、查处、诚信、外事、人才和评估体系的建设，构建起反兴奋剂事业的"四梁八柱"，为中国体育行稳致远保驾护航。

2. 坚持习近平新时代中国特色社会主义思想

习近平新时代中国特色社会主义思想始终是新时代反兴奋政策制定和执行的根本遵循。习近平总书记提出，坚决推进反兴奋剂斗争，强化拿道德的金牌、风格的金牌、干净的金牌意识，坚决做到兴奋剂问题"零出现""零容忍"[①]，为反兴奋剂工作提出了根本任务和目标，引领着反兴奋剂政策的基本走向，指明了反兴奋剂工作的实施重点：坚持底线思维、增强忧患意识和维护国家政治安全的思想，指导着反兴奋剂工作将防范化解兴奋剂风险作为确保体育事业政治安全的首要任务；发挥党的领导和社会主义制度优势，坚定不移深化改革、完善治理体系，指导着反兴奋剂工作不断开拓创新，扎实推进"纵横交叉、上下联动"全覆盖的反兴奋剂组织体系建设，并推进组织体系将制度优势转化为国家治理效能；坚持依法治理，指导着反兴奋剂工作依法依规开展，构建并完善反兴奋剂法治理体系，推进实现兴奋剂入刑，为反兴奋剂工作提供更为坚实的法律依据；实施创新发展、牢牢把握科技进步的思想，不断推进科技助力反兴奋剂。

3. 坚持探索中国特色的反兴奋剂治理体系

从中国国情出发，探索并形成符合中国实际的正确道路，是中国反兴奋剂工作长期形成的历史经验。从反兴奋剂工作的起步阶段，中国就不断探索中国特色的反兴奋剂治理体系。1992年中国奥委会反兴奋剂委员会成立，负责组织实施全国反兴奋剂的各项业务工作；全国性单项体育组织负责组织

---

① 《拿道德的金牌、风格的金牌、干净的金牌——中国特色反兴奋剂治理体系不断发展》，国家体育总局网站，网址：https://www.sport.gov.cn/n20001280/n20745751/c24701557/content.html。

实施本项目的反兴奋剂工作，配合中国奥委会反兴奋剂委员会对本项目进行兴奋剂检查，对违反规定的有关人员和单位进行处罚；1995 年以来，各省、自治区、直辖市政府的体育主管部门也相继建立了各自的反兴奋剂管理机构。2007 年中国反兴奋剂中心成立，作为国家反兴奋剂机构负责组织实施反兴奋剂工作。新时代以来，特别是 2017 年以来，以习近平总书记关于反兴奋剂工作的重要指示批示为根本遵循，以《反兴奋剂工作发展规划（2018—2022）》和《"反兴奋剂工程"建设方案》为引领，开始了积极推进"拿干净金牌"的反兴奋剂长效治理体系的建设步伐。

4. 坚持理论创新、制度创新和科技创新

坚持改革创新是中国反兴奋剂政策的基本导向。一直以来，中国兴奋剂工作不断创新思路、方法、技术和手段，在此基础上持续开拓反兴奋剂工作的新局面：其一，注重理论创新，《反兴奋剂中心"十四五"发展规划》明确提出要形成科学的反兴奋剂理论体系，深入推进"拿干净金牌"的反兴奋剂价值观和"零出现""零容忍"工作要求的研究，形成一整套落实习近平总书记指示批示的反兴奋剂理论体系，并以理论体系为指导，把反兴奋剂价值观、工作要求和目标融入运动员、教练员和管理人员等相关人员的价值观中，融入训练、竞赛、生活和管理等环节中。[1] 其二，注重制度创新，如中国首创的反兴奋剂教育准入制度，经过实践检验取得了良好的效果，得到各国的高度赞誉和效仿。其三，注重科技创新，如在国家科技计划中组织实施反兴奋剂研究和科技项目，建立基于大数据人工智能的中国反兴奋剂智慧管理平台，与国际反兴奋剂机构合作研发干血点技术和器材并成为率先正式使用的国家，不仅为中国也为世界反兴奋剂工作做出了积极贡献。

5. 坚持国际视野、积极履行反兴奋剂国际义务

兴奋剂一直是全球性问题，必须依靠各国政府和体育组织履行各自责任，开展国际合作，共同治理和创造健康公平的竞赛环境。中国反兴奋剂工作是世界反兴奋剂事务的重要组成部分，中国政府也一直秉持国际视野，积极履

---

[1]　国家体育总局：《反兴奋剂工作发展规划（2018—2022）》，2019 年 6 月 27 日。

行反兴奋剂国际义务，参与国际反兴奋剂事务，承担国际责任，这同样也体现在反兴奋剂政策的制度和执行中。2003年中国签署《哥本哈根宣言》，承诺执行《世界反兴奋剂条例》。2006年签署联合国教科文组织《反对在体育运动中使用兴奋剂国际公约》（International Convention Against Doping in Sport），成为亚洲第一个、世界第十八个签署公约的国家。另外，中国积极开展对外合作与交往，先后与挪威、朝鲜、韩国、日本、越南等国反兴奋剂机构签署合作备忘录，开展双边合作。2019年中国成功举办首届国际反兴奋剂研讨会，2022年成功举办第二届国际反兴奋剂研讨会，2023年在WADA的支持和推动下，协助越南和朝鲜开展反兴奋剂工作，体现大国担当，积极促进国际合作和世界范围内反兴奋剂工作的创新发展。WADA主席维托尔德·班卡（Witold Banka）称赞道，"中国是重要的合作伙伴。中国在亚洲大洋洲地区反兴奋剂工作中的影响力使得你们成为世界反兴奋剂领域的重要力量"。[①]

三 中国反兴奋剂政策的问题与对策

当前国际国内反兴奋剂斗争形势依然严峻复杂，兴奋剂问题不仅存在于竞技体育赛场，也出现在学校体育和社会体育活动之中，反映出反兴奋剂治理体系和治理能力还存在明显短板，反兴奋剂政策体系还存在明显不足。

（一）存在问题

1. 反兴奋剂政策体系仍须完善

综观当前中国反兴奋剂政策，仍存在以下不足：（1）前瞻性不足。反兴奋剂政策变迁深刻嵌套于宏观社会发展情境之中，其应具备一定的前瞻性以应对宏观情境发生变化时带来的各种挑战。当前政策对有效应对未来反兴奋剂挑战的根本性、原则性的问题仍显关照不够，比如，以"拿干净金牌"

---

① 《促进构建全球反兴奋剂命运共同体中国分享反兴奋剂经验》，中国奥委会官方网站，网址：https://www.olympic.cn/china/doping/doping_news/2022/0830/414590.html。

为核心的反兴奋剂价值观应进一步强化和丰富，以坚定的价值引领提升政策有效应对各种挑战的能力。（2）系统性不足。中国反兴奋剂政策围绕运行管理、教育预防、兴奋剂检查、结果管理、"三品"防控等问题进行了系统构建，但其间仍然存在诸如兴奋剂源头治理不力，违规惩处力度不够，行业、行政和刑事处罚难以衔接等问题，导致部分子系统之间无法有效协同和配合，应进一步促进反兴奋剂政策系统中各子系统之间的衔接和融洽，从而形成强大的政策合力。（3）联动性不足。当前，国家层面反兴奋剂系统治理、统筹管理的力度和科学性仍显不足。这就要求系统治理和统筹管理的合作机制应进一步明确，促进反兴奋剂主体之间密切协作和配合的相关联动机制应进一步创建以达到更显著的治理效果。（4）部分政策要素关注不足。比如，针对青少年体育和全民健身领域的反兴奋剂工作这些薄弱环节，有关行政管理部门如何确权和赋权，如何实现各部门各单位联动以实现综合治理，均须予以明确和加强。

2. 反兴奋剂政策执行仍显不足

首先体现在反兴奋剂政策执行协调不够。从当前反兴奋剂政策的执行来看，仍存在政策执行内、外环境因素协调性不够的问题，主要体现在：（1）外环境协调不够。反兴奋剂政策执行不仅涉及体育领域内的各行政部门、基层组织和单位，还涉及体育领域外的卫生健康、教育、公安、工信、商务、药品监管、交通运输、海关、农业、市场监管等其他单位和部门。从体育外环境来看，各个执行环节存在协调不足问题，使政策不能有效施行。如反兴奋剂执法是多部门联动的过程，目前存在反兴奋剂情报信息来源匮乏，反兴奋剂执法合作薄弱等问题。（2）内环境协调不够。在反兴奋剂政策执行过程中，体育领域内各执行单位、部门的充分合作不足以及人、财、物、时间等各个执行要素的充分调动不足，直接导致"零容忍"的态度和措施不够坚决，精准处罚的力度不够，"三品"检测能力不足，对兴奋剂风险的监控、研判和预警机制不完善等问题。

其次，从基层反兴奋剂工作来看，当前反兴奋剂政策的贯彻落实仍显不足，主要体现在：（1）主动性不足。部分地方、基层组织及相关部门结合地方特点、项目特色和专业要求，积极采取有效办法和措施提高基层反兴奋剂工作针对性、推进基层反兴奋剂工作治理体系和治理能力建设的主动性不强，导致政策目标实现的有效性仍待提高。（2）创新性不足。从当前反兴奋剂政策的实施来看，表现在部分基层的反兴奋剂工作跟不上情势变化，基层反兴奋剂单位和人员的创新意识和创新能力不足。如在反兴奋剂教育中，仍然存在教育的针对性不强，创新能力不足，运动员"入脑、入心、入行"不够的问题。[1]

3. 反兴奋剂政策评估亟须加强

政策评估是政策决策过程中的重要环节。C. 维斯曾提出，政策评价是用客观而系统的方法检查目标实现的程度，并考察其成功因素和失败因素。关于政策结果的慎重而正确的评价当然会有助于改善决策活动。对于反兴奋剂政策而言，目前事前评估、事后评价、适时调整的政策评估体系亟须加强。尤其在反兴奋剂政策执行过程中，反兴奋剂部门及专家对反兴奋剂政策方案执行后反馈信息的分析和评价，反兴奋剂政策涉及单位和个人对政策的分析和评价，社会公众对反兴奋剂政策的分析和评价等环节是不足的，而这些环节均影响着反兴奋剂政策的调整和走向，需要进一步加强和重视。

（二）发展对策

1. 坚定反兴奋剂政策的目标价值

政策目标是政策主体为解决政策问题所提出的要求和要达到的目的，它是现实政策问题与未来发展方向的紧密结合。首先，新时代反兴奋剂政策应以习近平新时代中国特色社会主义思想及习近平总书记对体育事业和反兴奋剂工作的重要指示批示精神为基本遵循，进一步明确和建构以兴奋剂问题"零出现""零容忍"为核心的政策目标体系；其次，进一步弘扬反兴奋剂政策的基本价值。2021 版《世界反兴奋剂条例》指出，反兴奋剂体系建立在体育的内在价值观之上，即"体育精神"是运动员将天赋发挥到极致而有道德地追求人类的卓越。[1] 包括：健康、道德、公平竞赛与诚实、《条例》

---

① 世界反兴奋剂机构：《世界反兴奋剂条例》，2021 年 1 月 1 日。

规定的运动员权利、卓越的表现、人格与教育、乐趣与快乐、团队协作、奉献与承诺、尊重规则与法律、尊重自己，尊重其他参赛者、勇气、共享与团结。中国反兴奋剂政策同样须进一步明确和弘扬"拿干净金牌"的基本价值，为政策科学制定和有效执行提供明确的价值指引。

2. 完善反兴奋剂治理的体制机制

当前，中国反兴奋剂政策体系应进一步加强以下体制机制建设：（1）探索多元主体治理的合作机制。当前，多中心治理已然成为公共治理的理想类型。对于反兴奋剂治理而言，除国家及省区市级体育行政部门和反兴奋剂机构、各项目中心、国家单项体育协会、地方单项体育协会等传统治理主体外，还应将各级各类的体育社会组织纳入进来，赋予政策主体地位，赋予一定的决策权、执行权和监督权，明确责任和义务，形成国家、社会相融通的多元主体参与的合作治理机制，促进反兴奋剂治理现代化。（2）加强青少年和学校体育、社会体育的反兴奋剂体制机制建设。体育行政部门和教育部门应加强青少年群体和社会公众群体的反兴奋剂教育，针对不同受众出台反兴奋剂教育指导意见，设置反兴奋剂课程，充分利用网络新媒体，促进实现社会层面反兴奋剂教育全覆盖。

3. 加强反兴奋剂政策的执行力建设

在反兴奋剂政策执行过程中，执行力的必备要素包括：执行主体的专业能力和道德素质，执行对象的政策执行认同和支持程度，执行方式的合法性与合理性以及执行所必备的各类资源条件即人财物资源、信息资源等。因此，为防止政策执行偏差，推进反兴奋剂的政策执行力提高，应当注重：（1）反兴奋剂政策自身因素，不断完善与提高政策科学化水平；（2）反兴奋剂政策执行主体因素，不断提高执行人员的专业化素质和道德素质，优化反兴奋剂政策执行组织机构以及机构间的互通和交流，实现全方位、多层面、立体式的反兴奋剂信息交流；（3）反兴奋剂政策执行对象因素，通过有效宣传和及时回应执行对象的诉求促进反兴奋剂政策环境的优化，提升政策执行对象对反兴奋剂政策规范的认同感和支持度，提高政策凝聚力；（4）反兴奋剂政策执行机制因素，建立健全反兴奋剂政策监测和管理体制，通过建立全方位、多渠道、多角度的政策监测体系，联合立法、司法、行政和公众对政策过程进行有效监督和及时修正；（5）反兴奋剂政策执行资源环境因素，为反兴奋剂政策执行提供必要充足的资源条件，加强对政策执行的规范性制约，培育体育精神，加快体育强国建设，为反兴奋剂政策执行提供现代化的社会环境支持。

4. 规范反兴奋剂政策的评估环节

在反兴奋剂政策实施过程中，政策规划和政策评估作为整个政策过程的起始和结尾，直接关系到反兴奋剂政策的科学性和持续优化。（1）反兴奋剂政策规划涉及政策的目标设置、过程体系和方法技术等，直接关系到兴奋剂问题有效解决和反兴奋剂政策产出的质量水平。因此，反兴奋剂规划应当注重各政策规划主体的相互配合，根据各领域反兴奋剂实际问题的具体需要，借助必要的科学方法和技术，在统筹安排下创造性地在既定政策原则下寻求最优的政策方案，需经过目标确立、方案设计、方案决策、可行性论证四个阶段。（2）反兴奋剂政策评估可以提供现行反兴奋剂政策运行结果所带来的价值方面的信息从而科学诊断政策效果，判断当前政策对反兴奋剂既定目标或目的的实现是否起了作用。因此，在反兴奋政策实施过程中，应当重视和规范政策评估工作，加快从传统经验型决策向科学化决策转变，超越政策制定者的有限识见，集中各方面的基本态度，确知某项反兴奋剂政策在目前运行过程中的优点和缺陷，从而适时调整和制定更有利于既定目标实现的反兴奋剂政策规范，实现政策科学化和民主化；同时，注重检测该项反兴奋剂政策的效率和效益，依据评估结果调整投入各项政策的资源的优先顺序和比例，提高政策效益，实现高效管理，促进反兴奋剂政策持续优化。

5. 拓展反兴奋剂的国际交流合作

《世界反兴奋剂条例》提出，确保在预防使用兴奋剂方面，在国际和国家层面上形成协调、一致、有效的反兴奋剂体系，并对教育、遏制、发现、执行、法治五个方面提出了具体要求。[①] 在兴奋剂问题早已成为国际性问题

---

① 世界反兴奋剂机构：《世界反兴奋剂条例》，2021 年 1 月 1 日。

且国际反兴奋剂斗争格局日益发生深刻变化并面临更加复杂环境的情势下，世界反兴奋剂问题更需依赖各国政府和国际体育组织履行好各自责任，积极开展国家间的沟通交流与合作，致力于共同治理兴奋剂问题，创造公平健康的体育环境。中国应当在认清当前国际国内反兴奋剂形势的基础上，有效应对国际政策环境变化，积极承担责任、履行义务，在反兴奋剂全球治理体系的重大变革中发挥更大作用。同时，应主动加强与国际奥委会、WADA、国际检查机构和其他国家反兴奋剂组织等的交流与合作，积极参与国际反兴奋剂事务，参与国际反兴奋剂合作项目，支持和帮助发展中国家提升反兴奋剂治理水平，加大对外宣传力度，及时总结和展示具有中国特色的反兴奋剂工作成果，提高中国反兴奋剂政策的国际影响力和话语权，为全球反兴奋剂事业做出更大贡献。

结　语

为保护运动员的健康，尊重规则、尊重公平竞争的比赛环境，促进竞技体育的健康发展，中国和国际社会一道，长期致力于反兴奋剂斗争，取得了卓有成效的进展。在反兴奋剂政策制定执行过程中，中国积极构建中国特色反兴奋剂治理体系，着重加强反兴奋剂基本制度体系建设，在兴奋剂综合治理、兴奋剂检查检测、反兴奋剂宣传教育、兴奋剂风险防控等方面取得了显著成效，在2020年东京奥运会和2022年北京冬奥会上均实现了中国体育代表团兴奋剂问题"零出现"目标。当前，在加快体育强国、健康中国建设进程中，应持续有效推进反兴奋剂斗争，坚决贯彻落实兴奋剂问题"零出现""零容忍"要求，积极强化"拿道德的金牌、风格的金牌、干净的金牌"的意识，进一步建构和完善中国特色反兴奋剂政策体系，在此基础上开创新时期反兴奋剂治理工作新局面。

第二章　中国反兴奋剂法律规范体系建设

为了更好地治理体育运动中的兴奋剂问题，中国逐步建立较为完善的反兴奋剂法律规范体系，实现了从法律法规、部门规章到行业规则的全覆盖。中国反兴奋剂立法既与《世界反兴奋剂条例》等国际反兴奋剂规则协调一致，又适应了国内外反兴奋剂工作的新变化。本章揭示中国反兴奋剂法律规范体系建设情况和中国反兴奋剂立法的主要成果，深入探讨中国反兴奋剂立法进步的具体体现，从国际环境、科技进步、体育运动发展等方面分析反兴奋剂立法面临的新挑战并提出解决对策。

一　中国反兴奋剂立法主要成果

1995 年《中华人民共和国体育法》（以下简称《体育法》）在"竞技体育"一章和"法律责任"一章对兴奋剂相关问题进行了规定，将反兴奋剂纳入国家法律范畴，从法律层面明确了国家反对使用兴奋剂的基本立场、方针和查处措施，为反兴奋剂工作的开展提供了基本的法律依据和保障。1998 年，国家体育总局出台 1 号令《关于严格禁止在体育运动中使用兴奋剂行为的规定（暂行）》。2004 年，国务院《反兴奋剂条例》公布实施。2019 年，《最高人民法院关于审理走私、非法经营、非法使用兴奋剂刑事案件适用法律若干问题的解释》（简称兴奋剂刑事案件司法解释）通过。2020 年，全国人大常委会第二十四次会议通过《中华人民共和国刑法修正案（十一）》［简称刑法修正案（十一）］，增设"妨害兴奋剂管理罪"。2022 年《体育法》修订，"反兴奋剂"单独成章，对体育运动中禁止使用兴奋剂的原则、反兴奋剂分工、国家设立反兴奋剂机构、反兴奋剂信息公开、兴奋剂目录公布、开展反兴奋剂科学技术研究、积极参加反兴奋剂国际合作等问题进行了规定。中国已经建成了包括法律、行政法规、部门规章、规范性文件、制度性文件、行业规则在内较为完备的反兴奋剂法律规范体系（见表2-1），为反兴奋剂工作提供了法律依据。

表2-1　现行有效的反兴奋剂法律规范

类型	法律法规	颁布机关及发文号
法律	中华人民共和国刑法修正案（十一）	中华人民共和国主席令第66号，2020
	最高人民法院关于审理走私、非法经营、非法使用兴奋剂刑事案件适用法律若干问题的解释	最高人民法院，法释〔2019〕16号
	中华人民共和国体育法	中华人民共和国主席令第114号，2022
行政法规	反兴奋剂条例	中华人民共和国国务院令第398号，2004
部门规章	反兴奋剂管理办法	国家体育总局第27号令，2021
	蛋白同化制剂和肽类激素进出口管理办法	国家食品药品监督管理局总局令第9号，2014
规范性文件	反兴奋剂规则	国家体育总局，体规字〔2020〕5号
制度性文件	体育总局办公厅关于做好委托兴奋剂检查工作的通知	反兴奋剂中心，体反兴奋剂字〔2017〕43号
	兴奋剂检查人员管理办法	国家体育总局办公厅，体反兴奋剂字〔2023〕90号
	国家体育总局"反兴奋剂工程"建设方案	国家体育总局，体科字〔2020〕54号
	国家体育总局兴奋剂违规责任追究办法	国家体育总局，体科字〔2021〕139号
	2022年兴奋剂目录	国家体育总局、商务部、国家卫计委、海关总署、国家食品药品监督管理总局公告第56号，2022
行业规则	运动员行踪信息管理实施细则	反兴奋剂中心，体反兴奋剂字〔2021〕204号
	兴奋剂违规听证实施细则	反兴奋剂中心，体反兴奋剂字〔2021〕170号
	反兴奋剂教育工作实施细则	反兴奋剂中心，体反兴奋剂字〔2020〕17号
	治疗用药豁免实施细则	反兴奋剂中心，体反兴奋剂字〔2022〕327号

资料来源：《体育总局关于公布现行有效的体育法律、法规、规章、规范性文件和制度性文件目录的通知》，国家体育总局网站，2021年12月30日，网址：https://www.sport.gov.cn/zfs/n4974/c23920908/content.html。

（一）刑法修正案（十一）与兴奋剂刑事案件司法解释

为了实现兴奋剂的源头治理，《最高人民法院关于审理走私、非法经营、非法使用兴奋剂刑事案件适用法律若干问题的解释》根据刑法规定，对兴奋剂犯罪的定罪量刑问题做出了规定。一、针对妨害兴奋剂源头管理的行为，通过刑法第 151 条第 3 款规定的走私国家禁止进出口的货物、物品罪，第 153 条规定的走私普通货物、物品罪及第 225 条规定的非法经营罪加以规制；二、针对非法使用兴奋剂的行为，通过刑法第 260 条之一规定的虐待被监护、看护人罪定罪，第 284 条之一规定的组织考试作弊罪，以及第 143 条规定的生产、销售不符合安全标准的食品罪，第 144 条规定的生产、销售有毒、有害食品罪加以规制；三、针对兴奋剂监管渎职行为，通过刑法第 397 条规定的滥用职权罪和玩忽职守罪加以规制。[①] 该司法解释为兴奋剂源头治理打通了刑法途径。但司法解释是对司法具体适用刑法条文做出的解释，本身不能创设罪刑规范。刑法修正案（十一）对司法解释尚未涵盖的严重违法行为进行更为直接有力的制裁，"引诱、教唆、欺骗运动员使用兴奋剂参加国内、国际重大体育竞赛，或者明知运动员参加上述竞赛而向其提供兴奋剂，情节严重的，处三年以下有期徒刑或者拘役，并处罚金。组织、强迫运动员使用兴奋剂参加国内、国际重大体育竞赛的，依照前款的规定从重处罚"。该罪针对的是运动员背后的黑手，即助推性、教唆性兴奋剂违法行为，适用的主体主要是教练员、队医等辅助人员，其表现为：引诱、教唆、欺骗运动员使用兴奋剂参加国内、国际重大体育竞赛；明知运动员参加国内、国际重大体育竞赛而向其提供兴奋剂；组织、强迫运动员使用兴奋剂参加国内、国际重大体育竞赛。此罪名之下对应着三种具体行为类型，即"引诱、教唆、欺骗使用兴奋剂""非法提供兴奋剂"和"组织、强迫使用兴奋剂"[②]。刑法修正案（十一）在兴奋剂刑事案件司法解释基础上又迈出

[①] 喻海松：《兴奋剂犯罪刑法规制的基本问题——以〈中华人民共和国刑法修正案（十一）〉的相关规定为中心》，《体育科学》2021 年（第 41 卷）第 11 期。

[②] 赵秉志、袁彬：《〈刑法修正案（十一）〉罪名问题研究》，《法治研究》2021 年第 2 期。

了一大步，实现了对兴奋剂犯罪链条从源头到使用的"全程覆盖"和走私、经营、销售、管理等人员的"全员覆盖"，是推动兴奋剂入刑取得的又一重大成果。

（二）《体育法》

《体育法》作为新中国成立以来的第一部体育基本法，是对体育关系进行整体规范和调整的基本法律依据，是中国发展体育事业、开展体育工作的基本纲领和总章程。[①] 1995 年《体育法》"竞技体育"一章规定，"在体育运动中严禁使用禁用的药物和方法，禁用药物检测机构应当对禁用的药物和方法进行严格检查"[②]（第 33 条）。"法律责任"一章规定，"对于在体育运动中使用禁用的药物和方法的，由体育社会团体按照章程规定给予处罚，对国家工作人员中的直接责任人员，依法给予行政处分"（第 48 条）。

2022 年 6 月 24 日，第十三届全国人民代表大会常务委员会第三十五次会议表决通过新修订的《体育法》，反兴奋剂内容单独成章，表明了中国在反兴奋剂问题上的坚定态度，有助于形成完整的反兴奋剂法律法规体系。

一、规定了"国家提倡健康文明、公平竞争的体育运动，禁止在体育运动中使用兴奋剂。任何组织和个人不得组织、强迫、欺骗、教唆、引诱体育运动参加者在体育运动中使用兴奋剂，不得向体育运动参加者提供或者变相提供兴奋剂"（第 53 条）。

二、规定"国家建立健全反兴奋剂制度"（第 54 条第一款），明确了各政府部门的反兴奋剂职责，"县级以上人民政府体育行政部门会同卫生健康、教育、公安、工信、商务、药品监管、交通运输、海关、农业、市场监管等部门，对兴奋剂问题实施综合治理"（第 54 条第二款）。反兴奋剂不仅是体育部门的职责，还需要其他有关部门的协同配合，做好源头治理和综合治理。本条款规定了反兴奋剂的综合治理体系以及各相关部门的职责，这既

---

① 国家体育总局普法办公室：《体育法规知识读本》，中国法制出版社，2003。
② 《中华人民共和国体育法》，第十三届全国人民代表大会常务委员会第三十五次会议修订，2022 年 6 月 24 日。

是中国反兴奋剂实践的要求，也是落实《反对在体育运动中使用兴奋剂国际公约》的要求。公约第 8 条规定，"缔约国应当根据情况采取措施，限制获得禁用物质和禁用方法的途径，从而限制运动员在体育运动中使用它们……这些措施包括打击向运动员贩卖禁用物质，为此要采取措施管制生产、运输、进口、分销和销售"①。

三、规定"国家设立反兴奋剂机构"（第 57 条第一款），并规定"反兴奋剂机构及其检查人员依照法定程序开展检查，有关单位和人员应当予以配合，任何单位和个人不得干涉"②。这是对国家反兴奋剂机构进行授权，明确了国家反兴奋剂机构的权力来源和职责。

四、明确反兴奋剂信息公开，规定"反兴奋剂机构依法公开反兴奋剂信息，并接受社会监督"（第 57 条第二款）。公开反兴奋剂信息，尤其是公开兴奋剂处罚信息，能够对反兴奋剂工作进行监督，也警示和震慑后来者，并便于社会各界对禁赛名单和禁止合作名单上的人员是否在禁赛期或禁止合作期存在违规行为进行监督。《体育法》的规定使公开反兴奋剂信息有了法律依据。

五、明确兴奋剂目录公布制度。"国务院体育行政部门会同国务院药品监管、卫生健康、商务、海关等部门制定、公布兴奋剂目录，并动态调整"（第 56 条）。兴奋剂目录具有下列作用：对运动员及其辅助人员做出警示，告知兴奋剂相关内容，如对禁用物质和禁用方法、运动员兴奋剂检查项目、运动员兴奋剂检查样本中某些禁用物质的浓度上限、运动员治疗用药等做出明确规定；兴奋剂目录由多个政府部门联合发布，相关部门应据此做好兴奋剂目录中所列物质的生产、销售、进出口以及反对使用兴奋剂的监督管理工作；兴奋剂目录还能够在涉反兴奋剂犯罪中为涉案物质定性提供依据。

---

① International Convention Against Doping in Sport，UNESCO 网站，2018 年 12 月 11 日，网址：unesdoc. unesco. org/images/0014/001425/142594m. pdf。

② 《中华人民共和国体育法》，第十三届全国人民代表大会常务委员会第三十五次会议修订，2022 年 6 月 24 日。

（三）《反兴奋剂条例》

2003 年 12 月 31 日，国务院第 33 次常务会议通过《反兴奋剂条例》，2004 年 3 月 1 日起施行。反兴奋剂工作涉及生产、进口、流通、使用等多个环节，仅靠体育部门无法管控，为此国务院制定行政法规对此进行了规范。[①]《反兴奋剂条例》对体育运动中禁止使用兴奋剂的原则，兴奋剂管理，体育社会团体及运动员等主体的反兴奋剂义务，兴奋剂检查与检测，含禁用物质的药物生产、销售、进出口、使用、处罚等进行了规定。[②]《反兴奋剂条例》在中国反兴奋剂法律体系中具有重要作用，尤其是规定了各相关部门在反兴奋剂工作中的职责和任务，实现了反兴奋剂工作从体育行业内部管理到国家行政权介入的转变。这些年来国内外反兴奋剂工作都发生了很多变化，目前《反兴奋剂条例》修订也列上了议事日程。

（四）《反兴奋剂管理办法》

2015 年国家体育总局第 20 号令《反兴奋剂管理办法》发布实施，体育总局 1 号令废止。《反兴奋剂管理办法》延续 1 号令"三严"方针的规定，依据《世界反兴奋剂条例》，结合中国实践，对国务院《反兴奋剂条例》进行细化和补充。2021 年修订的《反兴奋剂管理办法》中的结果管理与处罚内容有较大调整，将兴奋剂违规与全国综合性运动会参赛资格、体育道德风尚奖、入选国家队标准以及奖励、职称等评比资格等联系起来，通过部门规章的形式加大对兴奋剂违规的打击，提高违法违规成本。

（五）《反兴奋剂规则》

2020 年国家体育总局发布《反兴奋剂规则》作为反兴奋剂工作具体实施的技术性、操作性规则，于 2021 年 1 月 1 日正式生效。《反兴奋剂规则》

---

① 《我国〈反兴奋剂条例〉出台的背景及内容》，《体育科技文献通报》2005 年第 3 期。
② 国务院法制办教科文卫法制司：《反兴奋剂条例释义》，新华出版社，2004，第 13 页。

全面整合关于反兴奋剂管控和教育的相关规范性要求，在对《体育运动中兴奋剂管制通则》进行全面修订的基础上，由《兴奋剂违规听证规则》《运动员行踪信息管理规定》《运动员治疗用药豁免管理办法》统一整合而成。《反兴奋剂规则》包括总则、兴奋剂违规、证据、禁用清单和治疗用药豁免、兴奋剂的检查和调查、样本检测、结果管理、听证、处罚程序、对当事人的处罚、对有关人员和单位的处罚、争议解决、通知、保密和信息公开、承认、教育、责任和义务及附则共 17 章。

（六）《国家体育总局兴奋剂违规责任追究办法》

2021 年国家体育总局印发《国家体育总局兴奋剂违规责任追究办法》。该办法坚持"零容忍"原则，依据《中华人民共和国公职人员政务处分法》《反兴奋剂条例》《反兴奋剂管理办法》等法律法规，以"零出现"为目标，构建反兴奋剂管理责任体系，严肃追究在兴奋剂违规中失职失责单位和相关领导干部的主体责任、监管责任、领导责任。

（七）国务院其他部委等反兴奋剂相关规定

为了实现兴奋剂的源头治理和综合治理，国务院其他部委也制定了反兴奋剂的相关规定。例如，为规范蛋白同化制剂和肽类激素的进出口管理工作，根据《反兴奋剂条例》第 11 条、第 12 条的规定，2004 年国家食品药品监督管理局发布了《关于蛋白同化制剂和肽类激素进出口管理的通知》（国食药监安〔2004〕474 号）。此规定几经修改，2014 年《蛋白同化制剂和肽类激素进出口管理办法》以国家食品药品监督管理局总局令第 9 号公布，2017 年国家食品药品监督管理总局局务会议《关于修改部分规章的决定》修正。

在北京奥运会以前，多部委通过发文强化兴奋剂的源头治理和综合治理，如国家食品药品监督管理局《关于贯彻落实〈反兴奋剂条例〉进一步加强兴奋剂管理的通知》（国食药监办〔2007〕358 号）；国家工商行政管理总局、工业和信息化部、公安部、国家食品药品监督管理局《关于治理化工类企业非法生产经营蛋白同化制剂、肽类激素的公告》（工商企字〔2008〕129 号）；国家食品药品监督管理局、中华人民共和国公安部、中华人民共和国工业和信息化部、中华人民共和国卫生部、中华人民共和国海关总署、中华人民共和国工商行政管理总局、国家体育总局、第 29 届奥林匹克运动会组织委员会《关于联合开展兴奋剂生产经营专项治理督查工作的通知》（国食药监办〔2008〕293 号）；《卫生部办公厅关于加强医疗机构含兴奋剂药品使用管理的通知》（卫办医发〔2008〕61 号）；国家食品药品监督管理局《关于对医疗器械中所含兴奋剂成分按照〈反兴奋剂条例〉有关规定执行的通知》（食品药品国食药监械〔2008〕244 号）。

二 中国反兴奋剂立法进步的体现

经过多年努力，中国反兴奋剂立法取得了显著进步，主要表现在立法层次更高，体系更完备，立法科学性更强，立法专业性更强，立法融合性更强，程序性规定更完善等方面。

（一）反兴奋剂立法系统性进步

反兴奋剂立法层次更高，体系更完备。中国建成了较为完备的由法律、行政法规、部门规章、规范性文件、制度性文件、行业规则组成的反兴奋剂法律规范体系。《中华人民共和国刑法修正案（十一）》《最高人民法院关于审理走私、非法经营、非法使用兴奋剂刑事案件适用法律若干问题的解释》《体育法》《反兴奋剂条例》《反兴奋剂管理办法》《反兴奋剂规则》《国家体育总局兴奋剂违规责任追究办法》等建立和完善了兴奋剂违规的刑事处罚、行政处罚、行业纪律处罚、党纪政纪责任体系。

与早期仅依靠体育部门规章和行业规则打击兴奋剂违法违纪行为不同，目前中国反兴奋剂立法层次更高，体育法、刑法、反兴奋剂条例作为国家法律和行政法规，提高了关于反兴奋剂规定的权威性和威慑力。1995 年《体育法》第 33 条规定了体育运动中禁止使用兴奋剂的原则，第 48 条规定了兴奋剂违规的法律责任，为反兴奋剂斗争提供了法律依据。2004年国务院颁布实施了《反兴奋剂条例》，为反兴奋剂工作提供了核心依据，在反兴奋剂法治建设中具有重要意义。2022年《体育法》反兴奋剂章中对体育运动中禁止使用兴奋剂的原则、反兴奋剂分工、国家设立反兴奋剂机构、反兴奋剂信息公开、兴奋剂目录公布、开展反兴奋剂科学技术研究、积极参加反兴奋剂国际合作等问题都进行了规定。在立法中也更注重综合治理，通过立法，建立起包括法律、行政法规、部门规章、行业规则的法律法规体系，建立"纵横交叉、上下联动"的反兴奋剂组织体系，建立刑事、行政、行业等多元手段衔接的兴奋剂处罚机制。兴奋剂刑事案件司法解释和妨害兴奋剂管理罪入刑弥补了反兴奋剂规则的局限、提高了反兴奋剂的立法层次、进一步提高了违法成本、加大了威慑力度、增强了打击效果。

（二）反兴奋剂立法科学性进步

早期中国的反兴奋剂立法科学性不足，缺乏完整的立法规划。例如，规范兴奋剂某一方面工作的规定如《运动员治疗用药豁免管理办法》于2007年颁布，《运动员行踪信息管理规定》《兴奋剂违规行为听证规则》于2011年颁布，全面规定反兴奋剂工作的《反兴奋剂管理办法》及其配套规范性文件《体育运动中兴奋剂管制通则》直至2014年和2015年才出台。

中国已经形成较为完善的反兴奋剂法律法规体系，为反兴奋剂工作提供有力支撑[1]，立法的科学性、规划性和体系化亦逐步增强。例如，2020年国家体育总局《反兴奋剂规则》在对《体育运动中兴奋剂管制通则》进行全面修订的基础上，充分整合了《运动员行踪信息管理规定》《兴奋剂违规听证规则》《运动员治疗用药豁免管理办法》的相关内容。上述规定既与《世界反兴奋剂条例》接轨，又将过去单独的反兴奋剂规则整合在一起，避免了规则的重复和冲突，逻辑性、体系性更强，也更易于学习和领会，便于开展宣传教育。

---

[1] 陈志宇：《构建中国特色反兴奋剂治理体系研究》，《体育科学》2021年第11期。

（三）反兴奋剂立法专业性进步

中国反兴奋剂早期立法规定较为简略，为了适应反兴奋剂斗争形势的发展变化，适应国际规则的发展完善，处理好行政性规范与技术性规范、国内规范与国际规则之间的关系，近年来不断完善各种程序性、补充性和细节性规定，立法更加细化，专业性更强。

立法对标专业性国际规则与标准。反兴奋剂相关规则是体育行业最复杂的规则之一，反兴奋剂工作的各个环节，如禁用清单、检查、行踪信息管理、检测、治疗用药豁免等环节，都涉及大量专业性要求。2020 年国家体育总局发布的《反兴奋剂规则》全面吸收了《世界反兴奋剂条例》的强制性要求和基础性条款，确保在核心内容上与国际反兴奋剂规则保持一致，与国内反兴奋剂工作实际相适应，是反兴奋剂工作具体实施的技术性、操作性规则，内容基本与《世界反兴奋剂条例》对应。

立法不断细化。参照 WADA 相关国际标准的要求，中国反兴奋剂中心出台了《运动员行踪信息管理实施细则》、《兴奋剂违规听证实施细则》、《反兴奋剂教育工作实施细则》和《治疗用药豁免实施细则》，将其作为《反兴奋剂规则》的配套性文件，进一步明确和细化了反兴奋剂相关规则，为反兴奋剂工作提供了更为详尽的程序和标准，使立法更加专业化。这些专业化的规制不仅执行性更强，而且能够避免规则粗疏产生的分歧。

（四）反兴奋剂立法融合性进步

中国反兴奋剂立法体现了国际反兴奋剂规则和国内法律的衔接与融合，是体育行业治理与国家法治协同的典范。中国签署和加入了《反对在体育运动中使用兴奋剂国际公约》，承诺对《世界反兴奋剂条例》及国际标准等规则的认可，并且通过国内立法的方式，将上述规则的内容转化为国内法条款。同时，中国还面向国内反兴奋剂实践，在遵守国际规则的同时，制定了符合中国反兴奋剂工作特点的条款。中国被 WADA 创始主席庞德先生称为"全球反兴奋剂楷模"。

中国反兴奋剂立法充分体现了国家法治框架下严格治理与保护权利的融合。在反兴奋剂检查、检测、通知、听证、处罚和救济等各个阶段，为了保证反兴奋剂工作的效率、相关反兴奋剂法律法规与规则，确认了《世界反兴奋剂条例》中关于反兴奋剂中的严格责任、赛外检查与行踪申报制度等特殊规定。为了保护运动员权利，还规定了检查陪同、记录质疑、正当理由延迟、三次采血终止、知情权、未成年运动员和残疾运动员特殊保护、B 瓶检测、获取实验室数据、治疗用药豁免、隐私权和个人信息保护、程序性权利等。

（五）反兴奋剂立法程序性进步

加强运动员权利保护是近年来反兴奋剂立法的重点。中国反兴奋剂立法积极回应《世界反兴奋剂条例》的要求，在检查、检测、听证、处罚和权利救济等反兴奋剂工作的各个环节，都更加注重对运动员及其他当事人权利的保护。

立法明确对运动员权利的保护。2021 年《反兴奋剂管理办法》第 4 条在规定反兴奋剂工作"零容忍""三严方针"的同时，还规定了反兴奋剂工作遵循"预防为主，惩防并举""公平、公正、公开""维护运动员和辅助人员合法权益"的原则，旗帜鲜明地表明维护运动员权利的立场。[①]

立法细化了程序性权利保护。2020 年国家体育总局《反兴奋剂规则》这一技术性、操作性规则对证据、治疗用药豁免、检查和调查、检测、结果管理、听证、处罚、争议解决、通知、保密和信息公开、教育、责任和义务等内容，都规定了运动员等当事人权利保护。《运动员行踪信息管理实施细则》《兴奋剂违规听证实施细则》作为《反兴奋剂规则》的配套性文件，也为运动员等当事人提供了更为详尽的权利保护。

结果管理程序各个环节都加强了对运动员权利的保护，尤其是听证程序。《反兴奋剂规则》《兴奋剂违规听证实施细则》都对听证委员会和听证专家组的中立性做出了规定，使听证委员会能够独立、专业、公正、高效地履行职责。另外，《反兴奋剂规则》《兴奋剂违规听证实施细则》对听证的

---

① 国家体育总局：《反兴奋剂管理办法》，2021 年 7 月 20 日。

通知、举证责任与证据标准、证人作证、听证形式、代理人出席、交叉质
证、听证会结论等问题都做了详尽规定。

体育仲裁制度的建立保护了运动员的上诉权。2022 年《体育法》新增
体育仲裁章，兴奋剂纠纷可上诉至中国体育仲裁委员会。这些程序性的规定
进一步保护了运动员的权利。

三　中国反兴奋剂立法面临新挑战

中国已经形成了较为完整的反兴奋剂法律规范体系，反兴奋剂立法取得
了突出进展。但当前还面临着一些新的挑战和问题，如国际环境复杂化，科
技进步带来的挑战，赛事竞争激烈，追逐利益白热化，业余体育发展带来新
挑战，运动员权利保护需要进一步加强等。

（一）复杂国际环境带来新挑战

国际政治形势日趋复杂。各种对立的民族利益、价值观和意识形态错综
复杂，不确定性和风险明显增大。在反兴奋剂方面，2020 年美国总统签署
了《罗琴科夫反兴奋剂法》（Rodchenkov Anti-Doping Act of 2019），该法不
仅使美国几乎对包含奥运会在内的所有重大国际赛事中的兴奋剂欺诈行为享
有司法管辖权，而且可以对其他国家的兴奋剂欺诈行为实施"长臂管辖"，
按照美国法律调查、起诉和处罚。只要有 1 名或多名美国运动员和 3 名或多
名其他国家的运动员参加，从在美国开展业务的组织收到赞助或其他财务支
持，或因美国转播该赛事而获得了补偿，都会受其管辖。该法可能导致不同
司法管辖区的法律重叠，破坏全球反兴奋剂工作格局。

虽然近年来中国在反兴奋剂领域做了大量卓有成效的工作，但西方舆论
经常对中国反兴奋剂问题进行主观诋毁和抹黑，极大影响了中国体育形象。

（二）科技进步带来新挑战

科学技术的发展，工业化和互联网时代的到来，加速了兴奋剂的蔓延，

增加了反兴奋剂的难度。全球化带来了境外渗透，兴奋剂来自西方国家，于20世纪80年代渗透到中国；科技进步发展使兴奋剂生产和加工的原材料易得、成本更低；网络为兴奋剂售卖提供了方便的渠道，使兴奋剂的获取更加容易，也更难以监控。

兴奋剂源头问题并非单一的体育问题，反映的是反兴奋剂组织权力有限与综合治理尚不完善的困境。在这种复杂的局势下，反兴奋剂组织一般不具有公权力，体育行政部门受到职权限制，只能采取行业管理和纪律处罚的手段对兴奋剂进行管控。但当前反兴奋剂形势日趋严峻，对反兴奋剂药源管理存在困难，需要进一步加强反兴奋剂的源头治理和综合治理。中国需要紧跟时代发展，关注科技进步带来的兴奋剂挑战，不断建立健全反兴奋剂综合治理长效机制，采取多种手段进行反兴奋剂立法。

（三）体育异化带来新挑战

体育竞赛蕴含着巨大的商业价值。高水平竞技竞争日趋白热化，教练员和运动员采用各种手段，如科学选材、增加训练时间、增加训练强度、更新换代运动装备器材等提高竞技成绩。由于巨大的利益诱惑，以及兴奋剂使用的有效性和隐蔽性，出现违背公平竞争竞赛、有损体育道德的异化现象，一些运动员、教练员及辅助人员在成绩、荣誉、物质利益的驱使下，置反兴奋剂规则于脑后，故意使用兴奋剂提高运动成绩。在故意使用案件中，最恶劣的是组织运动员，尤其是未成年运动员使用兴奋剂。兴奋剂违规案件显示，同一队伍、同一项目、同一教练员手下超过一人因同种物质被处罚的情况时有发生，存在背后有人组织使用兴奋剂的嫌疑。鞍山体校兴奋剂事件多年后，2018年辽宁省十三运会鞍山市田径项目中又有4名未成年运动员因美雄酮阳性被禁赛。[1] 2018年浙江温州自行车项目6例违规全部为未成年人使用同一物质。[2]

---

① 《2018年违规信息公开》，中国反兴奋剂中心网站，2019年1月1日，网址：https：//www. chinada. cn/contents/22/193. html。

② 《2018年违规信息公开》，中国反兴奋剂中心网站，2019年1月1日，网址：https：//www. chinada. cn/contents/22/193. html。

2017 年 12 月公布的 6 名河南田径项目同一物质外源性促红素（EPO）违规中有 3 名未成年运动员。[①] 还有教练员、科研人员为运动员篡改兴奋剂管制环节、对运动员施用兴奋剂等。[②] 只要体育竞技中的利益存在，体育中兴奋剂的使用就很难完全消除，而且往往花样翻新，手段愈加隐秘，反兴奋剂斗争还将是长期的、艰巨的和复杂的。

（四）运动员权利保护带来新挑战

加强运动员权利保护是趋势所向。在反兴奋剂公共利益与运动员权利保护的冲突中，虽然反兴奋剂的公共利益属性逐步获得广泛认同[③]，但反兴奋剂中的运动员权利保护是近年来的热点问题。2021 年《世界反兴奋剂条例》强调对运动员权利的保护，将健康促进与运动员权利保护列入体育功能。学者对此问题进行研究，格外关注反兴奋剂斗争中，为维持体育形象和可持续发展而需要严格实施的反兴奋剂管控，与运动员个人权利保护之间的冲突。在中国反兴奋剂立法中，《反兴奋剂管理办法》和《反兴奋剂规则》都有对运动员权利保护的规定，《反兴奋规则》更是严格遵守《世界反兴奋剂条例》，确保运动员的权利得到有效的保护。但《体育法》对反兴奋剂过程中的权利保护未做直接规定；《反兴奋剂条例》第三章中的第 18~30 条对各种主体的反兴奋剂义务进行规定，但整个条例都没有对权利，尤其是运动员权利的规定。这固然体现了中国反对运动员使用兴奋剂的"三严"方针，却存在权利受损的可能性，因此应对反兴奋剂中的运动员权利保护进行规定。

---

① 《兴奋剂违规处理结果公布》，中国反兴奋剂中心网站，2017 年 12 月 5 日，网址：https：//www.chinada.cn/contents/6/677.html。

② 《禁止合作名单》，中国反兴奋剂中心网站，2024 年 4 月 30 日，网址：https：//www.chinada.cn/contents/23/6526.html。

③ 李睿智、郭树理：《反兴奋剂公共利益的学理探析及启示》，《体育学研究》2019 年（第 2 卷）第 6 期。

（五）业余体育发展带来新挑战

中国在国际级和国家级运动员兴奋剂管控和教育方面都取得了良好效果，但近年来，兴奋剂违规呈现出从高水平专业运动员向青少年和业余运动员、从竞技体育向学校体育和社会体育蔓延的趋势。随着中国体育事业的发展，业余运动员和赛事数量越来越多，并且愈加引人注目。仅马拉松赛事一项，2019 年，全国共举办 1828 场次马拉松赛事（800 人以上路跑、300 人以上越野及徒步活动），参加人次达 712 万。① 比赛中也出现了业余选手兴奋剂违规事例，如马拉松选手李某杰 EPO 阳性被禁赛 4 年、钱某彬因赛内检测阳性和赛外逃避检查被禁赛 5 年。中国反兴奋剂中心数据显示，2017 年对 114 场马拉松赛事实施 796 例检查，兴奋剂违规（不含克仑特罗）18 起，阳性率约 2.2%②，其中业余选手 7 名③，参赛选手特别是国内业余选手兴奋剂违规有增加的趋势。利益驱使、赛事带来的奖金和成为网红获得额外收入使本应重在参与的民间马拉松赛事逐渐变得有利可图，一些运动员有专业实力，却以业余选手身份参赛，为奖金等利益而角逐。另一个高危群体是体校学生、参加各种体育考试的学生。在每年参加高考的体育特长生考试前，一些高校周边及互联网往往会出现兴奋剂广告。一些考生铤而走险使用兴奋剂，这种情况也向下蔓延至体育中考。④ 此外，健美运动等非奥项目也存在兴奋剂滥用问题。这些问题影响中国反兴奋剂工作形象，干扰体育的正常秩序，危害体育参与者身心健康，损害体育价值观。

《世界反兴奋剂条例》明确规定，对于非国际级非国家级运动员，反兴

① 《〈2019 中国马拉松年度报告〉公布，五大问题仍有待解决》，搜狐网，2022 年 5 月 26 日，网址：https://www.sohu.com/a/396542434_398564。

② 吴俊宽、马向菲：《业余马拉松选手涉药引发警示田协酝酿加大严打力度》，2022 年 5 月 26 日，网址：https://baijiahao.baidu.com/s?id=1589733789166303710&wfr=spider&for=pc。

③ 《2017 年违规处理结果公布》，中国反兴奋剂中心网站，2022 年 6 月 6 日，网址：https://www.chinada.cn/contents/21/189.html。

④ 姜涛：《反兴奋剂治理中的人权保障》，《人权》2021 年第 6 期。

奋剂组织可以决定是否对其适用反兴奋剂规则。① 中国反兴奋剂立法将所有运动员纳入反兴奋剂管控和教育范畴。《反兴奋剂规则》第6条规定的运动员和辅助人员范围几乎涵盖了中国所有的体育人口。如此广泛的适用范围，主要是预防兴奋剂使用向大众体育、青少年体育蔓延。业余运动员检查和检测需要很大成本，中国反兴奋剂工作当下的重点是国际级国家级运动员。加强对业余运动员、青少年运动员的兴奋剂管控和教育，可能需要占用现有反兴奋剂资源，或者增加投入才能扩大检查规模，否则就需要构建新体系，无论选择哪一种途径，都需要投入和资源。另外，将业余运动员与国家级、国际级运动员一并管控，并且加大检查力度，可能导致兴奋剂违规数量增加，被外界认为兴奋剂滥用增加。当前的兴奋剂立法对上述问题的规制表现出一定的滞后性。如何通过立法，进一步加强对业余运动员的反兴奋剂教育和管控值得关注。

四 中国反兴奋剂立法完善的重点

今后中国反兴奋剂立法的重点是对当前的反兴奋剂立法理念进行重新审视，完成《反兴奋剂条例》修订，加强体育部门与其他部门的协调和配合立法，在立法中更加关注运动员权利保护，在立法层面实现业余运动员反兴奋剂治理模式创新。

（一）审视反兴奋剂立法理念

当前中国反兴奋剂立法，尤其是兴奋剂违规处罚总体偏严格，虽然随着中国反兴奋剂治理取得成效，加之全球反兴奋剂治理对运动员权利保护的关注，中国反兴奋剂立法更加专业化、科学化，但中国反兴奋剂目前仍然偏重控制模式，对辅助人员的处罚、部分运动员违规时团体的处罚均比国际反兴奋剂规则更严格，听证中对运动员注意义务要求更高。这固然有利于迅速有

---

① 世界反兴奋剂机构：《世界反兴奋剂条例》，2021年1月1日。

效地打击兴奋剂滥用，但可能会限制运动员等相关当事人的权利。反兴奋剂立法应进一步对当前国内外反兴奋剂形势进行评估，审视当前偏重严格管控的立法理念，注重正当程序，加强运动员权利保护立法，与国际反兴奋剂规则保持一致，对其中明显严于国际反兴奋剂规则的规定可以根据国内反兴奋剂工作进展进行适当调整。①

（二）完成《反兴奋剂条例》修订

中国反兴奋剂工作出现了新特点、新变化、新问题，《体育法》修订通过，中国反兴奋剂法律体系中的大部分部门规章、规范性文件、制度性文件和行业规则近年来都已经完成修订或进行了新立法，二十年前制定的《反兴奋剂条例》已经不能适应新形势下反兴奋剂工作的需要，急需修改完善。2023 年 6 月，国家体育总局发布了《关于征求〈反兴奋剂条例（修订草案）〉意见的通知》。《反兴奋剂条例》作为行政法规，在反兴奋剂法律规范体系中上承《体育法》，下接部门规章《反兴奋剂管理办法》和规范性文件《反兴奋剂规则》，起到承上启下的作用，为此，《反兴奋剂条例》修订成为关键一环。应尽快完成《反兴奋剂条例》的修订，实现国际规则与国内法衔接、上位法与下位法衔接，完善符合中国体育实践的中国反兴奋剂法律规范体系。

《反兴奋剂条例》修订应围绕下列内容：明确反兴奋剂工作原则，建立反兴奋剂综合治理常态机制，加强兴奋剂源头治理，明确有关组织、个人的反兴奋剂义务，完善兴奋剂管制各个环节的相关规定，加强业余运动员兴奋剂管控与教育。

（三）加强立法过程中的部门协调

体育组织和反兴奋剂机构打击兴奋剂主要依靠体育部门规章、行业规则

---

① 韩勇：《中国反兴奋剂模式探索：在控制模式与正当程序模式间平衡》，《北京体育大学学报》2023 年（第 46 卷）第 5 期。

以及纪律处罚手段。当反兴奋剂工作涉及兴奋剂生产、销售、运输、进出口时，由于涉案主体非体育组织及其会员，不受体育组织管辖，反兴奋剂机构和体育组织都缺乏权限鞭长莫及。当前中国反兴奋剂立法除刑法与《体育法》《反兴奋剂条例》外，大多数为体育部门的部门规章、规范性文件、制度性文件和行业规则，应加强卫生健康、教育、公安、工信、商务、药品监管、交通运输、海关、农业、市场监管等有关部门在反兴奋剂立法方面的协同与配合。除大型赛事期间药源性兴奋剂专项治理方式外，还应通过各部门协调立法的方式建立常态机制，明确教育、工信、公安、交通运输、农业、商务、卫生健康、海关、市场监管、药品监管等部门在反兴奋剂工作中的职责，以及体育行政部门会同其他相关部门对兴奋剂问题实施综合治理。

（四）加强运动员权利保护立法

中国反兴奋剂立法加强了对运动员权利的保护，如确保兴奋剂听证委员会的独立性、实验室的独立性，保障运动员等当事人的程序性权利，建立体育仲裁制度解决兴奋剂纠纷。这些既是对《世界反兴奋剂条例》和国际标准的遵守，也是对运动员权利的保护，更是落实"国家尊重和保障人权"的宪法精神，进一步完善体育法治建设的表现。[1]《反兴奋剂条例》修订应在体育最大利益和运动员权利保护之间寻找到平衡，结合下位法的成功立法经验，将反兴奋剂教育和管控中对运动员的权利保障写入《反兴奋剂条例》，改变《反兴奋剂条例》重义务轻权利的情况。《反兴奋剂条例（修订草案）》在现行《反兴奋剂条例》的第一条中增加了运动员权利保护内容，"为了防止在体育运动中使用兴奋剂，保护体育运动参加者的权利和身心健康，维护体育竞赛的公平竞争，弘扬中华体育精神，根据《体育法》和其他有关法律，制定本条例"[2]。这体现了对运动员权利保护的重视。

---

[1] 田思源：《中国特色体育立法的基本经验与未来发展》，《天津体育学院学报》2018 年（第33 卷）第 6 期。

[2] 《体育总局关于征求〈反兴奋剂条例（修订草案）〉意见的通知》，国家体育总局政策法规司网站，2023 年 6 月 5 日，网址：https://www.sport.gov.cn/n323/n10516/c25667070/content.html。

（五）关注业余体育反兴奋剂治理立法

对于如何进行国家级和国际级运动员以外的业余运动员（包括青少年运动员）的教育和管控存在不同观点。一种观点认为，既然《世界反兴奋剂条例》只要求对国家级和国际级选手适用，那么立法完全可以将业余运动员排除在管辖范围之外。这种观点显然与中国反兴奋剂实践要求不符，可能会导致兴奋剂滥用。另一种观点认为，应重构中国反兴奋剂体系，对运动员进行分级分类管理，在原有国家级、国际级运动员教育和管控体系之外，建立新的体系，由体育组织，尤其是单项协会、人群体协、地方反兴奋剂机构根据项目、人群和地区特点，在国家反兴奋剂机构的指导和监督下，制定能够满足本项目、本群体、本地区需求的业余运动员反兴奋剂规则，并进行教育和管控。这种观点有一定的合理性，可能也是未来的发展方向，但现在的条件仍然不够成熟，一些地方协会实体化未完成，人员很少，很难承担起反兴奋剂职责，体系的建设需要时间。目前，最可行的办法是立法完善现有模式，加强对业余运动员的反兴奋剂教育和管控，尤其是在反兴奋剂教育方面，需有针对性地为业余运动员提供反兴奋剂指导。立法应对反兴奋剂宣传教育做出具体、明确的规定，反兴奋剂教育应覆盖所有体育参与者。中国各类体育参与者群体过于庞大，只靠国家反兴奋剂机构和体育行政部门很难完成如此艰巨的任务。应在立法中规定各级各类体育组织、运动员管理单位、体育运动学校、教育部门、学校等各司其职，共同开展反兴奋剂教育，尤其是加强对青少年的反兴奋剂教育，帮助青少年建立公平竞争、"拿干净金牌"的价值观。规定学校及其他各类教育机构对反兴奋剂负有不容回避的责任和义务。[1] 立法应对兴奋剂黑名单制度、教育部门与体育部门协同等问题进行规定。在保护受教育权与反对使用兴奋剂之间取得合理平衡。

---

[1] 《我国〈反兴奋剂条例〉出台的背景及内容》，《体育科技文献通报》2005 年第 3 期。

结 语

本章深入探讨了中国反兴奋剂法律规范体系建设的情况，介绍了七个方面的立法成果，主要包括《中华人民共和国刑法修正案（十一）》与兴奋剂刑事案件司法解释、《体育法》《反兴奋剂条例》《反兴奋剂管理办法》《反兴奋剂规则》《国家体育总局兴奋剂违规责任追究办法》以及国务院其他部委等反兴奋剂相关规定。中国反兴奋剂立法的进步具体体现在系统性、科学性、专业性、融合性、程序性五个方面。国际环境的复杂性、科技的不断进步、体育的异化、运动员权利保护新变化、业余体育发展等都为中国反兴奋剂立法带来新挑战。完善中国反兴奋剂立法体系的重点主要包括审视反兴奋剂立法理念，完成《反兴奋剂条例》修订，加强立法中的部门协调，加强运动员权利保护立法以及完善业余体育反兴奋剂治理模式立法。

中国反兴奋剂立法已日趋完备。目前，中国反兴奋剂立法仍然有值得探讨的问题，如中国应如何在高效打击兴奋剂滥用与保护运动员权利之间找到平衡，业余运动员的反兴奋剂教育和管控制度建设等都需要进一步探讨。我们将继续关注中国反兴奋剂法律法规建设，积极构建符合国际规则和中国国情的反兴奋剂治理体系，不断提升中国反兴奋剂治理水平。

Ⅱ　治理篇

第三章　中国反兴奋剂组织体系建设

兴奋剂是阻碍体育健康发展的毒瘤。反兴奋剂组织体系是反兴奋剂斗争的重要载体，构建合理、高效的反兴奋剂组织体系是实现反兴奋剂管理目标的重要前提。中国反兴奋剂斗争历经 30 余年的发展，反兴奋剂组织体系经历从无到有，从政府体育主管部门作为单一管理机构到基本形成"纵横交叉、上下联动"的组织体系，从人才匮乏到人才较为充足的过程，构建了既符合国际要求，又符合中国国情，充分发挥中国特色社会主义制度优越性的反兴奋剂组织体系，既为体育强国建设提供有力支撑，亦为世界反兴奋剂治理提供了中国模式。

本章全面梳理了中国反兴奋剂组织体系建设历程、现阶段各反兴奋剂组织的职责与分工、反兴奋剂人才队伍与人才体系建设情况，探讨了中国反兴奋剂组织体系建设过程中存在的问题，以期为中国反兴奋剂组织结构的不断完善提供借鉴。

一　中国反兴奋剂组织体系建设历程

自 20 世纪 80 年代以来，中国反兴奋剂组织体系的建设以反兴奋剂组织机构设置的变化为标志，经历了四个不同发展阶段。

（一）起步阶段（1992年以前）

兴奋剂检测中心诞生。20 世纪 80 年代，兴奋剂问题首先在中国田径、游泳、举重等体能类项目高水平专业队中出现，为了准备迎接 1990 年在北京举办的第 11 届亚洲运动会的兴奋剂检查任务，1984 年 2 月，中国政府体育主管部门——中华人民共和国国家体育运动委员会（以下简称"国家体委"）决定开始筹建兴奋剂检测中心。1987 年 7 月，国家体委运动医学研究所正式成立，其主要任务之一为"承担在中国举行的重大国际、国内比赛的兴奋剂检测及其研究工作"。1989 年 12 月，中国兴奋剂检测中心通过了国际奥委会资格考试，1990 年正式开始在国内实行兴奋剂检查。

这一阶段，中国尚未真正成立专门的组织机构对反兴奋剂事务进行专门管理，兴奋剂检查方案和阳性结果的处理工作主要由国家体委统一协调管理，其中具体的组织管理机构主要包括训练竞赛三司和科教司，运动医学研究所则负责具体组织实施。

（二）初建阶段（1992~2007年）

政府内部多部门协调统一的反兴奋剂组织管理框架基本形成。1992 年 7 月 8 日，中国奥委会反兴奋剂委员会正式宣布成立。中国奥委会反兴奋剂委员会的主要职责为研究、协调、组织实施有关工作。中国奥委会反兴奋剂委员会由 7 人组成，即设主任 1 名、委员 6 名，委员中的 4 名分别由科教司副司长，政策法规司、训练竞赛综合司、训练局的司（局）长担任，另外 2 名委员由运动医学研究所所长及 1 名体育科学研究所的研究员担任。1993 年，中国奥委会反兴奋剂委员会增加了国际司司长和宣传司副司长两位委员，至此，反兴奋剂委员会成员由 7 人增至 9 人，1994 年增至 10 人。中国奥委会反兴奋剂委员会的正式成立使得中国反兴奋剂工作的组织管理机构及工作机制初步形成，标志着由国家体委对全国反兴奋剂工作实行统一领导，中国奥委会反兴奋剂委员会组织实施，全国性单项体育协会积极参与并各负其责的组织管理框架结构基本形成。

凸显政府主导作用，社团、事业单位协同配合。1992 年 10 月 31 日，中国奥委会反兴奋剂委员会召开第一次会议，进一步明确了中国奥委会反兴奋剂委员会的内部分工。其中科教司负责中国奥委会反兴奋剂委员会的会议、文件及有关协调工作，政策法规司负责有关政策法规及对外宣传稿件的审定，训练竞赛综合司负责与各业务司的联系协调，运动医学研究所负责兴奋剂检查、检测的业务技术工作。1995 年 2 月，为了进一步加大反兴奋剂工作力度，经国家体委批准，中国奥委会反兴奋剂委员会成立了办公室和检查处，办公室挂靠在国家体委科教司科技处，检查处设在运动医学研究所，编制从内部调剂解决。其中，中国奥委会反兴奋剂委员会办公室的职责主要包括以下四个方面：一是根据国家体委提出的方针、政策和措施，协助搞好有关部门工作的综合协调；二是负责行政文秘、档案管理、信息综合等工作；三是提出有关教育培训、科学研究、对外交流计划并组织实施；四是完成领导交办的事项。反兴奋剂委员会检查处的职责包括以下五个方面：（1）根据中国奥委会反兴奋剂委员会确定的原则，组织并实施国家体委的兴奋剂检查计划；（2）承担反兴奋剂的教育和培训任务；（3）组织有关的科学研究；（4）与有关国家开展合作；（5）完成领导交办的工作。1998 年 3 月，根据全国人大九届一次会议的决定，原国家体委改组为国家体育总局，并于1998 年 4 月 6 日正式挂牌，10 月开始按新机构运行。国务院明确规定了"组织开展反兴奋剂工作"为国家体育总局的重要职责之一，科教司将反兴奋剂职责分工中的具体事项由原来的科技处负责调整为由综合处负责。1998年 3 月以后，反兴奋剂委员会再没有召开过全体会议。反兴奋剂委员会虽然名义上仍然存在，但更多地成为以中国奥委会名义对外交往和对外宣传的渠道。从某种意义上讲，1992 年成立的中国奥委会反兴奋剂委员会至此也已经出色地完成了"组织实施全国反兴奋剂工作"的历史使命。

2004 年 1 月，国务院令第 398 号公布了《反兴奋剂条例》，其中，第 4 条规定"国务院体育主管部门负责并组织全国的反兴奋剂工作。县级以上人民政府食品药品监督管理、卫生、教育等有关部门，在各自职责范围内依照本条例和有关法律、行政法规的规定负责反兴奋剂工作"①。

初建阶段，中国政府体育主管部门在反兴奋剂管理中的宏观管理职责得到加强，多方共管、协调统一的组织管理体系也逐渐形成。但由于中国奥委会反兴奋剂委员实际由政府行政部门的相关负责人兼任，反兴奋剂组织管理力量依然薄弱是不争的事实，与当时中国反兴奋剂斗争的实际需要仍不相适应。

（三）突破进展阶段的中国反兴奋剂组织结构（2007~2016年）

国家反兴奋剂机构成立。2003 年世界反兴奋剂机构颁布的《世界反兴奋剂条例》和 2005 年联合国教科文组织出台的《反对在体育运动中使用兴奋剂国际公约》都明确规定了政府、国家反兴奋剂机构和全国性体育社团在反兴奋剂事务中的职权范围，对国家反兴奋剂体系中的立法、执行、处罚三者进行明确区分，许多国家顺应国际反兴奋剂管理体制的改革和发展潮流，纷纷开始建立独立的国家反兴奋剂机构。正是在这一大的国际背景下，为进一步推动中国反兴奋剂斗争，履行中国政府签署的联合国教科文组织《反对在体育运动中使用兴奋剂国际公约》的义务，经多方努力，2007 年 5 月 10 日，中央编制办公室终于正式批复同意成立国家体育总局反兴奋剂中心。

2007 年 11 月 22 日，国家体育总局反兴奋剂中心（对外名称为"中国反兴奋剂中心"）正式成立。中央编制办公室核定编制 40 名，领导职数为正局级 1 名，副局级 2 名。中国反兴奋剂中心下设 6 个处室即办公室、业务处、宣传教育处、计划管理处、检查处和检测实验室。至此，中国国家级反

---

① 《反兴奋剂条例》，国务院令（2004 年）第 398 号，2004 年 1 月 13 日。

兴奋剂机构正式成立。

国家反兴奋剂机构、政府及相关部门职责逐渐厘清。为更好完成 2008 年北京奥运会的相关任务，2008 年 3 月，国务院成立了由国家食品药品监督管理局牵头、11 个相关部门参加的兴奋剂违法生产经营专项治理工作组，集中办公，开展兴奋剂生产经营专项治理工作。2009 年国办文件明确规定国家体育总局"负责组织、协调、监督体育运动中的反兴奋剂工作"[①]，作为其 10 项主要职责之一，科教司"承担组织、协调、监督体育运动中反兴奋剂的具体工作"。2009 年 1 月 1 日，原由国家体育总局科教司承担的兴奋剂检查结果管理、宣传教育等职能变更为由反兴奋剂中心负责，从此，反兴奋剂中心进入全面履行国家级反兴奋剂机构职责的阶段[②]，即形成了政府主导全国反兴奋剂工作，国家反兴奋剂机构负责反兴奋剂具体实施，其他有关部门协同配合，全国性体育社会团体、地方政府及各相关单位各负其责，采取综合治理措施推动反兴奋剂工作的反兴奋剂组织管理体系。

其中，国家体育主管部门负责拟定全国反兴奋剂工作的方针、政策和措施，审批全国反兴奋剂工作的长期规划和年度计划并为此提供必要的经费，领导、协调、监督各地区、各行业和全国性体育社会团体的反兴奋剂工作等。[③]

反兴奋剂中心承担反兴奋剂检查与检测、开展反兴奋剂科学研究和宣传教育工作的职责。具体包括以下七方面：一是参与研究制定反兴奋剂工作规划、规则和相关程序、标准；二是参与制定反兴奋剂目录；三是组织实施兴奋剂检查和检测，对检查结果进行管理；四是组织实施对兴奋剂违规事件的调查及听证；五是负责兴奋剂检测实验室的建设和管理；六是组织开展反兴奋剂的教育、培训、科研、咨询和国际交流等活动；七是监督各级各类体育

---

① 《国务院办公厅关于印发国家体育总局主要职责内设机构和人员编制规定的通知》，律师门户网站，网址：https://m.055110.com/law/1/30033.html。

② 何珍文：《反兴奋剂中心总结备战伦敦奥运会工作》，《反兴奋剂动态》2012 年第 11 期。

③ 中国奥林匹克委员会：《中国反兴奋剂》，内部出版物，2012。

组织开展反兴奋剂工作等。[①]

全国性单项体育协会承担如下五方面职责：一是加强对所属运动员和教练员、领队、队医等运动员辅助人员的监督管理和反兴奋剂教育、培训；二是不得向运动员提供兴奋剂，不得组织、强迫、欺骗运动员使用兴奋剂；三是按照兴奋剂检查规则的规定提供运动员名单和每名运动员的教练、所从事的运动项目以及运动成绩等相关信息，并为兴奋剂检查提供便利；四是对在本体育社会团体注册成员的违规行为规定处理措施和处理程序并报国务院体育主管部门备案；五是采取事先防范和事后惩戒措施防止运动员使用兴奋剂。[②] 综合治理相关部门及食品药品监督管理部门负责开展兴奋剂源头管理工作，对含有兴奋剂目录所列物质的药品生产、销售、进出口依法进行审批并实行严格管理。卫生行政部门负责开展食品以及食品添加剂的管理工作，并加强对医师的教育和培训，使他们熟知兴奋剂目录所列药物以及相关替代药品，指导运动员合理用药。教育行政部门负责督促学校和其他教育机构加强反兴奋剂教育，提高学生的反兴奋剂意识。海关部门负责开展反兴奋剂目录所列禁用物质的进出境监管工作。监察部门负责开展国家公务人员违法行为的查处工作。[③]

这一阶段，政府体育主管部门进一步强化了在反兴奋剂工作中的宏观管理职能，建立了负责反兴奋剂政策实施的国家反兴奋剂机构及多部门综合治理机构，解决了组织机构分散问题，这一阶段的反兴奋剂组织机构主要由政府体育主管部门、相关行政部门和国家反兴奋剂机构共同构成，反兴奋剂职责也主要由这些机构承担。但这一阶段反兴奋剂组织机构并未延伸至各运动项目单位和地方相关部门，运动项目单位和地方相关部门也就无从承担反兴奋剂相关职责。

（四）日趋完善阶段（2017年至今）

"纵横交叉、上下联动"全覆盖的反兴奋剂组织体系初步建成。牢固树立

---

① 中国奥林匹克委员会：《中国反兴奋剂》，内部出版物，2012。
② 中国奥林匹克委员会：《中国反兴奋剂》，内部出版物，2012。
③ 中国奥林匹克委员会：《中国反兴奋剂》，内部出版物，2012。

"拿干净金牌"的理念，切实有效地解决中国反兴奋剂领域面临的突出问题，建立一个符合中国国情的、长效的反兴奋剂治理体系被提上议事日程。2017年，全国反兴奋剂工作会议明确提出构建层级分明，责任体系不断健全的"纵横交叉、上下联动"全覆盖的组织体系，纵向要构建省级反兴奋剂组织体系，由省级体育主管部门和省级反兴奋剂机构齐抓共管；横向要在国家体育总局运动项目管理中心和全国运动项目协会建立兴奋剂风险防控体系。为此，《反兴奋剂工作发展规划（2018—2022）》提出了建立"纵横交叉、上下联动"的全覆盖反兴奋剂组织体系的具体要求和实施步骤，并在2020年发布的《国家体育总局"反兴奋剂工程"建设方案》中对各奥运项目中心、协会和各省区市反兴奋剂组织机构设置进行了专门规定，包括运动项目中心、协会中要建立专门的反兴奋剂部门或办公室，各省区市体育局建立健全省级层面的反兴奋剂专门机构，进而真正形成上下联动、齐抓共管的工作格局。"纵横交叉、上下联动"的反兴奋剂组织体系的实质是将反兴奋剂工作的组织体系纵向延伸到各省（区、市），横向推广至国家队各管理单位，保证每个运动项目集训队和运动员在省队时既有省队管、也有单项协会管，还有反兴奋剂中心管，以此形成"上下联动"，国家队、省级运动队和体校三级层层落实，形成从注册、入队到训练、参赛等各环节全链条管理。① 截至2023年，已有38个国家运动项目管理单位成立反兴奋剂部门，实现夏奥和冬奥运动项目单位全覆盖，覆盖率100%。30个省（区、市）成立省级反兴奋剂机构，覆盖率97%，基本实现"各省（区、市）成立反兴奋剂机构"任务，新疆维吾尔自治区正在推进在体育局系统内部成立反兴奋剂办公室，部分省（区、市）还将组织体系进一步延伸到地（市、州），形成了中国反兴奋剂中心、30个省级反兴奋剂机构、38个国家运动项目管理单位反兴奋剂部门齐抓共管、全国一盘棋的反兴奋剂治理局面，"纵横交叉、上下联动"全覆盖的反兴奋剂组织体系基本建成，为反兴奋剂工作开展提供了坚实的组织保障。②

---

① 何亮：《零容忍！中国代表团反兴奋剂工作确保万无一失》，《科技日报》2022年2月14日。
② 刘昕彤：《坚决做到兴奋剂问题"零出现""零容忍"——十年间中国特色反兴奋剂治理体系的建立和完善》，《中国体育报》2022年6月17日。

表 3-1　已建立反兴奋剂部门的国家运动项目管理单位汇总

序号	管理单位	序号	管理单位	序号	管理单位
1	冬运中心	14	武术中心	27	皮划艇协会
2	射运中心	15	登山中心	28	羽毛球协会
3	自剑中心	16	社体中心	29	拳击协会
4	水上中心	17	篮球中心	30	柔道协会
5	举摔柔中心	18	田径协会	31	跆拳道协会
6	手曲棒垒中心	19	马术协会	32	摔跤协会
7	拳跆中心	20	自行车协会	33	空手道协会
8	游泳中心	21	击剑协会	34	高尔夫球协会
9	体操中心	22	铁人三项协会	35	棒球协会
10	排球中心	23	帆船帆板协会	36	垒球协会
11	乒羽中心	24	赛艇协会	37	橄榄球协会
12	网球中心	25	现代五项	38	乒乓球协会
13	小球中心	26			

资料来源：《中国反兴奋剂中心》微信公众号，《问题导向，精准发力，系统解决——"纵横交叉、上下联动"全覆盖的反兴奋剂组织体系基本构建完成》，2022 年 4 月 2 日。

表 3-2　30 个已建立省级反兴奋剂机构的省（区、市）汇总

序号	省(区、市)	序号	省(区、市)	序号	省(区、市)
1	北京	11	浙江	21	海南
2	天津	12	安徽	22	重庆
3	河北	13	福建	23	四川
4	山西	14	江西	24	贵州
5	内蒙古	15	山东	25	云南
6	辽宁	16	河南	26	西藏
7	吉林	17	湖北	27	陕西
8	黑龙江	18	湖南	28	甘肃
9	上海	19	广东	29	青海
10	江苏	20	广西	30	宁夏

资料来源：《问题导向，精准发力，系统解决——"纵横交叉、上下联动"全覆盖的反兴奋剂组织体系基本构建完成》，中国反兴奋剂中心微信公众号，2022 年 4 月 2 日。

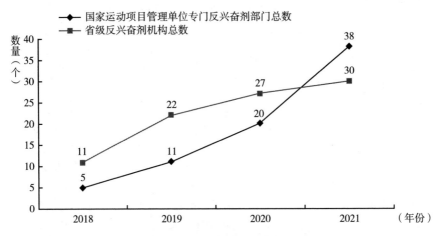

图 3-1　国家运动项目管理单位专门反兴奋剂部门、省级反兴奋剂机构数量变化情况

资料来源：关于《反兴奋剂工作发展规划（2018—2022）》实施情况的报告。

北京兴奋剂检测实验室顺利剥离。根据《世界反兴奋剂条例》《实验室国际标准》的要求，兴奋剂检测实验室需保持其独立性，北京兴奋剂检测实验室从中国反兴奋剂中心剥离成为必然。在国家体育总局的坚强领导下，通过与世界反兴奋剂机构以及各国政府的积极沟通，中国反兴奋剂中心和北京体育大学通力合作，共同制定移交工作方案，明确了时间表、路线图、责任分工、移交程序、移交途径等，北京兴奋剂检测实验室最终于 2021 年 12 月 15 日顺利完成了从中国反兴奋剂中心移交至北京体育大学的法律手续，并于 2022 年 1 月 1 日前顺利通过 WADA 关于实验室独立性的审核，资格认可得以持续。在国家体育总局的全面指导和协调下，中国反兴奋剂中心本着移交前"全面考虑、认真谋划"、移交中"人心稳定、工作稳定"、移交后"扶上马送一程"的工作目标，于 2022 年 4 月 1 日，将北京兴奋剂检测实验室的 30 名实验室专业技术人员（编内 20 人、合同制 10 人）顺利转入北京体育大学，工作职责的移交也全部顺利完成。

北京兴奋剂检测实验室顺利从中国反兴奋剂中心剥离，既确保了反兴奋剂工作高效运转及兴奋剂检测的独立性，也为实验室顺利承担北京冬奥会兴奋剂检测工作提供了有力保障。此外，在北京兴奋剂检测实验室与中国反兴奋剂中心脱钩后，中国反兴奋剂中心（CHINADA）与北京实验室进行积极沟通协作，探索中心与北京实验室关于兴奋剂检测、生物护照评估和情报信息共享等相关事宜的合作方式，以期建立长期合作机制。

综上，中国反兴奋剂组织体系的演变与发展历程，是一个始终围绕如何更好捍卫体育事业的纯洁性、保护广大运动员的身心健康而展开的过程。应该说，中国反兴奋剂组织体系不断完善的过程是中国政府始终发挥着积极作用、主导作用和协调作用的过程，是中国政府从对兴奋剂说"不"到坚决实现兴奋剂问题"零容忍""零出现"并采取一系列有力措施的过程。

二　反兴奋剂组织体系的职责分工

自2017年起，中国初步建立了"纵横交叉、上下联动"全覆盖的反兴奋剂组织体系，进一步厘清了各反兴奋剂工作主体的职责，这一组织体系是反兴奋剂工作系统化、全面化、规范化、专业化发展的重要抓手，为中国体育事业的健康、可持续发展提供了坚实的组织保障。构建"纵横交叉、上下联动"全覆盖的反兴奋剂组织体系，旨在加强国家体育总局对反兴奋剂工作的统一领导，建立形成各负其责、制度完善、管理规范、协调配合、落实有力的国家、省级和运动项目管理单位反兴奋剂管理体制和运行机制。①"纵横交叉、上下联动"的反兴奋剂组织体系主要由国家体育总局、中国反兴奋剂中心、省级体育局、各运动项目管理单位、协会的反兴奋剂工作团队共同构成。

（一）国家体育总局

国家体育总局负责制定反兴奋剂规划和推动反兴奋剂跨部门合作和综合治理。《中华人民共和国体育法》明确规定：国家建立健全反兴奋剂制度。

---

① 陈志宇：《构建中国特色反兴奋剂治理体系研究》，《体育科学》2021年（第41卷）第11期。

县级以上人民政府体育行政部门会同卫生健康、教育、公安、工信、商务、药品监管、交通运输、海关、农业、市场监管等部门，对兴奋剂问题实施综合治理。国务院体育行政部门负责制定反兴奋剂规范，会同国务院药品监管、卫生健康、商务、海关等部门制定、公布兴奋剂目录，并动态调整。[①]《反兴奋剂管理办法》规定国家体育总局主管全国反兴奋剂工作，领导、协调和监督全国的反兴奋剂工作，具体职责包括：制定反兴奋剂管理制度与规章；制定反兴奋剂发展规划；开展反兴奋剂宣传教育；制定反兴奋剂检测机构管理制度并实施监管；协调和推动反兴奋剂跨部门合作开展反兴奋剂综合治理；指导、监督各级体育行政部门、国家反兴奋剂机构、全国性体育社会团体、国家运动项目管理单位反兴奋剂工作的实施，开展政府间反兴奋剂国际交流与合作。[②]

（二）反兴奋剂中心

反兴奋剂中心负责参与研究制定国家反兴奋剂的发展规划、规则和相关程序、标准；参与制定反兴奋剂目录；组织实施兴奋剂检查和检测，对检查结果进行管理；组织实施对兴奋剂违规事件的调查及听证；开展食品、药品兴奋剂检测；组织开展反兴奋剂教育、培训、科研、咨询和国际交流等活动；监督各级各类体育组织开展反兴奋剂工作。反兴奋剂中心组织结构如图3-2所示，即中心由一个办公室和运行管理处、保障处、教育预防处、检查处、法律事务处、情报和调查处、食品药品检测实验室8个处室共同组成。另设学术委员会、听证委员会、处罚委员会、治疗用药豁免委员会、伦理审查委员会、教育委员会、运动员委员会7个委员会。[③]

（三）省区市体育行政部门

省区市体育行政部门承担管辖范围内的反兴奋剂工作。省区市反兴奋剂

---

① 《中华人民共和国体育法》，中国法制出版社，2022。
② 《反兴奋剂管理办法》《反兴奋剂工作文件汇编》，中国反兴奋剂中心内部资料，2023。
③ https：//www.chinada.cn/.

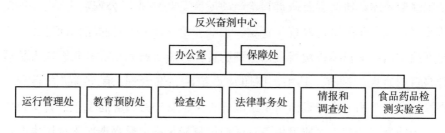

图3-2 中国反兴奋剂中心组织结构

图片来源：作者自制。

机构在推进和提升省级反兴奋剂工作方面发挥着关键作用，依照《省级反兴奋剂组织体系建设指南》，省级体育主管部门需充分落实《反兴奋剂管理办法》的要求，其中省级体育主管部门负责本行政区域内省级和体校等青少年运动员的反兴奋剂工作，特别是要重点负责制定本行政区域内的反兴奋剂工作发展规划和有关规章制度；协调省级政府相关部门，共同做好本行政区域内的兴奋剂综合治理、专项治理和行政处罚工作，监督本行政区域内的反兴奋剂机构、运动员管理单位、体育社会团体和组织等开展反兴奋剂工作，确保相关单位反兴奋剂工作落实到人。各省区市体育行政部门的反兴奋剂机构在体育主管部门的授权之下主要承担开展省级反兴奋剂机构能力建设、反兴奋剂制度建设、人才培养、兴奋剂检查、科研、教育以及省级兴奋剂风险防控体系建设等职责。[1] 随着省区市反兴奋剂职责的不断明晰，一些省区市不断优化反兴奋剂防控举措。如四川省反兴奋剂中心要求各项目管理单位系统梳理、准确把握易发生兴奋剂问题的风险点，力求精准施策，更好压实反兴奋剂工作主体责任，厘清责任链条，确保反兴奋剂工作各环节过程清晰、责任明确。从"防""反"两个角度，持续优化兴奋剂风险防控体系建设。

（四）运动项目中心和全国性单项体育协会

运动项目中心和协会承担管辖范围内的反兴奋剂工作。运动项目中心和

---

[1] 《反兴奋剂管理办法》，《反兴奋剂工作文件汇编》，中国反兴奋剂中心内部资料，2023。

全国性单项体育协会主要负责制定运动项目反兴奋剂工作计划，加强对国家队反兴奋剂工作的宣传教育和管理，提高管理人员的反兴奋剂意识和能力，监督地方运动项目单位履行反兴奋剂职责，开展所属运动员及其有关人员涉嫌兴奋剂违规的调查。其中，按照"谁组队、谁管理、谁负责"的原则，国家队反兴奋剂工作职责由负责备战任务的项目中心或协会承担，省队及以下运动队反兴奋剂工作职责由各省区市体育局承担，配合做好入选国家队运动员的反兴奋剂工作。[①] 同时各国家队必须明确运动员、教练员、管理人员、辅助人员的反兴奋剂工作职责，制定明确的制度。运动项目管理单位反兴奋剂机构的建立，使其能够更好履行主体责任。如为更好履行反兴奋剂管理职责，中国田径协会于 2018 年设立了反兴奋剂专职部门，并采取多项措施夯实责任。一是专人专责专款。协会由 2 名干部专人专职负责国家队和全行业反兴奋剂工作，另有各队组反兴奋剂联络人和 11 名国家级讲师（其中8 人参与国家队管理工作）作为国家队反兴奋剂工作的主要力量。每年投入专项经费预算超 200 万元，主要是委托检查和宣传教育支出。二是采取分层负责制。明确规定协会负责人、分管领导、反兴奋剂办、队委会主任、队组反兴奋剂联系人及领队等在反兴奋剂工作中应履行的职责，以层层负责的方式，共同抓好反兴奋剂工作。三是在省区市建立反兴奋剂联络员制度。在全国 31 个省区市田径主管单位和行业体协、俱乐部等均设立了反兴奋剂专员或联络员，在各省区市反兴奋剂中心和田径主管单位的领导下开展工作，行业方面则接受协会的业务指导。四是将反兴奋剂会议制度常态化。协会每年年初第一时间召开全国反兴奋剂工作会议，并全年坚持召开全国性月例会制度，同时建立日常微信群沟通渠道，以通报交流情况、案例警示、学习和培训等方式，统一思想认识，压实工作责任。[②]

---

① 《国家体育总局"反兴奋剂工程"建设方案》，《反兴奋剂工作文件汇编》，中国反兴奋剂中心内部资料，2023。
② 中国田径协会内部资料，2023。

三 中国反兴奋剂组织结构演变特征

中国反兴奋剂组织标志性机构的设立为中国体育事业的健康、可持续发展提供了良好的组织保障。

（一）内外环境共同推动反兴奋剂组织结构不断完善

中国反兴奋剂组织结构的完善过程是内外环境共同推动的结果。就国内环境而言，为了保障体育事业的纯洁性，保护广大运动员的身心健康，促进体育事业健康发展之需要，中国政府采取一系列有力的措施，将反兴奋剂的斗争一步步引向深入，并催生了中国反兴奋剂组织管理机构的完善，标志性组织主要包括：1989 年兴奋剂检测实验室的正式建立——1992 年反兴奋剂委员会的成立——1995 年反兴奋剂委员会中检查处和办公室的设立——1998 年机构改革中将反兴奋剂管理职能作为国家体育总局 9 项职能之一的规定的形成——2007 年中国反兴奋剂中心的成立——2017 年"纵横交叉、上下联动"全覆盖的反兴奋剂组织体系的构建。就国际环境而言，为了满足国际标准化组织制定的《兴奋剂控制国际公用规范》（1999 年）、世界反兴奋剂机构制定的《世界反兴奋剂条例》（2003 年）、联合国教科文组织通过的《反对在体育运动中使用兴奋剂国际公约》（2005 年）等文件对建立独立的反兴奋剂机构提出了明确要求，2007 年中国反兴奋剂中心正式成立。它的成立既是为了完成 2008 年北京奥运会的相关任务，也是履行中国政府签署的联合国教科文组织《反对在体育运动中使用兴奋剂国际公约》的义务。而为更好应对国际复杂的反兴奋剂形势、做到兴奋剂问题"零容忍""零出现"及完成 2022 年北京冬奥会的相关任务，2017 年"纵横交叉、上下联动"全覆盖的反兴奋剂组织体系应运而生。

（二）政府主导、社会协同共同推动反兴奋剂组织结构完善

中国反兴奋剂组织从最初只是一个检测实验室到今天成为"纵横交叉、

上下联动"全覆盖的反兴奋剂组织体系，都是由政府自上而下地规划、组织、实施和监控，即采取政府主导设置反兴奋剂管理组织的方式。可以说，中国反兴奋剂工作的成效与依托政府管理，极大地发挥政府管理效能和举国体制的优势，形成齐抓共管、系统治理的局面密切相关。伴随着"纵横交叉、上下联动"全覆盖的反兴奋剂组织体系的构建，政府体育行政部门的组织协调作用及国家反兴奋机构的监督管理职能日益凸显，运动员管理单位的管理主体责任日渐压实。为确保反兴奋剂工作各环节过程清晰、责任明确，进一步厘清反兴奋剂工作主体责任及责任链条，国家队和省市纷纷成立反兴奋剂领导小组。截至目前，41个国家运动项目管理单位成立领导小组，均由一把手担任组长；31个省（区、市）均已建立领导小组，其中29个省（区、市）由一把手担任组长，2个省（区、市）由分管领导任组长。随着中国横、纵向反兴奋剂组织网络日益健全，反兴奋剂防控组织网正在不断织密。

（三）中国反兴奋剂组织结构不断完善是一个"渐进过程"

回顾中国反兴奋剂管理组织结构的演变过程，从1989年12月，北京兴奋剂检测实验室通过国际奥委会医学委员会的资格考试，中国成为第一个具有国际奥委会认可的兴奋剂检测实验室的发展中国家，到1992年中国奥委会反兴奋剂委员会的成立、1995年中国反兴奋剂委员会办公室和检查处的设立、2007年中国反兴奋剂中心的成立，这些演变从机构设置和职能配置上解决了长期存在的机构分散、编制不足、管办不分等问题，基本形成了既符合中国国情，又与国际通行做法接轨的反兴奋剂组织管理结构。到2017年建立"纵横交叉、上下联动"全覆盖的反兴奋剂组织体系，每一次新旧组织之间的更替均是为了顺应反兴奋剂工作的要求。"纵横交叉、上下联动"全覆盖的反兴奋剂组织体系的构建意味着中国已逐渐建成各负其责、制度完善、管理规范、协调配合、落实有力的国家、省级和运动项目管理单位反兴奋剂组织管理结构体系。

四　中国反兴奋剂组织结构存在的问题

（一）反兴奋剂组织主体责任仍有待进一步压实

当前中国虽然构建了"纵横交叉，上下联动"的反兴奋剂组织体系，许多部门很好地履行了反兴奋剂主体责任，但在如何全方位地实现纵向上使各省区市级体育行政部门和反兴奋剂机构真正形成齐抓共管的局面，横向上使运动项目管理中心与全国性单项体育协会共同承担奥运项目国家队的反兴奋剂工作任务，既各负其责，又协调联动方面，仍然面临重要挑战。换言之，我们仍需要在进一步厘清各相关主体的责任、使运动项目管理单位牢固树立"管项目就要管兴奋剂、管队伍就要管兴奋剂、管行业就要管兴奋剂"的意识上下功夫，构建层层落实、层层负责、完善的国家兴奋剂风险防控体系，探寻国家和省级反兴奋剂工作最佳实施模式，使反兴奋剂组织体系真正成为反兴奋剂斗争中的重要抓手，不断提升中国反兴奋剂治理能力和水平。

（二）多部门综合治理机制仍有待进一步强化

2021年新修订的《中华人民共和国体育法》虽增设了"反兴奋剂"专章，但《中华人民共和国体育法》中"反兴奋剂"专章并未对各地方政府的反兴奋剂协调职责和人员配备做明确规定，同时由于反兴奋剂斗争面临的形势极其复杂，需要积极争取公安、司法、市场监管、药监、卫生、教育等部门的支持配合，充分发挥体育运动中兴奋剂问题综合治理协调小组作用，加快建立全周期、全天候、全方位、全链条的兴奋剂防控监督网络，以真正实现多方合作、综合治理目标。

五　反兴奋剂人才培养与国际交流

在反兴奋剂人才培养与国际交流的实践中，我国展现出了对国际化人才培养的高度重视。围绕加快培养专业化、国际化反兴奋剂人才队伍的目标，以坚决做到兴奋剂问题"零出现""零容忍"为指引，树立和落实"大人才观"，完善顶层设计，构建多元化人才选拔机制。国家体育总局通过印发《反兴奋剂工作发展规划（2018—2022）》《"十四五"体育发展规划》《十四五反兴奋剂发展规划》，对人才队伍建设进行统一部署，推进忠诚、干净、专业、担当的反兴奋剂人才队伍建设，构建与国际接轨、符合现实国情的人才政策和体制机制。与此同时，反兴奋剂各类各级人才数量迅速增长，这些人才和体制机制将为实现"零出现"目标提供人才保证和智力支持，持续助力中国反兴奋剂工作健康发展。

（一）反兴奋剂人才队伍不断扩大

随着中国反兴奋剂中心机构设置的不断完善，中心在职人员从 2016 年的 62 人增加至 2021 年的 91 人。国家运动项目管理单位反兴奋剂部门和省级反兴奋剂机构有效发挥枢纽作用，截至 2022 年，国家运动项目管理单位拥有 299 名国家队反兴奋剂工作人员，其中专职人员 88 人，兼职人员 211 人；专职人员数量较 2019 年（45 人）增加 95.6%。省级反兴奋剂机构共有 2920 名反兴奋剂工作人员，其中专职人员 312 人，兼职人员 2608 人，专职人员较 2019 年（84 人）增加 271.4%，确保了反兴奋剂工作"专人盯""专人抓"。[①]

（二）纯洁体育教育讲师队伍持续壮大

2017~2022 年，国家运动项目管理单位拥有的国家级讲师数量从 3 人增长至 56 人，人数增长约为 18 倍；省（区、市）单位国家级讲师从 14 人增加至 145 人，人数增长约为 10 倍；相关人员占国家级纯洁体育教育讲师总数比例从 2017 年的 50% 上升至 2021 年的 93%，为开展日常教育提供人力、智力资源（见表 3）。

[①] 《中国反兴奋剂中心 2022 年年报》，中国反兴奋剂中心内部出版物，2023。

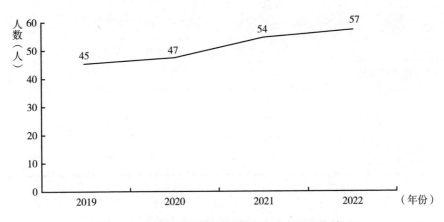

图 3-3　国家运动项目管理单位专职人员变化情况

资料来源：《反兴奋剂工作发展规划（2018—2022）》实施情况的报告。

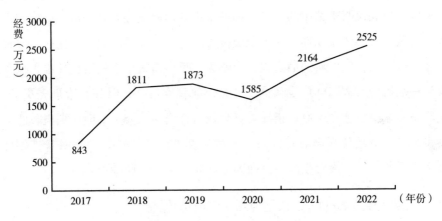

图 3-4　省市全运会经费对比

资料来源：《反兴奋剂工作发展规划（2018—2022）》实施情况的报告。

表 3-3　国家级和省级纯洁体育教育讲师数量变化情况

	2017	2018	2019	2020	2021	2022	2023
国家运动项目管理单位国家级讲师数量	3	不详	不详	71	55	56	
省(区、市)单位国家级讲师数量	14	不详	不详	117	145	145	

续表

	2017	2018	2019	2020	2021	2022	2023
国家运动项目管理单位和省（区、市）国家级讲师数量合计	17	不详	不详	188	200	201	
国家级讲师总数	34	不详	139	211	215	215	
国家运动项目管理单位和省（区、市）人员占比（%）	50	不详	不详	89.10	93	93.5	

（三）全力推荐优秀人才任职国际组织

为更好地了解国际反兴奋剂的最新动态和前沿技术，充分发挥国际任职在规则制定和议事决策中的作用，提升中国在国际反兴奋剂领域规则制定和议事决策等方面的主动性，我国积极推荐优秀人才在国际组织中任职，以提升在全球反兴奋剂领域的话语权、影响力。反兴奋剂中心先后成功推荐世界反兴奋剂机构（WADA）运动员委员会、教育委员会、财务和管理委员会、实验室专家委员会、干血点指导委员会及工作组多位委员，向亚洲奥林匹克理事会（OCA）反兴奋剂委员会、国际检查机构（ITA）、国际武联推荐国际组织任职人员，配合相关单位向国际泳联、国际举联推荐委员。

（四）打造 CHINADA 国际平台和中国品牌

中国作为干血点项目的创始方和投资方之一，首次全方位参与反兴奋剂领域的该项目，积极全程参与 WADA 干血点项目组，并在多个关键岗位任职。中国成功牵头在北京冬奥会和冬残奥会期间实施干血点检查，成为首个在奥运会开展干血点检查的国家，并与 ITA 建立长期合作。通过成功打造 CHINADA 国际平台和中国品牌，并在国际专业研讨会上积极发声，我国在国际反兴奋剂领域展现出了大国的责任与担当，有效提升了国际影响力。同时反兴奋剂中心通过加强反兴奋剂强强国际合作，帮扶反兴奋剂工作欠发达国家/地区，举办各类反兴奋剂专业国际会议和增加国际任职，积极开展反兴奋剂国际交流活动，营造了良好的国际环境。反兴奋剂中心积极与世界反兴奋剂机构、国际奥委会、亚奥理事会以及各国政府沟通，牵头搭建CHINADA 国际反兴奋剂工作专业研讨会平台，打造中国品牌。反兴奋剂中心已成功举办三届不同主题的研讨会，展现了中国积极参与国际反兴奋剂事务的态度和担当，并获得高度评价。此外，中心还加强了与其他国家和地区的业务交流，为世界范围内反兴奋剂工作的科技发展和治理体系构建贡献力量。

（五）高校合作培养专业人才

针对反兴奋剂专家广泛分布于高校的情况，反兴奋剂中心通过人才推荐、借调等方式，与北京体育大学运动人体科学学院等机构密切合作，共建实习基地，有效弥补人才短缺，提高人才培养和使用效率。同时，与中国政法大学合作建设体育法研究生联合培养基地，接收实习生，进行学术交流，并获得"示范性专业学位研究生联合培养基地"称号，合作成果显著。

结　语

中国反兴奋剂组织体系历经 30 余年的发展，迄今已基本织就"纵横交叉、上下联动"全覆盖的反兴奋剂组织"天网"，构建了既满足国际要求、又符合中国国情、充分发挥中国特色社会主义制度优势的反兴奋剂组织体系，为不断提升中国反兴奋剂治理现代化水平提供组织保障，更为世界反兴奋剂治理提供中国组织管理模式。

未来，中国将围绕《体育强国建设纲要》和《"十四五"体育发展规划》推进反兴奋剂工作，形成政府主导有力、反兴奋剂机构监管高效、体育社会团体管理到位、全社会齐抓共管、体育运动参加者自律自觉、国际国内环境友好的全方位、全天候反兴奋剂斗争新格局，从而推动实现反兴奋剂治理体系和治理能力的现代化，实现反兴奋剂治理的长治、善治。

第四章　中国兴奋剂问题综合治理研究

近年来，中国政府致力于推进反兴奋剂工作高质量发展，加强中国特色反兴奋剂治理体系和治理能力现代化建设，反兴奋剂治理取得积极成效。为实现兴奋剂"零出现""零容忍"的目标，兴奋剂问题综合治理是中国反兴奋剂工作中的重要组成部分，是已被实践所证明的一项行之有效的工作机制，其已在中国反兴奋剂治理中发挥关键作用。反兴奋剂工作涉及面广、战线长，为精准、有力地打击兴奋剂问题，必须通过压紧压实责任，厘清责任链条，以确保反兴奋剂工作各环节过程清晰、责任明确，以形成反兴奋剂工作上下联动、齐抓共管的工作格局。

本章从不同方面和视角来梳理"兴奋剂问题综合治理"这一概念的实际情况，搜集、整理 2002 年至 2023 年关于中国与兴奋剂问题综合治理的相关事实、资料和数据，从以下三个方面针对中国兴奋剂问题综合治理的法治现状与发展态势展开：一是《反兴奋剂条例》所规定的，在反兴奋剂工作中一直存在并且实施的兴奋剂源头治理，即从源头遏止兴奋剂问题的产生（简称"源头治理"）；二是新《体育法》第 54 条第 2 款所规定的，体育行政部门会同其他行政部门，对兴奋剂问题实施综合治理，即行政部门之间反兴奋剂工作的衔接（简称"行行衔接"）；三是为预防和打击有关司法解释和刑法修正案所规定的兴奋剂犯罪，体育行政部门与公安机关等之间形成的合作机制（简称"行刑衔接"）。

一　兴奋剂的源头治理

"兴奋剂问题综合治理"的表述最早出现于兴奋剂源头治理工作之中。

兴奋剂源头治理的重点是解决兴奋剂原材料的来源问题，从源头遏止兴奋剂问题的产生。早在2004年，中国《反兴奋剂条例》第二章"兴奋剂管理"中就对源头治理进行了较为全面的规定，主要针对蛋白同化制剂（即类固醇）、肽类激素的生产、流通环节进行监管。在兴奋剂源头治理的过程中，相关部门相互协作，关注兴奋剂从生产到流通的各个环节，以最坚决的态度和最严格的手段对兴奋剂源头问题进行监管，为兴奋剂问题的综合治理打下了坚实基础。

（一）兴奋剂的分类管理

2004年《反兴奋剂条例》规定了兴奋剂分类管理制度。为了有效避免体育运动参加者获得、使用兴奋剂，推动反兴奋剂工作的有效开展，必须对兴奋剂目录所列禁用物质的生产、销售、进口等多个环节进行分类管理。《反兴奋剂条例》中对兴奋剂目录所列禁用物质采取了分类管理的方式，将兴奋剂分为以下三类：一是属于麻醉药品、精神药品、医疗用毒性药品和易制毒化学品的，依照《中华人民共和国药品管理法》（以下简称《药品管理法》）和有关行政法规的规定实施特殊管理；二是属于中国尚未实施特殊管理的蛋白同化制剂、肽类激素的，依照《药品管理法》的规定，参照中国有关特殊药品的管理措施和国际通行做法，对其生产、销售、进口和使用环节实施严格管理；三是对兴奋剂目录所列的其他禁用物质，实施处方药管理。①

上述第一类和第三类物质已具有比较成熟的管理制度，因此兴奋剂源头管理重点、难点在于对第二类蛋白同化制剂、肽类激素进行管理，为此中国需要建立完善蛋白同化制剂、肽类激素管理制度。2004年《反兴奋剂条例》颁布实施之后，国家食品药品监督管理局、中华人民共和国海关总署、国家体育总局于2006年审议通过《蛋白同化制剂、肽类激素进出口管理办法（暂行）》等一系列规章，对蛋白同化制剂、肽类激素等兴奋剂的生产、经营、

---

① 国务院法制办教科文卫法制司等：《反兴奋剂条例释义》，新华出版社，2004，第14~15页。

使用各环节实行严格的管理，任何单位和个人不得非法生产、销售。此外，中国对蛋白同化制剂、肽类激素两类物质还实行进出口许可管理，凡进出口这两类物质必须取得食品药品监管部门核发的《进出口准许证》，海关凭《进出口准许证》通关放行。境内企业接受境外委托生产蛋白同化制剂、肽类激素的，应当签订书面委托生产合同，并将委托生产合同报食品药品监管部门备案。①

（二）源头治理中的环节管理

在北京获得 2008 年奥运会主办权后，中国政府高度重视奥运会筹办工作。中国不仅致力于举办一个高水平、有特色的奥运会，还着重为运动员提供一个公平、干净的竞技环境。②兴奋剂问题作为一个国际性议题，在历届奥运会上都备受关注，所以中国政府也非常重视兴奋剂管理这一至关重要的问题，也投入了大量关注和资源。中国政府自 2002 年开始筹备 2008 年北京奥运会以来，实施了许多兴奋剂源头治理的举措，针对生产、流通、进出口各个方面制定了相应的管理措施。

1. 兴奋剂生产环节

兴奋剂生产是源头治理的第一个环节，应当进行严格管控。《药品管理法》和《反兴奋剂条例》规定，只有取得《药品生产许可证》，并获得药品批准文号的企业，才能生产蛋白同化制剂和肽类激素。针对生产环节的措施主要包括两个方面：一是各级食品药品监管部门需要对生产蛋白同化制剂和肽类激素的药品生产企业进行全面的监督检查，对取得《药品生产许可证》，并已取得药品批准文号的企业，检查其兴奋剂生产原料、产量。同时，监督检查未取得药品批准文号的生产企业是否有非法生产行为。二是为避免运动员误服误用，国家食品药品监督管理局根据兴奋剂目录发布了含有兴奋剂的药品目录，要求药品生产企业开展自查，凡含兴奋剂目录所列物质

---

① 《食品药品监管局：中国对兴奋剂管理是严格负责的》，中央人民政府网站，2007 年 9 月 29 日，网址：http://www.gov.cn/jrzg/2007-09/29/content_765273.htm。

② 《食品药品监管局采取四项措施加强药源性的兴奋剂管理》，中央人民政府网站，2008 年 3 月 16 日，网址：http://www.gov.cn/2008lh/zb/0316b/content_921847.htm。

的药品，应当在药品标签或者说明书上注明"运动员慎用"字样。对已印制的标签或者说明书（包括已出厂的），可以采用加盖印章或者贴标签的形式标注，但不得有文字模糊或者粘贴不牢等现象。应标注而未标注"运动员慎用"警示语的药品，药品生产企业要主动召回。

2. 兴奋剂流通环节

除了对兴奋剂治理第一个环节"兴奋剂生产"进行管控，中国政府也对"兴奋剂生产"接续环节即"兴奋剂流通"给予足够的关注。根据《反兴奋剂条例》和国家食品药品监督管理局颁布的《药品标签和说明书管理办法》的有关规定，国家食品药品监督管理局对兴奋剂的流通环节采取了四项有效措施。一是对药品批发企业进行监督检查，重点检查购销渠道，经营范围和经营方式。同时，药品经营企业要批发、经营蛋白同化制剂和肽类激素必须取得相应的资质，没有资质的批发企业不允许进行经营。二是监督检查零售药店经营情况。禁止销售除胰岛素以外的蛋白同化制剂、肽类激素。三是根据有关规定，对兴奋剂实行处方药管理，检查零售药店是否凭处方销售实施处方药管理的兴奋剂。四是要求药品经营企业开展核查是否有未按规定标注"运动员慎用"警示语的药品。应标注而未标注"运动员慎用"警示语的药品，药品经营企业要主动下架，停止销售。

3. 兴奋剂进出口环节

除了兴奋剂生产、流通环节外，兴奋剂进出口也是源头治理的关键一环。按照《药品管理法》《反兴奋剂条例》的要求，针对兴奋剂目录中所列物质要实行进出口管理，进口蛋白同化制剂和肽类激素这两类药品不仅要取得《进口药品注册证》，还要取得《进口准许证》，《进口准许证》由国家食品药品监督管理局审核批准。对蛋白同化制剂和肽类激素出口实行出口许可管理，由省级食品药品监管部门审核批准，出口蛋白同化制剂、肽类激素的唯一条件是有合法用途，必须有进口国政府有关部门出具的证明文件。这样的管理规定是中国政府在反兴奋剂行动中履行国际义务的体现。对蛋白同化制剂和肽类激素实行进出口许可管理，不仅可以防止蛋白同化制剂、肽类激素非法进入中国，也防止中国的蛋白同化制剂、肽类激素非法流入他国市场。

（三）源头治理中的部门联动

兴奋剂源头治理中涉及生产、经营、流通、进出口等各个环节。因此，反兴奋剂工作仅靠一个行政部门的力量是远远不够的，通过各个部门协同合作，才能实现对于兴奋剂每一个环节的监管。

《反兴奋剂条例》规定，在源头治理中，各行政部门各司其职，使得反兴奋工作得以顺利进行。药品监管部门负责对企业生产销售蛋白同化制剂、肽类激素的情况进行全面检查，监督按规定标注"运动员慎用"。工商行政管理部门负责在对化工类生产企业的重点清查过程中提供企业名单，与药品监管部门共同进入企业检查。海关部门规范蛋白同化制剂、肽类激素的进出口行为，加强查验力度，严厉打击走私违法行为，严格凭药品监管部门核发的药品《进口准许证》《出口准许证》验放蛋白同化制剂、肽类激素。工业和信息化部门负责组织对境内互联网站进行监测，严肃查处通过互联网非法发布蛋白同化制剂、肽类激素销售信息和网上非法销售行为。对于违法生产经营的情况，在药品监管、体育部门会同公安、工商行政管理等部门查实后会依法处理并追根溯源。对药品生产经营企业违法违规生产经营蛋白同化制剂、肽类激素的，由药品监督管理部门依法查处；工商行政管理部门会同药品监督管理部门对化工类生产经营企业违法生产经营依法做出处理；对无证无照非法生产、经营的，由工商行政管理部门、药品监督管理部门联合打击；对非法进出口的，由海关部门依法处理；重大案件由公安部门组织查处，构成犯罪的，依法追究刑事责任。[1]

根据新《体育法》第54条第2款的规定，为厘清责任，在《反兴奋剂条例》修订中应当明确体育行政、卫生健康、教育、公安、工信、商务、药品监管、交通运输、海关、农业、市场监管等部门在兴奋剂问题综合治理中的具体职责。

---

[1] 《五部门联合治理兴奋剂生产经营分两个阶段进行》，中央人民政府网站，2007年11月9日，网址：http://www.gov.cn/govweb/jrzg/2007-11/09/content_800313.htm。

（四）源头治理中的国际合作

中国政府实施兴奋剂源头治理并不是为举办 2008 年北京奥运会的应时之举，而是以 2008 年北京奥运会筹备为契机，开始全面强化兴奋剂管理，大力规范兴奋剂生产经营秩序。中国政府高度重视反兴奋剂工作，采取多项措施，综合治理兴奋剂非法生产、销售、进出口问题，反兴奋剂工作取得的成就有目共睹。[①] 此外，兴奋剂问题也是一个国际化、世界性问题，需要国内外有关机构的通力合作。为此，中国政府与有关国际机构签署协议，建立合作关系。

2015 年，中国政府部门与世界反兴奋剂机构建立联合工作机制。国家体育总局、海关总署等 10 个政府部门与 WADA 负责人进行会谈，签署谅解备忘录，双方建立联合打击非法兴奋剂原材料的生产、销售和进出口的合作框架，同时明确合作的目的、范围和职责等相关事项，以推进具体的联合治理工作。这次与 WADA 建立联合工作机制，实现反兴奋剂工作的信息共享，有利于有效打击非法兴奋剂原材料的生产、销售和进出口，有利于增进与WADA 的良好合作关系，有利于展现中国反兴奋剂的坚定态度，体现中国负责任的大国形象。

2020 年，中国反兴奋剂中心与国际检查组织（ITA）签署了反兴奋剂合作协议，双方将在情报信息、检查计划、数据保护和样本采集等多方面开展合作。

二 兴奋剂问题综合治理的协调机制

反兴奋剂工作具有长期性、艰巨性和复杂性，反兴奋剂工作实践和经验一再证明，反兴奋剂工作必须依靠各方面的力量，必须根据《体育法》《反

---

① 《国家食品药品监管局通报有关兴奋剂专项治理情况》，中央人民政府网站，2008 年 4 月 9 日，网址：http://www.gov.cn/zfjg/content_940456.htm。

兴奋剂条例》相关规定，通过法律、行政、教育、经济、技术等多种手段实现综合治理，对兴奋剂问题齐抓共管，逐步建立健全长效的综合治理反兴奋剂工作机制。①

（一）综合治理协调机制的发展历程

1. 综合治理协调机制的初步建立

为实现兴奋剂问题综合治理，中国建立了兴奋剂问题综合治理协调小组工作制度。2007年10月，为认真履行反兴奋剂国际公约，进一步贯彻落实《反兴奋剂条例》，明确职责，加强协作，综合治理兴奋剂问题，经国务院同意，中国建立了体育运动中兴奋剂问题综合治理协调小组（以下简称协调小组）工作制度。协调小组由国家体育总局牵头，教育部、公安部、信息产业部、商务部、卫生部、海关总署、国家工商总局、国家质检总局、国家食品药品监管局、国务院法制办、北京奥组委等有关部门和单位参加。协调小组研究部署贯彻《反兴奋剂条例》的各项规定，通过综合治理兴奋剂问题的措施，及时协调解决反兴奋剂工作有关问题，并督促检查有关政策措施的落实。② 兴奋剂问题综合治理协调机制旨在实现各部门齐抓共管，协调配合，形成合力，从生产、销售、进出口等各个环节共同加强兴奋剂问题的治理工作。

2008年初，在协调小组领导下，按照国务院的部署，国家食品药品监督管理局与公安部、工业和信息化部、卫生部、国家工商总局、海关总署、国家体育总局以及北京奥组委八个部门组成了兴奋剂治理工作领导小组。八个部门联合发布了专项治理行动方案，开展北京2008年奥运会兴奋剂生产经营专项治理工作，为做好北京2008年奥运会的反兴奋剂工作、确保中国

---

① 陈志宇：《严防死守　狠抓落实　综合治理　第30届奥运会中国体育代表团反兴奋剂工作》，《中国体育教练员》2012年（第20卷）第4期。

② 《国务院关于同意建立体育运动中兴奋剂问题综合治理协调小组工作制度的批复》，中央人民政府网站，2007年10月14日，网址：http://www.gov.cn/gongbao/content/2007/content_810299.htm。

体育代表团干干净净地参加奥运会、维护奥林匹克运动的纯洁性起到了积极的推动作用，充分凸显了政府管理的效能。兴奋剂治理工作领导小组的合作共同建立了一个平行调查、信息共享、联合查处的工作机制。在多部门的共同配合与协作下，中国对兴奋剂的生产、经营、使用、进出口以及互联网销售等环节进行了全方位的治理。①

2. 综合治理协调机制的深入实践

自兴奋剂问题综合治理协调机制建立以来，各部门严格履行职责，通力合作，并陆续制定了一系列管理规定和配套办法，对违法生产、销售兴奋剂及其原材料的行为严肃处理。各部门在各地方开展定期、不定期的兴奋剂物质及原材料的集中清理，依法查处非法生产、销售和进出口兴奋剂及其原材料的企业和单位，关闭违法销售兴奋剂及其原材料的网站，严格控制医疗机构含禁用物质的药物流向社会和市场，打击药品通过各种方式非法出入境的行为。

2020 年，国家体育总局制定《"反兴奋剂工程"建设方案》，根据该建设方案，要探索新形势下兴奋剂综合治理工作的措施和办法，积极争取公安、司法、市场监管、药监、卫生、教育等部门的支持配合，充分发挥体育运动中兴奋剂问题综合治理协调小组的作用，共同做好兴奋剂综合治理工作。加快建立"综合运用政治、组织、纪律、法律、经济、技术等手段，织密全周期、全天候、全方位、全链条的兴奋剂监督防控网络"的管理体制和工作机制，实现监督检查全覆盖。②

2021 年，国家体育总局发布《"十四五"体育发展规划》（简称《规划》），《规划》在第十二部分对综合治理予以专门部署，凸显了对反兴奋剂工作的高度重视。《规划》对"十四五"反兴奋剂工作进行谋划部署，强调反兴奋剂工作的政治站位和风险防范，完善反兴奋剂工作的制度体系，强

---

① 《国新办就中国反兴奋剂政策和立场举行新闻发布会》，中国网，2008 年 7 月 29 日，网址：http://www.china.com.cn/zhibo/2008-07/28/content_16086747.htm。

② 《体育总局关于印发〈国家体育总局"反兴奋剂工程"建设方案〉的通知》，中央人民政府网站，2020 年 5 月 15 日，网址：https://www.gov.cn/zhengce/zhengceku/2020-05/15/content_5511916.htm。

化反兴奋剂工作的实施措施，为"十四五"反兴奋剂工作提供了遵循，指明了方向。兴奋剂问题综合治理体系包括组织建设体系、法治保障体系和责任监督体系。《规划》从"组织领导"、"组织机构"、"人才队伍力量"等方面提出组织建设的要求，特别强调压实反兴奋剂工作主体责任。在法治体系方面，《规划》提出"坚持依法治理"，要求"进一步完善反兴奋剂法治体系"，以发挥法治在兴奋剂问题综合治理中的保障作用。责任监督体系要求建立、健全"问责机制"、"督导机制"、强化责任追究，加强对反兴奋剂工作的督查，通过"加大处罚""严厉打击"，实现兴奋剂问题综合治理目标。①

北京 2022 年冬奥组委在赛前与 ITA、国家体育总局、公安部、海关总署、中国反兴奋剂中心签署《合作备忘录》，在反兴奋剂信息和情报方面开展合作。

3. 综合治理协调机制的继续完善

新《体育法》第 54 条第 2 款确立兴奋剂问题综合治理后，中国各部门在兴奋剂问题综合治理中拥有了法律授权，使得执法有法可依，合作有规可循。有了各相关行政部门的参与，中国反兴奋剂工作变得高效，其中最具有中国特色的就是多部门联动，对兴奋剂问题进行综合治理。中国举全国之力来开展反兴奋剂工作，通过统筹兼顾、齐抓共管、分工明确的兴奋剂问题综合治理机制，来实现反兴奋剂工作更好、更有质量的发展。兴奋剂问题综合治理是中国成就，是中国给世界反兴奋剂斗争提供的借鉴。

同时，我们也应清楚认识到，《国务院关于同意建立体育运动中兴奋剂问题综合治理协调小组工作制度的批复》所确立的兴奋剂问题综合治理协调机制建立于 2007 年，协调小组成员已悉数变动，有关成员所在单位已不复存在（如国务院法制办、北京奥组委），工作机制仅为根据需要不定期召开会议并制作会议纪要，仍需要"各成员单位按照各自职责分工，主动研

---

① 田思源：《推进反兴奋剂斗争，完善长效治理机制——〈"十四五"体育发展规划〉反兴奋剂内容解读》，《中国体育报》2021 年 11 月 15 日。

究治理兴奋剂问题，积极参加协调小组会议和相关活动，认真落实协调小组布置的工作任务。要互通信息、互相配合、形成合力，共同推进兴奋剂问题综合治理工作"。① 综合治理协调机制本身就是应重大综合性体育赛事举办的需要而成立的，没有独立机构和独立职责，成员的稳定性不足，没有形成常态机制，很难形成持续性的工作效果，导致这种综合治理机制工作成果呈现临时性、偶发性的特征。同时，由于人力、物力、时间的局限性，缺乏长效举措和密集深入检查；兴奋剂种类繁多，执法人员缺乏兴奋剂专业知识；相关部门配合不够，对兴奋剂的药源监管难以达到预期成效。② 由于这种协调机制没有固定规章制度的模式，缺少了发挥长效功能的条件，因此在一段时间之后，这种机制就无法在兴奋剂的日常监管中发挥应有的作用。此外，兴奋剂问题综合治理只在国家层面得到良好的适用，而地方兴奋剂问题的综合治理则没有得到执行和发展，中央和地方的失衡很难实现反兴奋剂的协调发展。③ 因此，在北京奥运会之后，由于缺乏一个固定的兴奋剂问题综合治理机制，各部门缺少了联合执法的依据，导致对兴奋剂的监督管理力度减弱，地方上的兴奋剂问题综合治理机制更是形同虚设，兴奋剂管控存在的诸多问题又重新凸显，尤其是兴奋剂入刑以后，打击和预防兴奋剂犯罪对各部门的协调与合作提出了更高要求。④

因此，要充分发挥制度优势，积极调动各项资源，统筹协调各有关部门，建立常态化的兴奋剂问题的综合治理协调机制，明确地方政府以及各相关部门的反兴奋剂职责，形成多部门各负其责、协调配合、综合治理和监督检查的长效机制，充分发挥政府在兴奋剂问题综合治理中的主导作用。通过

---

① 《国务院关于同意建立体育运动中兴奋剂问题综合治理协调小组工作制度的批复》，中央人民政府网站，2007 年 10 月 14 日，网址：http://www.gov.cn/gongbao/content/2007/content_810299.htm。

② 韩勇：《中国反兴奋剂法律规范体系：立法进展、主要问题及完善重点》，《北京体育大学学报》2022 年（第 45 卷）第 8 期。

③ 陈志宇：《构建中国特色反兴奋剂治理体系研究》，《体育科学》2021 年（第 41 卷）第 11 期。

④ 乔一涓、黄进、李智、韩勇：《我国兴奋剂治理法治化进程与完善——人民网"中国反兴奋剂法治的历史与现状"访谈述评》，《海峡法学》2021 年（第 23 卷）第 1 期。

执法、行政、教育等多种手段，加强兴奋剂生产、流通和源头治理，提高全社会反兴奋剂意识，进而提高反兴奋剂工作成效。[1]

（二）综合治理协调机制的部门职责

1. 体育行政部门主管反兴奋剂工作

中国《宪法》规定，国务院领导全国的体育工作，县级以上地方各级人民政府管理本行政区域内的体育工作。根据第九届全国人民代表大会第一次会议批准的国务院机构改革方案，国家体育总局是国务院主管体育工作的直属机构。根据国务院办公厅关于印发《国家体育总局主要职责内设机构和人员编制规定的通知》（国办发〔2009〕23号，简称"三定方案"），将"组织开展反兴奋剂工作"确定为国家体育总局的主要职责之一。[2] 长期以来，在中国政府坚定立场的指引下，国家体育行政部门在反兴奋剂斗争中做了大量富有成效的工作，不仅发布了一系列规范性文件，推出了"三严方针"和"四不用"原则（即拿不到金牌也不能用，查不出来也不能用，别人用我们也不能用，别人让用我们也不能用），还建立了一套切实可行的兴奋剂检查制度。综合治理协调机制依据国务院"三定方案"和中国反兴奋剂工作实践，将国家体育总局明确为反兴奋剂工作的主管部门，表明了中国政府对反兴奋剂工作的高度重视和坚定立场；对于国家体育总局来说，这一规定不仅意味着法律赋予其一定的行政权，还意味着这是它的一项必须履行的职责。[3]

2. 相关部门依据各自职责负责反兴奋剂工作

反兴奋剂工作是一项在政府领导下的涉及社会多个方面的工作。国家体育总局统一领导、协调和监督全国的反兴奋剂工作。由于反兴奋剂工作涉及对兴奋剂研制、生产、进出口、销售等多个环节的管理，是一项系统工程，

---

[1] 陈志宇：《构建中国特色反兴奋剂治理体系研究》，《体育科学》2021年（第41卷）第11期。

[2] 《国务院办公厅关于印发国家体育总局职能配置内设机构和人员编制规定的通知》，中央人民政府网站，2010年11月18日，网址：https://www.gov.cn/zhengce/content/2010-11/18/content_7784.htm? ivk_sa=1024320u。

[3] 国务院法制办教科文卫法制司等：《反兴奋剂条例释义》，新华出版社，2004，第41~42页。

因此，单靠体育行政部门一家来做是不够的，需要有关部门在各自职责范围内予以密切协作、支持和配合，特别是食品药品监督管理、卫生、教育等部门，对这些部门的职责做了明确规定。

（1）食品药品监督管理部门的职责

食品药品监督管理部门要依照《反兴奋剂条例》和《药品管理法》及其实施条例以及关于特殊药品管理的配套法规的规定，切实抓好兴奋剂的源头管理工作，对含有兴奋剂目录所列物质的药品的生产、销售、进出口依法进行审批并实行严格管理。

（2）卫生行政部门的职责

卫生行政部门应当依照《中华人民共和国食品卫生法》（简称《食品卫生法》）及其相关配套法规、规章做好食品以及食品添加剂的管理工作，并加强对医师的教育和培训，使他们熟知兴奋剂目录所列药物以及相关替代药品，指导运动员合理用药。

（3）市场监管部门的职责

市场监管部门应当依照《食品安全法》等相关规定做好食品及食品添加剂的管理工作，加强对市场流通中涉及兴奋剂目录所列物质交易的监管工作，特别是对生产、销售作为兴奋剂原材料的化工产品的监管。

（4）教育行政部门的职责

教育行政部门作为学校体育的主管部门，应当督促学校和其他教育机构加强反兴奋剂教育，提高学生的反兴奋剂意识。

（5）海关的职责

海关应当依照《中华人民共和国海关法》（简称《海关法》）和《反兴奋剂条例》的规定，做好兴奋剂目录所列禁用物质的进出境监管工作。

（6）监察部门的职责

监察部门要依据《中华人民共和国监察法》（简称《监察法》）和《反兴奋剂条例》的规定，做好公职人员违法行为的查处工作。[1]

---

① 国务院法制办教科文卫法制司等：《反兴奋剂条例释义》，新华出版社，2004，第43页。

（7）公安部门的职责

公安部门办理妨害兴奋剂管理等涉兴奋剂刑事案件，与体育行政部门联合打击涉兴奋剂违法犯罪活动。

（8）工信部门的职责

工信部门应当加强对通过互联网售卖兴奋剂和发布相关信息的监管工作。

（9）商务部门的职责

商务部门应当对与兴奋剂目录所列物质有关的行业按照特殊流通行业进行监管。

（10）交通运输部门的职责

交通运输部门应当加强对运输兴奋剂目录所列物质的监管工作。

（11）农业部门的职责

农业部门应当加强对在农业生产中使用兴奋剂目录所列物质的监管工作，特别是对在食用农产品种植养殖环节中非法添加"瘦肉精"类物质和其他禁用物质的监管。

三 预防打击兴奋剂犯罪的合作机制

反兴奋剂工作在刑法中也得到了体现。2019 年 11 月 18 日发布的《最高人民法院关于审理走私、非法经营、非法使用兴奋剂刑事案件适用法律若干问题的解释》（简称《兴奋剂刑事案件司法解释》）明确部分涉兴奋剂行为的性质为走私犯罪、非法经营罪等。该司法解释对兴奋剂的源头进行严格管控，惩治体育运动中非法使用兴奋剂的行为，并进一步落实兴奋剂监管责任。[1] 2020 年 12 月 26 日公布的《中华人民共和国刑法修正案（十一）》〔简称《刑法修正案（十一）》〕新增设妨害兴奋剂管理罪。涉兴奋剂行为刑事责任的确定不仅有利于保护公众健康，更是通过重点打击运动员背后

---

[1]　马宏俊：《中国体育法治发展报告（2020）》，北京大学出版社，2021，第8页。

的各类主体，有利于保护运动员身心健康，弥补了现行反兴奋剂规范体系的局限性，显著增强了刑事处罚效果，有利于从源头上遏制兴奋剂问题。

（一）兴奋剂入刑是反兴奋剂工作的重要发展

在国际反兴奋剂工作中，许多国家将滥用兴奋剂入刑，如丹麦、挪威、芬兰、意大利、法国等，这些国家有的在刑法分则中专门规定了反兴奋剂的内容，有的通过制定单行刑法，采用附属刑法与刑法典相结合等形式，惩治涉兴奋剂犯罪。[1] 借鉴国际反兴奋剂工作经验，《兴奋剂刑事案件司法解释》首次将兴奋剂违法行为纳入《刑法》规制的视野，旨在依法打击走私、非法经营、非法使用兴奋剂等违法犯罪行为。兴奋剂入刑有利于营造公平公正的竞赛秩序和积极健康的竞赛氛围，保护体育运动参加者的身心健康；有利于发挥法治的规范和引领作用，促进体育事业健康可持续发展；有利于提高体育治理体系和治理能力现代化水平，加快推进体育强国建设。[2]《刑法修正案（十一）》增设的妨害兴奋剂管理罪是在司法解释的基础上又迈出了一大步，对完善反兴奋剂法治体系，建设反兴奋剂长效治理体系有重要意义。[3]

兴奋剂入刑是中国反兴奋剂事业发展进程中具有里程碑意义的事件，对中国开展反兴奋剂工作具有深远的影响。一是表明中国作为体育大国负责任的坚定决心，严厉打击兴奋剂违法犯罪行为的坚定态度，展现全球反兴奋剂斗争中体育大国的担当。二是贯彻体育强国建设的重要体现，通过严厉打击兴奋剂行动，维护体育赛事公平竞争秩序，保护体育运动参加者的身心健康，将体育建设成为中华民族伟大复兴的标志性事业。三是通过刑事处罚这一最严厉的手段威慑兴奋剂违法犯罪行为，全过程采用多种手段进行监控，

---

[1] 肖先华：《准确把握妨害兴奋剂管理罪构成要件》，《检察日报》2022 年 4 月 11 日。

[2] 《依法惩治兴奋剂犯罪　确保体育公平纯洁——体育总局政策法规司负责人谈兴奋剂刑事案件司法解释》，《中国体育报》2019 年 11 月 19 日。

[3] 《今天，我们一起庆祝"公平竞赛日"》，国家体育总局网站，2021 年 4 月 12 日，网址：https：//www. sport. gov. cn/fxfjzx/n5555/c20992610/content. html。

重点查处有组织使用兴奋剂的行为，严厉打击兴奋剂走私者、销售者以及运动员辅助人员等运动员背后的违法犯罪人员，充分发挥法律的威慑和惩戒作用。四是保护公民的合法权益，立足体育，超越体育，既解决体育行业自律制度只能约束体育从业人员而不具有普遍约束力的局限，又保护未成年人、食品药品安全等其他领域的社会权益，对兴奋剂问题实施综合治理，实现社会共治。[①]

（二）做好兴奋剂刑事、行政和行业责任的衔接

目前在刑事、行政和行业责任三个层面，打击兴奋剂违法违规行为的法律、规范依据和手段都已具备。在具体实施过程中，还要做好刑事、行政和行业责任衔接工作，从而构建完善刑事、行政、行业手段衔接配套的兴奋剂处理机制，织成一道更为严格细密的法网。[②]

第一，对于一般的兴奋剂违规，主要适用反兴奋剂行业规则进行处理。无论是查出运动员使用兴奋剂，还是辅助人员实施的组织、强迫、欺骗、教唆、引诱运动员使用兴奋剂，以及向运动员提供兴奋剂，均应由体育社会团体适用行业规则进行取消参赛资格、取消成绩、禁赛等处理。

第二，对于包括运动员辅助人员在内的任何人员，如果组织、强迫、欺骗、教唆、引诱运动员在体育运动中使用兴奋剂，则应当承担相应的行政责任。根据《体育法》第 118 条第 1 款，由国务院体育行政部门或者省、自治区、直辖市人民政府体育行政部门没收非法持有的兴奋剂；直接负责的主管人员和其他直接责任人员四年内不得从事体育管理工作和运动员辅助工作；情节严重的，终身不得从事体育管理工作和运动员辅助工作。

第三，对于包括运动员辅助人员在内的任何人员，如果向运动员提供或者变相提供兴奋剂，则应当承担相应的行政责任。根据《体育法》第 118

---

① 《依法惩治兴奋剂犯罪 确保体育公平纯洁——体育总局政策法规司负责人谈兴奋剂刑事案件司法解释》，《中国体育报》2019 年 11 月 19 日。
② 刘昕彤：《坚决推进反兴奋剂斗争 构建完善刑事、行政、行业手段衔接配套的兴奋剂处罚机制》，《中国体育报》2020 年 12 月 29 日。

条第 2 款，由国务院体育行政部门或者省、自治区、直辖市人民政府体育行政部门没收非法持有的兴奋剂，并处 5 万元以上 50 万元以下的罚款；有违法所得的，没收违法所得；并给予禁止一定年限直至终身从事体育管理工作和运动员辅助工作的处罚。

第四，对于非法生产、销售蛋白同化制剂、肽类激素等兴奋剂物质的违法行为，行为人则应当承担相应的行政责任和刑事责任。对于此类行为，依照《反兴奋剂条例》第 38 条，应当由药品监督管理部门没收非法生产、经营的蛋白同化制剂、肽类激素和违法所得；情节严重，构成犯罪的，依照司法解释，可以按照走私罪、非法经营罪论处。

第五，根据《兴奋剂刑事案件司法解释》，涉及兴奋剂犯罪应依据《刑法》进行定罪量刑。一是加强源头管理。根据司法实践情况，明确走私兴奋剂目录所列物质的定罪量刑标准。同时规定，非法经营兴奋剂目录所列物质，涉案物质属于法律、行政法规规定的限制买卖的物品的，可以非法经营罪定罪处罚。二是惩治非法使用行为。明确对未成年人、残疾人负有监护、看护职责的人组织、强迫、引诱、欺骗未成年人、残疾人在体育运动中非法使用兴奋剂，严重损害未成年人、残疾人身心健康的，以虐待被监护、看护人罪定罪处罚。明确在普通高等学校招生、公务员录用等法律规定的国家考试涉及的体育、体能测试等体育运动中，组织考生非法使用兴奋剂的，以组织考试作弊罪定罪处罚。明确生产、销售含有兴奋剂目录所列物质的食品，符合刑法相关规定的，以生产、销售不符合安全标准的食品罪，生产、销售有毒、有害食品罪定罪处罚。三是压实监管责任。明确国家机关工作人员以及依法或者受委托行使反兴奋剂管理职权的单位的工作人员，在行使反兴奋剂管理职权时滥用职权或者玩忽职守，造成严重兴奋剂违规事件，严重损害国家声誉或者造成恶劣社会影响的，以滥用职权罪、玩忽职守罪定罪处罚。

第六、根据《刑法修正案（十一）》，引诱、教唆、欺骗运动员使用兴奋剂参加国内、国际重大体育竞赛，或者明知运动员参加上述竞赛而向其提供兴奋剂，情节严重的，处三年以下有期徒刑或者拘役，并处罚金。组织、强迫运动员使用兴奋剂参加国内、国际重大体育竞赛的，依照前款的规定从重处罚。《刑法修正案（十一）》新增兴奋剂罪名，解决的是《反兴奋剂条例》和《兴奋剂刑事案件司法解释》一直没能解决的引诱、教唆、欺骗、组织、强迫运动员使用兴奋剂应当如何追究刑事责任的问题，这恰恰是体育运动面临的顽疾。因此，《刑法修正案（十一）》通过，对《反兴奋剂条例》和《兴奋剂刑事案件司法解释》是极大的支持和补充。

随着刑事制裁手段的逐步完善，对兴奋剂生产、流通的监管短板又凸显出来，加强兴奋剂问题综合治理、源头治理，切实把制度的笼子扎牢扎密，实现兴奋剂问题的"零出现""零容忍"。兴奋剂入刑为依法打击兴奋剂犯罪行为提供了坚强的司法保障，体育部门应该在法治轨道上推动兴奋剂治理体系和治理能力现代化。一是加强兴奋剂风险防控，通过全过程、全覆盖、全方位的防控，确保运动员的整个运动生命周期不出现兴奋剂问题。二是按照预防为主、教育为本的原则，加大兴奋剂违规行为曝光力度，充分发挥真实案例的警示意义，建立全覆盖、全周期、常态化、制度化的反兴奋剂宣传教育机制。三是严格执行《反兴奋剂条例》《反兴奋剂管理办法》，充分利用行政处罚和体育行业自律等手段，对兴奋剂违规的运动员和运动员辅助人员进行严格处理，对符合司法解释相关规定的，依法移送司法机关查处。①

（三）与司法机关、公安机关的合作

随着兴奋剂入刑，公安机关、司法机关在兴奋剂案件中所起的作用越来越大，处理的违法案件会越来越多。因此，体育行政部门、中国反兴奋剂中心与公安机关、司法机关的合作与衔接成为关键，在行刑衔接的过程中加强信息共享，各自发挥在案件处理中的作用，共同增进执法水平。

1. 与司法机关的合作

《兴奋剂刑事案件司法解释》在司法判决中得到首次适用。2021 年 3 月

---

① 《依法惩治兴奋剂犯罪　确保体育公平纯洁——体育总局政策法规司负责人谈兴奋剂刑事案件司法解释》，《中国体育报》2019 年 11 月 19 日。

29 日，上海市第三中级人民法院公开审理了秦某某、赵某非法经营兴奋剂案件。经法院审理，被告人河南郑州菲尔特生物科技有限公司法人秦某某犯非法经营罪，判处有期徒刑 4 年，并处罚金人民币 30 万元；被告人河南郑州菲尔特生物科技有限公司股东赵某犯非法经营罪，判处有期徒刑 5 年，并处罚金人民币 20 万元。该案件是《兴奋剂刑事案件司法解释》2020 年 1 月 1 日实施以来，第一例以该司法解释为依据对当事人追究刑事责任的案件。该案的判决，是贯彻落实《兴奋剂刑事案件司法解释》、切实推动司法实践的具体表现，坚决有力地打击了有关兴奋剂生产、经营的违法行为，有效加强了兴奋剂源头治理，净化了市场管理环境，为今后涉及兴奋剂犯罪案件查处提供了借鉴经验。

案件侦查、审理的过程体现了兴奋剂犯罪中的合作机制。在公安机关侦查阶段，中国反兴奋剂中心联合上海市行政执法部门、当地公安机关、上海市人民检察院第三分院、上海市第三中级人民法院等深入研究，了解案情、案件处理相关情况和法律适用的问题。中国反兴奋剂中心工作人员结合兴奋剂目录和反兴奋剂相关的法律法规，将兴奋剂相关专业知识与办案人员分享，同时对涉案物质进行检测并出具相关数据检测报告。在案件审理的具体过程中，上海市人民检察院第三分院和行政执法部门一致认为中国反兴奋剂中心的检测结果和体育行政部门出具的认定函在某种程度上对于司法机关的审理具有重要意义，尤其是对于《兴奋剂刑事案件司法解释》的适用问题。借助中国反兴奋剂中心的检测，确定涉案物质为兴奋剂，就能找到对涉案犯罪嫌疑人定罪适用的法律依据；检测结果对该案的定罪量刑也很重要，检察机关的工作人员依据检测结果确定案件所涉物质确为兴奋剂，就可以进行下一步涉案物质数量和金额的审计，依据专门机关的审计结果，司法机关就可以对涉案嫌疑人进行定罪量刑。本案有利于体育行政部门与刑事机关的进一步合作，为以后案件中行刑衔接包括信息互换、证据认定和交换、案件移交、联合办案等环节提供丰富的经验。①

---

① 顾宁：《反兴奋剂司法实践迈出坚实一步》，《中国体育报》2021 年 5 月 6 日。

2. 与公安机关的合作

公安机关的执法经验能够推动反兴奋剂工作在司法领域的发展，反兴奋剂机构与公安机关的合作有助于建立沟通联络机制，有利于对反兴奋剂情报信息进行快速研判，及时获取那些可能涉及重大兴奋剂违规违法的线索，确保案件尽快立案侦查，坚决杜绝兴奋剂违规违法行为的泛滥。[①]

在国家层面，国家体育总局科教司、中国反兴奋剂中心与公安部禁毒局开展了合作。2021 年 12 月国家体育总局科教司与公安部禁毒局签订《打击兴奋剂违法犯罪合作机制协议》，中国反兴奋剂中心与公安部禁毒局签订《反兴奋剂情报共享和执法合作备忘录》。[②] 体育系统和公安机关推进执法合作，加强情报信息共享，构建了打击兴奋剂违法犯罪调查机制。

在地方层面，各省体育行政部门与公安部门也陆续开展相关合作。

（1）山东省体育局与山东省公安厅的合作

2021 年 9 月，山东省体育局与山东省公安厅联合印发《关于做好办理妨害兴奋剂管理案件工作的通知》，就办理妨害兴奋剂管理案件相关工作，建立体育和公安沟通联络机制等提出明确要求。该通知根据国家公安部制定的《公安部刑事案件管辖分工补充规定》进行制定，明确规定妨害兴奋剂管理案件由禁毒局负责管辖。该通知要求山东省各地体育和公安部门紧紧围绕反兴奋剂司法实践中的突出问题，加强对定罪量刑、法庭证据、来源追溯等方面的研究，就兴奋剂违法犯罪趋势、检测检查方式、证据搜集标准等开展业务培训。在具体案件办理中，形成联合工作机制，严厉打击妨害兴奋剂管理违法犯罪活动，保护体育运动参加者的身心健康，维护体育竞赛的公平公正。据报道，山东省体育局和省公安厅将进一步加强联络沟通，开展形式多样的宣传教育活动，在涉兴奋剂违法案件上，密切协作，形成合力，严厉

---

① 刘昕彤：《体育、公安部门联手推进反兴奋剂斗争再出重拳——确保北京冬奥会"干净、纯洁"》，《中国体育报》2021 年 12 月 23 日。

② 陈志宇：《〈反兴奋剂工作发展规划（2018—2022）〉实施成果和经验》，《北京体育大学学报》2022 年（第 45 卷）第 8 期。

打击违法犯罪行为。①

（2）贵阳市体育局与贵阳市公安局禁毒工作支队的合作

2021 年 11 月，贵州省贵阳市体育局与贵阳市公安局禁毒工作支队联合召开了防范打击妨害兴奋剂管理犯罪活动工作会议，贵阳市体育局与贵阳市公安局禁毒工作支队就开展反兴奋剂协作进行了协商，签订了《关于防范打击妨害兴奋剂管理犯罪活动协作协议书》，旨在通过构建共商共建共治共享的反兴奋剂治理格局，有效打击治理妨害兴奋剂管理犯罪活动，全面打赢反兴奋剂攻坚战。②

（3）浙江省反兴奋剂中心与浙江省公安厅禁毒总队的合作

2022 年 5 月，浙江省反兴奋剂中心与浙江省公安厅禁毒总队进行会面对话，双方在签订合作协议的基础上，初步协商常态化合作机制，并就兴奋剂入刑问题、反兴奋剂的宣教工作等方面展开讨论，兴奋剂问题入刑以后，浙江省反兴奋剂中心对于检查中发现问题后的调查方法存在局限性，因此，双方将开展情报共享，严查兴奋剂的来源及相关涉事人员。通过此次会面谈话，双方将在合作框架下确立长期有效的工作机制，共同打击兴奋剂违法犯罪行为，不断取得反兴奋剂斗争的新成果。③

（4）宁波市反兴奋剂中心与宁波市公安局禁毒支队合作

2022 年 5 月，在宁波市反兴奋剂工作会议上，宁波市反兴奋剂中心与宁波市公安局禁毒支队签署反兴奋剂工作《合作协议》，双方召开首次工作对接会议，就反兴奋剂情报共享、案件查办、宣传教育等方面拟开展工作事项进行探讨，形成了初步合作交流意见。双方研究确立了中长期合作目标，约定共同建立常态化反兴奋剂合作工作机制，强化打击兴奋剂违法犯罪行动中的情报互通、资源共享，保障浙江省运会等重大体育赛事的成功举办。双

① 刘昕彤：《山东规范办理妨害兴奋剂管理案件工作》，《中国体育报》2021 年 9 月 6 日。

② 《贵州贵阳：坚持底线思维，牢固树立"拿干净金牌"理念——市体育局与市公安局禁毒工作支队联合召开防范打击妨害兴奋剂管理犯罪活动工作会议》，国家体育总局网站，2021 年 11 月 9 日，网址：https://www.sport.gov.cn/n14471/n14495/n14543/c23716048/content.html。

③ 《体育、公安部门加强对接，落实反兴奋剂合作常态化机制》，浙江省体育局网站，2022 年 5 月 19 日，网址：https://tyj.zj.gov.cn/art/2022/5/19/art_1347225_59053915.html。

方还将在全社会合并推广反兴奋剂教育与毒品危害防治教育，营造风清气正的纯洁体育氛围。①

（5）广东省体育局、广东省反兴奋剂中心与广东省公安厅禁毒局的合作

2022 年 5 月，广东省体育局党组、广东省体育科学研究所（广东省反兴奋剂中心）到访广东省公安厅禁毒局，开展反兴奋剂工作座谈交流。双方就签署反兴奋剂工作《合作协议》，加强广东省体育、公安部门在反兴奋剂情报共享、宣传教育和检查执法等各方面的合作进行了座谈。双方探讨以2022 年第十六届广东省运动会为契机，建立联防联控机制，强化兴奋剂源头治理，深挖兴奋剂违规根源，加大对非法生产、销售、进出口兴奋剂的打击力度，共同做好兴奋剂综合治理工作，为广大运动员营造良好干净的参赛环境。②

（6）陕西省反兴奋剂中心与陕西省公安厅禁毒总队的合作

2022 年 6 月，陕西省反兴奋剂中心与陕西省公安厅禁毒总队签订《预防打击兴奋剂违法犯罪合作机制协议》，提出双方将搭建常态化的合作机制与平台，加强信息共享与情报研判，共同保障陕西省内重大体育赛事活动的成功举办。该协议还提出，陕西体育部门与公安部门将继续加大执法监督检查力度，建立健全线索核查、案件移交、证据固定等制度，全面预防打击兴奋剂违法犯罪行为。同时，两部门将通过多种形式加强常态化反兴奋剂宣传教育，讲清楚兴奋剂违法犯罪的后果与代价，在运动员、教练员中树牢"拿道德的金牌、风格的金牌、干净的金牌"的理念。③

（7）山西省反兴奋剂中心与山西省公安厅禁毒总队的合作

2023 年 1 月，山西省反兴奋剂中心与山西省公安厅禁毒总队签署《预

---

① 《市反兴奋剂中心与市公安局禁毒支队召开首次工作对接会议》，宁波市体育局（体育总会）网站，2022 年 5 月 27 日，网址：http://tyj.ningbo.gov.cn/art/2022/5/27/art_1229044586_59021622.html。

② 《（广东）广东省体育局率省反兴奋剂中心与广东省公安厅禁毒局开展反兴奋剂工作合作交流》，中国反兴奋剂中心网站，2022 年 6 月 2 日，网址：https://www.chinada.cn/contents/5/3893.html。

③ 《我省建立预防打击兴奋剂违法犯罪合作机制》，《陕西日报》2022 年 6 月 24 日。

防打击兴奋剂违法犯罪合作机制协议》，共同预防打击兴奋剂违法犯罪行为。山西省公安厅禁毒总队将依法履职尽责，全力以赴保障各项体育赛事安全，对体育部门移交的赛前、赛中、赛后检测发现运动员使用兴奋剂事件及涉兴奋剂案件，积极参与溯源调查，一经发现涉嫌妨害兴奋剂管理犯罪的，立即立案侦查。同时，山西省公安厅禁毒总队将协调各地市禁毒支队主动对接当地体育部门，形成"防为主、打为要、治为基"的反兴奋剂工作长效机制，共同实现全环节、全链条、全要素治理。双方将在信息共享、案件查办、综合治理等方面开展更加全面、深入的合作，进一步加大打击力度，严惩兴奋剂违法犯罪，坚决捍卫纯洁体育，促进体育事业健康发展。①

（8）四川省反兴奋剂中心与四川省公安厅禁毒缉毒总队等的合作

2023 年 6 月，四川省公安厅禁毒缉毒总队、四川省反兴奋剂中心、成都海关缉私局侦查处在四川省体育局举行《反兴奋剂工作合作备忘录》签署仪式。三方就充分发挥各自优势、建立紧密合作机制、完善综合治理体系等问题展开深入务实的会谈。三方表示，将以更宽广的视野、更长远的眼光、更务实的举措共同推进反兴奋剂斗争，从统筹协调和组织领导、信息共享和情报研判、违法打击和执法监管、宣传教育和舆论引导等多方面深入合作，推动全省反兴奋剂执法合作网络建设，全力服务保障成都大运会的顺利举行，确保四川体育事业健康发展。②

结　语

反兴奋剂工作是发展体育事业、建设体育强国的应有之义，是在体育全球化的背景下，树立国家形象、民族形象的重要支撑，在新时代有着特殊且

---

① 《山西省建立预防打击兴奋剂违法犯罪合作机制》，北青网，2023 年 1 月 12 日，网址：https：//t. ynet. cn/baijia/33792736. html。

② 《三方合力同频共振　筑牢防线护航大运　我省〈反兴奋剂工作合作备忘录〉签署仪式在蓉举行》，四川省公安厅网站，2023 年 6 月 16 日，网址：https：//gat. sc. gov. cn/scgat/c108965/2023/6/16/8027c8c3dfd849b985235e42c3199ad7. shtml。

重要的意义。因此，反兴奋剂工作应当牵住"牛鼻子"，通过建立、完善兴奋剂问题的综合治理，厘清各方机关、组织、人员的反兴奋剂责任，协同配合，齐抓共管，以此实现兴奋剂长效治理。本章从概念构成的维度，梳理了兴奋剂问题综合治理的三个方面：兴奋剂源头治理、反兴奋剂行行衔接、反兴奋剂行刑衔接；从历史演进的维度，总结了中国兴奋剂问题综合治理所采取的各项措施和所取得的优异成果；从未来发展的维度，分析了目前中国兴奋剂问题的综合治理，展望了兴奋剂问题综合治理发展的前景。中国兴奋剂问题的综合治理作为反兴奋剂工作中重要的组成部分，为中国的反兴奋剂事业提供了支撑，彰显了中国反兴奋剂工作一以贯之的坚定决心，为全球反兴奋剂工作提供了中国模式。

第五章　中国反兴奋剂国际交流合作

随着国际反兴奋剂形势的日益复杂以及技术制度的不断发展，国家间的反兴奋剂交流与合作逐步加深。通过国际交流合作，各国能够互相交流学习，共享先进科研成果和优秀实践经验，共同维护体育竞赛中的公平正义，促进反兴奋剂管理体系的国际化和标准化进程。中国高度重视并积极参与国际反兴奋剂事务，强调通过国际合作来共同应对挑战，提升反兴奋剂工作的全球合作效率。在过去的三十年里，中国不断拓宽与国际组织、其他国家及地区在反兴奋剂领域的合作渠道，实施了一系列层面多样、领域广泛的对外合作项目、交流活动。这些活动不仅提升了中国在国际反兴奋剂领域的影响力，也为全球体育界提供了宝贵的中国经验和智慧。通过这样的努力，中国与国际社会一道，致力于构建一个更加公平、清洁、可持续的体育竞技环境。

一　中国反兴奋剂对外交流合作的历史概述

20世纪80年代以前，由于国际反兴奋剂制度体系还没有建立起来，反兴奋剂规则也没有统一，中国体育领域的反兴奋剂制度和规则也不断完善。随着中国对外交往的不断扩大，中国参与的国际体育活动日益增多，兴奋剂这一"国际公害"也开始波及中国，对相关体育赛事和体育组织的声誉产生了巨大冲击。为此，中国体育主管部门——国家体育运动委员会（以下简称国家体委）于1985年、1987年连续颁布文件，要求严格执行国际奥林匹克委员会（以下简称国际奥委会）关于禁用兴奋剂的规定。1989年5月3日，国家体委主任办公会议专门研究了国内外日渐严重的兴奋剂问题。这次会议正式提出对兴奋剂问题要实行"严令禁止、严格检查、严肃处理"的工作方针。5月19日，国家体委颁发了《全国性体育竞赛检查禁用药物的暂行规定》。同年12月，中国兴奋剂检测中心通过了国际奥委会组织的资格检查，正式开始运行。

1995年，《中华人民共和国体育法》正式颁布实施，明文禁止使用兴奋剂，为中国反兴奋剂法律体系的建立奠定了基础。随着《体育法》的颁布，中国反兴奋剂工作进入了规范化、制度化的新阶段。

自《体育法》实施以来，中国在反兴奋剂领域与国际同步，不断加强与其他国家的沟通和合作，有效推进了反兴奋剂领域的国际交流与协作。1997年，中国作为观察员参与了欧洲反兴奋剂公约监督组织的相关活动，表达了中国在国际反兴奋剂事务中积极参与的意愿。

1999年世界反兴奋剂机构（WADA）成立后，中国作为亚洲国家代表之一成为该组织的理事。不仅如此，中国还积极与多个国家建立了双边交流与合作，先后与澳大利亚、加拿大、挪威、瑞典等国家签署了双边合作交流协议，与法国、英国等国家开展了双边交流活动。通过人员互访、信息交流、工作评估、合作研究等活动，积极推动了双方的反兴奋剂工作。1999年，中国与澳大利亚签署了兴奋剂互检协议并开始实施。2003年3月，全球51个国家签署了《反兴奋剂哥本哈根宣言》，该宣言支持了《世界反兴奋剂条例》（WADC）并为《反对在体育运动中使用兴奋剂国际公约》的谈判提供了坚定的支持。中国作为签约国，不仅签署了《哥本哈根宣言》，而且认可并执行《世界反兴奋剂条例》，进一步展示了中国在全球反兴奋剂事业中的积极姿态。

随着世界反兴奋剂机构（WADA）的成立以及《世界反兴奋剂条例》（WADC）的实施，国际反兴奋剂工作体系开始逐渐形成并得到加强。这个体系的建立为各国在反兴奋剂领域的协作和交流提供了平台。中国的反兴奋剂事业随着国际体系的建立和发展，已经不再局限于内部的行业管理，而是开始融入国家层面的管理和监管中。中国政府对反兴奋剂工作的重视和支持，使得中国在国际反兴奋剂事业中的角色逐渐转变，由被动地接受到主动地积极参与。

2004 年国务院颁布《反兴奋剂条例》。同年，中国通过了兴奋剂控制质量体系认证。2005 年 10 月 19 日，联合国教育、科学及文化组织（UNESCO）在第 33 届联合国大会上通过了《反对在体育运动中使用兴奋剂国际公约》（以下简称《公约》）。该《公约》是经过近 100 个国家的代表之间的磋商之后起草的，并于 2005 年 10 月 19 日获得通过。该《公约》成为统一国际反兴奋剂政策的重要文件。2006 年，中国政府签署该《公约》，成为亚洲第一个也是世界第 18 个签署该《公约》的国家。2007 年，中国反兴奋剂中心正式成立。通过中国反兴奋剂中心，中国反兴奋剂国际交流合作进一步展开。随着 2008 年北京奥运会的成功举办和北京奥运会反兴奋剂工作的顺利开展，中国反兴奋剂工作赢得了世界的认可。北京奥运会之后，中国反兴奋剂工作的国际交流更为广泛和深入，活动也日益频繁。

总体而言，自 20 世纪 80 年代以来，中国的反兴奋剂事业在对外交流与合作方面不断拓展并取得显著成就。这一过程得到了国家体育主管部门的大力支持。以中国反兴奋剂中心为重要平台，中国与国际体育组织以及各国反兴奋剂机构建立了全面的沟通与协作关系。在这些互动中，不仅引进并融合了国际先进政策和技术手段，而且分享了成功做法和宝贵经验。

二　中国反兴奋剂对外交流合作取得的成绩

（一）对外交流机制基本形成

经过多年的探索和实践，中国基本形成了反兴奋剂对外交流的基本机制。中国已经加入了世界反兴奋剂机构（WADA）等国际反兴奋剂组织，并积极加强与各国际体育组织、国际检查机构（以下简称 ITA）、各国国家反兴奋剂机构（以下简称 NADO）、境外实验室的交流合作，遵守国际反兴奋剂规则和标准。中国与多个国家和地区的反兴奋剂机构建立了双边交流合作机制，同时参与多边合作项目。中国不仅举办国际性的反兴奋剂会议、研讨论会和培训班，也派代表参加国际反兴奋剂会议，积极发表意见和建议，分享经验。中国邀请国际专家来华进行讲座和培训，并派遣专家团队到国外进行交流学习，提高了国内反兴奋剂工作人员的专业技能并开拓了他们的国际视野。中国在反兴奋剂的科学研究方面与国际同行进行合作，共同开展研究项目，提高检测技术与方法，加强科技支撑能力。中国积极加强与国际社会的信息交流，分享反兴奋剂工作的最新动态、政策变化、研究成果等，通过互联网和其他媒介提高反兴奋剂信息的透明度和开放性。这些方面的表现显示了中国在构建全球反兴奋剂网络、推动国际交流与合作方面所做的努力，持续不断提升了中国在国际反兴奋剂领域的影响力，增进了国际社会对中国反兴奋剂事业的了解，塑造了"独立、公正、专业、权威"和具有大国担当的形象，构建了多层次、宽领域、新型友好的反兴奋剂对外交流体系。

（二）中国反兴奋剂对外交流合作的基本工作情况

1. 与各国际体育组织开展了广泛的交流合作

中国是各国际体育组织的重要成员。在反兴奋剂领域，中国与各国际体育组织，尤其是与国际奥委会、世界反兴奋剂机构和各国际体育单项联合会有着密切的交流与合作。

国际单项体育联合会在反兴奋剂工作中是非常重要的一环，在各自所管理的体育项目中也有着重要的责任和义务。早在2009年7月，中国反兴奋剂中心和中国举重协会就与国际举重联合会（以下简称国际举联）开展了交流，介绍中国反兴奋剂工作情况。国际举联官员访问中国反兴奋剂中心，并对中国所做的工作和所取得的成绩表示赞赏。2012年5月2日，亚洲举重联合会（以下简称亚举联）秘书长对中国反兴奋剂中心进行友好访问，并代表伊朗反兴奋剂机构来中国洽谈帮助伊朗筹建检测实验室事宜，希望与中国反兴奋剂中心开展良好的合作。此外，中国还与国际田联、国际泳联等国际体育单项联合会就相关赛事的反兴奋剂工作展开了合作。

2013年1月29日，国际反兴奋剂组织协会（以下简称INADO）总干事来中国反兴奋剂中心交流访问。2014 年 1 月，INADO 理事会一致通过中国反兴奋剂中心加入该国际组织的申请，中国反兴奋剂中心以中国国家反兴奋剂机构身份正式成为 INADO 会员。INADO 是独立于世界反兴奋剂机构的专业化反兴奋剂组织。借助 INADO 的平台，中国反兴奋剂中心开始更广泛深入地与世界各国和地区反兴奋剂组织开展交流与合作，共同提高反兴奋剂工作水平。同时，中国反兴奋剂中心也借助该平台大力宣传中国反兴奋剂工作成果，在国际反兴奋剂事务中发挥更大作用，为中国竞技体育的发展营造公正、纯洁的良好氛围。

中国与 WADA、ITA 等国际反兴奋剂组织开展了良好互动。中国反兴奋剂中心先后接待 WADA 主席和总干事等的访问。2013 年 12 月 4 日，世界反兴奋剂机构标准与协调部主任、首席调查员、标准与协调部经理一行访问中国反兴奋剂中心。ITA 成立后，2020 年 7 月，中国反兴奋剂中心与其签署了反兴奋剂合作协议，双方将在情报信息、检查计划、数据保护和样本采集等多方面开展合作，ITA 主任本杰明·科恩表示："ITA 十分荣幸能与这些处于世界领先地位的国家反兴奋剂组织合作。签署合作协议不仅能帮助各国维护本国体育运动的纯洁，还能共同维护国际体育运动的公正和纯洁。反兴奋剂斗争需要高效的协作平台来分享专业知识、数据和情报信息，ITA 与国家反兴奋剂组织的合作将在许多方面产生协同效应，并且能从维护运动员及反兴奋剂领域整体利益的角度协调各方努力。"①

2. 与各国反兴奋剂机构开展了交流合作

各国打击兴奋剂的核心机构是各国的反兴奋剂机构。与各国反兴奋剂机构开展交流与合作是十分必要且重要的工作。2010 年 3 月，中国反兴奋剂代表团赴挪威反兴奋剂机构进行了工作访问，双方代表分别就本国的反兴奋剂形势进行了分析、研究、交流，就行踪信息制度、宣传教育等问题展开了热烈的讨论，并取得了较为满意的成果。这次会议进一步加深了中挪双方的

---

① 《反兴奋剂中心与国际检查组织签署合作协议》，国家体育总局反兴奋剂中心网站，网址：https：//www. sport. gov. cn/fxfjzx/n5555/c956674/content. html。

相互信任，并将推动双边合作交流向更高水平发展。2011 年 1 月，中国反兴奋剂代表团赴伦敦奥组委进行了工作访问。伦敦奥组委和英国反兴奋剂机构对于中国代表团卓有成效的访问表示了高度赞赏和肯定。

此外，中国还与朝鲜、澳大利亚、日本、新西兰、韩国、法国、瑞士、加拿大、西班牙、波兰、津巴布韦等众多国家的反兴奋剂机构开展了交流与合作。中国反兴奋剂中心还与南亚反兴奋剂机构，挪威、日本、韩国等反兴奋剂机构签署了合作协议或合作备忘录。特别是在世界反兴奋剂机构及亚大办公室的积极倡导下，自 2019 年起，中国反兴奋剂中心与日本反兴奋剂机构和韩国反兴奋机构建立了三国反兴奋剂机构年度会议机制并签署三国反兴奋剂合作备忘录，进行了多项富有成效的交流，包括定期召开会议、互派检查官参加各自国家大型赛事、其他人员的业务交流等。疫情期间，中日韩三国交流以线上为主展开，多个业务部分定期召开线上交流会议，促进业务探讨。2023 年 9 月 25 日，中日韩三国反兴奋剂机构负责人年度会议在杭州亚运会及第三届 CHINADA 国际反兴奋剂工作专业研讨会期间于杭州举办，本次会议为疫情后三国第一次举办线下会议，会上三国一致决定适时开展三国反兴奋剂机构实习生交流项目。

这些深入务实的国际合作交流，使中国反兴奋剂机构与各国反兴奋剂机构结下了深厚友谊，各方不仅共同提高了反兴奋剂工作能力，也得到世界反兴奋剂机构的高度评价，并被认为是全球范围内国家反兴奋剂机构之间合作的良好典范。

3. 开展了反兴奋剂领域的对外援助

体育对外援助是中国对外援助的重要内容。由于中国在反兴奋剂领域取得了显著成绩，将中国成功的反兴奋剂经验和技术介绍给各国，尤其是帮助反兴奋剂工作相对滞后的国际体育组织和国家（地区）相关机构就成为中国的重要对外援助任务。2011 年 4 月 12 日至 17 日，亚洲举重锦标赛在安徽铜陵举行。应亚洲举重联合会邀请，中国反兴奋剂中心对亚举联技术官员及工作人员进行了反兴奋剂运行管理系统（以下简称 ADAMS）使用的培训。培训内容主要涉及 ADAMS 目前的使用现状、具体操作步骤、使用中的常见问题以及 ADAMS 在中国的应用等方面，共有来自日本、韩国、泰国、印度等国家和地区的 20 人参加了这次培训。2011 年 2 月科隆兴奋剂检测年会期间，哈萨克斯坦反兴奋剂实验室主任向中国反兴奋剂中心提议，希望该实验室人员能够来中国反兴奋剂中心实验室学习检测技术。根据世界反兴奋剂机构认可实验室资源共享的原则，世界反兴奋剂机构认可实验室应当在检测技术以及人员方面进行交流。此后，哈萨克斯坦反兴奋剂实验室人员来华进行了为期 6 天的学习访问，中国反兴奋剂中心检测实验室针对类固醇和肽类激素等的检测技术对其进行培训并就相关技术问题进行了充分交流。

2012 年 8 月 20 日至 22 日，世界反兴奋剂机构会同中国反兴奋剂中心访问平壤，实地了解朝鲜开展反兴奋剂工作的现状。随着朝鲜竞技水平的提高，在世界反兴奋剂机构和国际奥委会等国际组织的督促下，朝鲜开始重视国内反兴奋剂工作的开展，并于 2012 年正式成为 WADC 签署国之一。由于朝鲜的反兴奋剂工作尚属起步阶段，进行国际交流也存在客观困难，世界反兴奋剂机构对于朝鲜开展反兴奋剂工作的现状并不了解。为此，世界反兴奋剂机构决定实地考察朝鲜在遵守 WADC 方面所做的努力和工作成效，并结合朝鲜的实际情况探讨开展反兴奋剂工作的进程和未来工作内容。鉴于中国反兴奋剂工作居世界领先水平，中朝两国在体育交流方面也保持着良好的合作关系，世界反兴奋剂机构特别邀请中国反兴奋剂机构派代表参会并做工作介绍，共同协助朝鲜开展本国的反兴奋剂工作。通过会谈，世界反兴奋剂机构较全面了解到朝鲜反兴奋剂工作的状况和存在的困难与问题，希望中国进一步展现技术领先、负责任的大国形象，协助朝鲜逐步建立本国的反兴奋剂工作机制。中国代表团表示愿意在中朝体育合作的框架下，帮助朝鲜全面开展反兴奋剂工作。2019 年 9 月 16 日至 20 日，应朝鲜反兴奋剂委员会的邀请，中国反兴奋剂中心委派人员赴朝鲜开展反兴奋剂工作培训。

近年来，中国反兴奋剂中心积极配合国家体育外交战略，全力支持朝鲜提升反兴奋剂水平，使其得以重新成为遵守 WADC 的签约方。

2012 年 11 月 12 日，伊朗反兴奋剂组织秘书长和亚洲举重联合会秘书长访问中国反兴奋剂中心，双方就伊朗兴奋剂检测实验室的建设与中伊双方在反兴奋剂领域的相关合作进行了诚挚友好的商谈，确认了针对实验室建设、反兴奋剂宣传教育、兴奋剂检测、科学研究等方面的合作协议框架，从而确立了双方今后合作应遵循的原则和模式。

越南反兴奋剂与运动医学中心人员于 2013 年 11 月 1 日至 2014 年 1 月 1 日来中国反兴奋剂中心进行为期两个月的学习培训，培训涉及兴奋剂检测技术、检查计划制定、检查官管理以及反兴奋剂宣传教育等内容。

通过反兴奋剂对外援助工作，中国将先进技术与实践经验介绍给各国，展现出在反兴奋剂方面取得的成就，帮助相关国家提高反兴奋剂工作水平，提升了本国在国际反兴奋剂领域的影响力，展示了和平友好的大国形象。

4. 积极开展了反兴奋剂国际科研合作与交流

积极推进反兴奋剂领域的国际科研合作与交流对于拓展中国从业人员的国际视野、提升中国反兴奋剂技术与实践能力至关重要。基于此目标，中国反兴奋剂中心不仅长期致力于与国际同行领先实验室及高等学府开展深入的科研合作，而且积极参与国际学术对话和资讯共享。通过这些努力，中国反兴奋剂中心不断吸纳国际先进的科研理念和技术，同时也为国际社会提供了中国在反兴奋剂工作中的科研成果和经验。表 1 是中国开展的主要反兴奋剂国际科研合作与交流活动。

表 5-1　中国开展的主要反兴奋剂国际科研合作与交流活动

时间	地点	事件
2011 年 5 月	中国	美国康奈尔大学教授应邀访问中国并举办讲座，主题为二维气相色谱串联同位素比质谱在兴奋剂检测中的应用。
2011 年 6 月	西班牙	中国反兴奋剂中心工作人员应邀访问巴塞罗那兴奋剂检测实验室，进行双方参与的世界反兴奋剂机构资助的研究课题的合作研究。
2012 年 5 月	加拿大	中国反兴奋剂中心人员参加第 60 届质谱协会年会，本次年会有 7000 余名学者参加，内容涉及质谱学的新发展等，对改进中国实验室的保健食品和肉制品检测方法提供了方向。
2012 年 7 月	苏格兰	四家国际组织联合举办的 2012 年国际运动科学、教育与医学大会召开，中国反兴奋剂中心有 7 名科研人员的 7 篇论文被录取。

续表

时间	地点	事件
2012 年 10 月	美国	中国反兴奋剂中心参加美国反兴奋剂机构第十一届反兴奋剂科学年度研讨会。会议主题为"意识威慑"对运动员行为的影响，探讨了遏制运动员使用兴奋剂的教育方式。
2013 年 11 月至 2014 年 1 月	西班牙	中国反兴奋剂中心研究员应马德里兴奋剂检测实验室邀请，参加兴奋剂检测技术学术交流和培训。与当地科研人员建立合作关系，共同参与药物人体受试实验，共享实验资源，为未来合作奠定基础。
2017 年 10 月	中国	由世界反兴奋剂机构和中国反兴奋剂中心联合主办的"食品残留物中兴奋剂检测与分析国际研讨会"在京召开。共有来自 WADA、欧洲理事会、中国、德国、澳大利亚、法国、瑞士、荷兰和墨西哥等国际组织和国家的 30 多名兴奋剂检测专家参加研讨会。
2021 年 9 月	中国	2021 年 9 月 6 日，中日韩三国反兴奋剂机构在线上签署合作备忘录，合作备忘录内容涵盖了反兴奋剂项目开发的协调与合作，定期会议交流，以及推广纯洁体育价值活动等。
2022 年 8 月	中国	主办第二届国际反兴奋剂工作专业研讨会。研讨会围绕"科技助力国家反兴奋剂组织反兴奋剂工作""干血点——从创新到应用""大数据和人工智能助力反兴奋剂"等相关领域展开。世界反兴奋剂机构副主席、中国首位冬奥冠军杨扬，冬奥冠军张虹和苏翊鸣代表运动员，与国际检查机构以及各反兴奋剂机构的有关人士进行了深入交流。

数据来源：中国反兴奋剂中心。

5. 参与国际大赛的反兴奋剂检查工作

在国际大型体育赛事中开展的反兴奋剂工作，不仅是维护体育公平竞赛和运动员健康的关键战场，也是推动国际反兴奋剂交流与合作的重要窗口。中国反兴奋剂中心不断提升专业能力，积极投身于国际赛事的反兴奋剂工作中，通过与世界各国反兴奋剂专家的深入合作，有效地展现了中国在反兴奋剂领域的专业实力和积极进取的国际形象。通过这些国际大赛的平台，中国反兴奋剂中心不仅展现了中国反兴奋剂专家的业务能力，而且加强了与国际同行的沟通交流，推动了反兴奋剂实务的全球协同进步。中国兴奋剂检测专家在 2004 年雅典奥运会、2006 年都灵冬奥会、2008 北京奥运会期间的反兴奋剂工作中发挥了重要作用。

2011年7月，第十四届世界游泳锦标赛在上海举行，中国圆满完成了此次赛事的反兴奋剂工作。国际游泳联合会对中国兴奋剂检查实验室工作人员的专业水平以及实验室软硬件设施给予很高的评价。

2012年7月，中国反兴奋剂中心共派出7名检查官参与伦敦奥运会兴奋剂检查工作，涉及奥运村、田径、游泳、体操、篮球、曲棍球六个兴奋剂检查站及部分训练场馆内进行的赛前、赛时兴奋剂检查，有的检查官甚至承担着三四个项目的兴奋剂检查任务。在执行任务过程中，中国检查官与其他国家检查官通力合作，共执行了133个班次的兴奋剂检查任务，得到了运动员和相关人员的尊重和一致赞扬。中国检查官与其他国家反兴奋剂同人在工作之余，还就运动员管理、检查计划制定、兴奋剂检查官派遣、工作效果评估等方面充分交换了意见和经验。

2014年8月，第二届青年奥林匹克运动会（以下简称青奥会）在南京落下帷幕。中国反兴奋剂中心与组委会通力配合，出色、圆满地完成了赛会的兴奋剂检查、检测任务和宣教工作。赛会各项反兴奋剂工作都受到了国际奥委会的高度评价和赞扬。国际奥委会医学与科学部主任在青奥会结束后专门写信，对中国反兴奋剂中心在南京青奥会中成功实施了全新的兴奋剂检查模式表示了肯定，对工作人员专业而又出色的表现表示赞扬，并感谢所有反兴奋剂工作团队工作人员的不懈努力。

2015年，第15届世界田径锦标赛在北京举办，中国反兴奋剂中心通过与国际田联保持紧密联系，与组委会相关部门积极配合，圆满完成了世锦赛反兴奋剂工作，获得了国际田联医学委员会的高度评价。

中国还全面参与了里约奥运会、平昌冬奥会、亚洲青少年举重锦标赛等系列国际重大赛事的反兴奋剂工作，为中国在国际反兴奋剂领域获得了良好的声誉。在2022年北京冬奥会中，中国反兴奋剂中心充分发挥"独立、公正、专业、权威"的大国反兴奋剂机构作用，与北京冬奥组委紧密合作，为北京冬奥会和冬残奥会反兴奋剂工作提供全方位专业人才和技术支持，为兴奋剂检测提供服务保障，高质量、高标准地完成北京冬奥会和冬残奥会反兴奋剂工作。2022 年 2 月 24 日，ITA 理事会主席和总干事共同致信中国反兴奋剂中心主任，对中国反兴奋剂中心在北京冬奥会反兴奋剂工作中所做的巨大贡献表示由衷称赞和感谢。

6. 开展了反兴奋剂教育的国际交流

反兴奋剂教育是反兴奋剂工作体系中十分重要的一环，一直以来受到国际反兴奋剂组织的高度重视。中国历来重视反兴奋剂教育，在反兴奋剂教育方面取得了诸多成绩。中国反兴奋剂中心一方面积极进行教育体系的建设，制定了《反兴奋剂教育工作实施细则》和《反兴奋剂教育内容设置与实施工作指南》。另一方面，积极就反兴奋剂教育开展对外交流。2012 年 10 月，为加强亚洲各国家和地区反兴奋剂教育工作的沟通交流，促进工作开展，提升反兴奋剂教育工作的水平，由世界反兴奋剂机构和中国反兴奋剂中心联合举办的亚洲反兴奋剂教育研讨会在上海圆满召开。各国与会代表就如何借鉴世界反兴奋剂机构和其他国家成功经验，围绕目标群体与资源、教育体系建设、如何使教育范围拓展到运动员等问题，结合自身具体情况实施反兴奋剂教育项目开展了研究和讨论。2019 年 8 月，在江苏无锡举办的 2019 年世界跆拳道品势世界杯锦标赛及团体世界杯锦标赛期间，中国反兴奋剂中心与中国跆拳道协会、江苏省体育局青少年训练与反兴奋剂管理中心、无锡组委会联合举办了以"拿干净金牌"为主题的反兴奋剂教育拓展活动，这是中国反兴奋剂中心首次联合国际组织、国家单项协会、省级反兴奋剂机构、赛事组委会举办反兴奋剂教育拓展活动。此外，中国反兴奋剂中心的中国反兴奋剂教育平台（CADEP）教育项目也得到了相关国际体育联合会的认可。

7. 主办和参与了高水平的国际反兴奋剂会议与论坛

主办和参与高水平的反兴奋剂国际会议是中国反兴奋剂对外交流的重要方式之一。

2013 年 3 月，中国反兴奋剂中心一行三人赴瑞士洛桑参加了世界反兴奋剂机构主办的第九届年度反兴奋剂工作研讨会。中国代表团在会议期间与国际武术联合会、国际羽毛球联合会、韩国反兴奋剂机构等就合作事项进行了专题会谈。在瑞士期间，中国反兴奋剂中心一行还参加了国际反兴奋剂组

表5-2 中国主办及参与的国际反兴奋剂会议及论坛

时间	地点	事件
2011年10月	美国	中国反兴奋剂中心参加了在华盛顿举行的USADA第9届反兴奋剂学术年会。
2012年2~3月	德国	中国反兴奋剂中心参加第30届科隆兴奋剂检测年会。中心主任与德国科隆体育学院院长会面,讨论了人员交流、科学研究和业务培训等合作项目。
2012年3月	瑞士	世界反兴奋剂机构年度研讨会举办,约300名来自各地的专业人士参加。中国反兴奋剂中心副主任一行三人出席,并参加筹建国际反兴奋剂协会的座谈会,与多方机构就合作事宜进行三方会谈,讨论了国家反兴奋剂机构研讨会的举办和东非反兴奋剂工作的援助。
2015年2~3月	德国	中国反兴奋剂中心参加第23届科隆兴奋剂检测年会。
2016年	韩国	参加第28届国际体育科学大会。
2017年5月	中国	2017年5月22日至23日,第十四届亚洲/大洋洲政府间反兴奋剂部长级会议在浙江省杭州市召开。来自亚太地区二十多个国家和有关国际组织的80余名代表参加了本次会议。
2018年10月	中国	承办第二届全球反兴奋剂教育大会,共有来自全球122个相关组织的201人参与了本次会议。
2018年10月	中国	2018年10月26日,国际反兴奋剂组织协会研讨会在反兴奋剂中心召开。包括来自英国、美国共19个国家和地区反兴奋剂组织在内的36名代表参加本次研讨会。
2019年7月	中国	由中国反兴奋剂中心主办的首届国际反兴奋剂工作专业研讨会于2019年7月16日至17日在北京成功举办。世界反兴奋剂机构主席克雷格·瑞迪、国际检查机构总干事本杰明·科恩等嘉宾应邀出席会议,来自全球33个国家的反兴奋剂组织共78人参会。
2019年7月	中国	首届中日韩三国反兴奋剂机构会议在北京成功举行。来自世界反兴奋剂机构亚大办公室、日本反兴奋剂机构、韩国反兴奋剂机构和我中心的代表共16人参会。
2022年8月	中国	第四届中日韩三国反兴奋剂机构工作会议以视频会议形式召开。来自世界反兴奋剂机构亚大办公室、WADA NADO/RADO关系部、日本反兴奋剂机构(JADA)、韩国反兴奋剂机构(KADA)和我中心的代表共31人参会。
2023年9月	中国	由中国反兴奋剂中心和世界反兴奋剂机构亚大地区办公室主办,浙江省体育局承办的第三届CHINADA国际反兴奋剂工作专业研讨会在浙江杭州召开。世界反兴奋剂机构、国际检查机构、国际反兴奋剂组织协会、中国反兴奋剂中心的相关负责人等出席会议。

数据来源：中国反兴奋剂中心。

织协会举行的首届年度研讨会，了解到各国反兴奋剂工作的最新动态，取得了积极的成果。2013 年 6 月，由世界反兴奋剂机构和挪威反兴奋剂机构联合举办的反兴奋剂国际合作研讨会在挪威首都奥斯陆举行，来自 13 个国家的反兴奋剂机构、世界反兴奋剂机构和国际反兴奋剂组织协会的 29 名代表出席研讨会。中国反兴奋剂中心派代表参加了会议，并应邀在会议上发言。2013 年 6 月，由世界反兴奋剂机构主办、中国反兴奋剂中心与北京奥运城市发展促进会（BODA）共同承办的第四届反基因和细胞兴奋剂研讨会在北京圆满闭幕。此次研讨会回顾了兴奋剂检测、基因分析、促红细胞生成素（EPO）和生长激素检测等技术方面的最新进展。作为该会议的承办方，中国反兴奋剂中心和北京奥运城市发展促进会进一步加强了与世界反兴奋剂机构的合作。

2014 年，中国反兴奋剂中心参与了由荷兰反兴奋剂机构举办的首届"2015 年 WADC 执行国际研讨会"，以及由日本反兴奋剂机构举办的"2014年亚洲国际反兴奋剂研讨会"。中国的参会代表们与国际同行积极交流，介绍中国反兴奋剂工作的经验和成果，也了解各反兴奋剂组织开展反兴奋剂工作的相关情况和先进经验。2014 年 5 月，世界反兴奋剂机构理事会会议在加拿大蒙特利尔举行，中国代表团出席会议。会议期间，中国代表团除了参加世界反兴奋剂机构理事会，还参加了亚洲地区政府代表会议和政府间会议，并与世界反兴奋剂机构主席举行会谈。此外，中国还参加了 2014 年在南非开普敦召开的东非/肯尼亚国际反兴奋剂合作项目会议、2016 年在日本举办的亚洲反兴奋剂研讨会、亚太地区国际反兴奋剂研讨会、在瑞士举办的世界反兴奋剂机构研讨会/国际反兴奋剂组织协会会议/实验室主任会议、在德国科隆举办的反兴奋剂检测工作会议、在英国举办的解决在体育运动中使用兴奋剂"国际峰会、世界反兴奋剂机构生物护照研讨会、在加拿大举办的世界反兴奋剂机构教育委员会会议、在卡塔尔举办的第 13 届亚洲/大洋洲地区政府间部长级反兴奋剂会议，等等。

除了参加国际会议，中国还积极主办反兴奋剂国际会议。2017 年，中国反兴奋剂中心主办"WADA 食品残留物中兴奋剂检测与分析国际研讨会"。2018 年 10 月 24 日至 25 日，第二届全球反兴奋剂教育大会在北京成功举办，会议形成《北京宣言》。2019 年 7 月，中国反兴奋剂中心在北京成功举办首届中日韩三国反兴奋剂机构会议。这是中日韩三国反兴奋剂机构首次就反兴奋剂工作举办专题会议。会议就建立三国会议机制、三国年度研讨会主题和运动员委员会等议题进行了讨论与交流，并做出一系列相关决议。三国反兴奋剂机构还讨论了与 ITA 的合作。世界反兴奋剂机构认为中日韩三国合作对于亚洲乃至世界范围的反兴奋剂工作都非常重要，世界反兴奋剂机构愿意支持和促进三国反兴奋剂机构之间的合作。

此后，中日韩三国反兴奋剂机构工作会议成为三国反兴奋剂工作交流的重要平台。

此外，从 2019 年开始，中国反兴奋剂中心开展主办 CHINADA 国际反兴奋剂工作专业研讨会。2019 年 7 月，在北京圆满召开首届 CHINADA 国际反兴奋剂工作专业研讨会，会议主题为"中国模式——综合性运动会反兴奋剂工作"。2022 年 8 月，在北京举办第二届国际反兴奋剂工作专业研讨会。本届研讨会的主题是"科技助力反兴奋剂"，主要内容是展示和分享科技手段在中国和世界反兴奋剂工作中取得的成果以及未来发展前景，为科技助力国际反兴奋剂工作相关议题提供交流平台。2023 年 9 月，由中国反兴奋剂中心和世界反兴奋剂机构亚大地区办公室主办、浙江省体育局承办、杭州亚组委和中国体育科学学会反兴奋剂分会协办的第三届 CHINADA 国际反兴奋剂工作专业研讨会在浙江杭州召开。该届研讨会的主题是"国家反兴奋剂机构治理能力建设"，重点围绕"国家反兴奋剂机构合规性""国家反兴奋剂机构发展和能力建设""国家反兴奋剂机构支持大型赛事举办"开展学术交流，展现国家反兴奋剂机构在世界反兴奋剂工作中的使命与担当。

三　中国反兴奋剂对外交流合作的未来重点工作

中国在反兴奋剂领域的国际合作与交流方面取得了显著成就，为未来的工作奠定了坚实的基础。通过与各国际体育组织和反兴奋剂机构的广泛合作，各方加深了相互了解，促进了经验的交流和知识的共享，中国反兴奋剂工作的国际影响力有了提升。通过对外援助，中国帮助提升了相关国家在反兴奋剂领域的能力，这不仅增强了全球反兴奋剂网络的整体水平，也体现了中国在国际体育舞台上的负责任态度。在国际科研合作方面，中国积极参与科学研究和技术开发，加快了兴奋剂检测技术的创新。通过参与国际大赛的反兴奋剂检查工作，中国展示了其专业能力和对遵循规则的坚定承诺。同时，通过国际交流，中国在反兴奋剂教育领域传递了积极、正面的信息。主办和参与高水平国际会议与论坛，则使中国在制定国际反兴奋剂政策和推动全球合作方面发挥了越来越重要的作用。未来应当进一步推动以下几方面的工作。

（一）进一步完善中国反兴奋剂对外交流合作的机制

通过多年的努力，中国在建立多层次、宽领域、新型友好的反兴奋剂国际交流体系方面已经取得显著进展。然而，深化和优化这一体系，确保其向系统化、制度化方向发展，依然是中国反兴奋剂国际合作工作的重要目标。目前，中国反兴奋剂对外交流合作的机制还不够畅通，虽然中国反兴奋剂中心设立了一些处室和委员会，但缺乏一个统筹和协调对外交流合作的机构或委员会。专门的机构或委员会的缺失，导致对外合作交流缺乏统筹规划，合作项目的推进和协调也不够高效。在人才方面，反兴奋剂对外交流合作需要具备专业知识和技能的人才，但目前人才储备相对不足，对外合作领域的专门人才缺乏。同时，信息交流与共享机制有待加强，建立起更加顺畅和透明的信息交流渠道，是提升国际交流合作效率和质量的重要环节。因此，为了提高国际交流合作的水平，中国亟须完善反兴奋剂对外交流合作机制，这包括但不限于建立统一协调机构、加强人才培养和引进以及构建有效的信息交流平台。这些措施可以为中国反兴奋剂事业的国际合作铺平道路，提升中国在全球反兴奋剂领域的影响力。

（二）继续深化反兴奋剂对外合作交流

在过去的几十年间，中国通过对外交流合作不断提高反兴奋剂工作水平，有力打击了使用兴奋剂行为，维护了体育的公平性和纯洁性。

面向未来，中国应该继续积极与世界反兴奋剂机构、国际检查机构、国际奥委会、国际单项体育联合会以及各国反兴奋剂机构等开展深度的交流与合作，尤其是要就国际范围内反兴奋剂政策法规的制定、兴奋剂检测技术、反兴奋剂教育等方面进行更深入的合作交流与信息共享，从而减少使用兴奋剂行为，塑造干净、纯洁的体育竞赛环境。

应继续建立与国际体育组织和国家反兴奋剂机构的信息共享机制，及时、高效交流有关兴奋剂的新发现和新技术。积极参与国际反兴奋剂组织的政策、标准制定工作，努力提升中国在国际反兴奋剂政策制定过程中的话语权和影响力。要加强与国际体育组织合作，建立更加严格的合规监督和制裁机制，共同打击兴奋剂违规行为。要增加国际合作项目，尤其是在官员与技术人员的培训等领域，通过实际的合作项目加深理解和信任，提升共同应对兴奋剂问题的能力。

此外，应进一步积极参与国际赛事的反兴奋剂工作，这是提高中国反兴奋剂工作水平、促进反兴奋剂工作国际交流、提高中国反兴奋剂工作国际认可度和影响力的重要途径。中国应该继续积极与国际奥委会、WADA、各国际单项体育联合会就国际大型赛事的反兴奋剂工作开展合作。广泛参与奥运会、洲际赛事等国际大型赛事的反兴奋剂工作。一方面，加强对反兴奋剂检测人员、管理人员等相关人员的培训和教育，不断提高他们的专业素养和技能水平，输送更多的专业人员参与国际赛事的反兴奋剂工作；另一方面，可以为这些国际大型赛事反兴奋剂工作在技术、设备、宣传、教育等方面提供更多的支持。

（三）进一步加强反兴奋剂领域的科研合作

加强反兴奋剂领域的科研合作能够促使不同国家和地区的科研机构、实验室和科研人员共同参与反兴奋剂领域的研究，集聚各方的智慧和资源，提高科研的水平和质量，推动反兴奋剂检测技术和方法的创新。不同国家和地区的科研机构和实验室具有不同的专长和资源，通过国际科研合作，可以实现资源的共享和优势互补。因此，进一步加强反兴奋剂领域的科研合作可以提升中国在国际反兴奋剂领域的影响力和地位。一方面，可以在国际舞台上展示自己的研究成果和科研实力。另一方面，通过与其他国家的科研机构和实验室合作，中国可以学习和借鉴它们的方法和技术手段，提升自身的科研水平和能力。具体而言，要进一步建立与世界反兴奋剂机构、各国际体育组织、国家实验室和各国反兴奋剂科研机构的合作机制和合作网络。与国际合作伙伴共同策划和实施反兴奋剂领域的联合研究项目。通过资金支持、人员配备和设备资源共享等方式，共同攻克反兴奋剂领域的科学难题。积极参与国际科研合作计划，如世界反兴奋剂机构、联合国教科文组织等的科研合作项目等。申请相关项目资助，与国际科研团队共同开展反兴奋剂领域的研究，提高科研水平和国际影响力。定期举办国际学术会议和专题研讨会，积极邀请国际反兴奋剂领域有影响力的专家学者参与。通过这些学术交流平台，推动技术创新、科学研究和实践经验的交流，促进反兴奋剂领域的知识更新和进步，从而在国际反兴奋剂研究领域中提升中国的地位和影响力。为了保持在创新成果转化和技术发展方面的优势，中国应高度重视反兴奋剂领域的知识产权保护工作。这包括加大对反兴奋剂领域关键技术和研究成果的知识产权申请力度，确保中国在这一领域的科研成果和权益得到保障。同时，与国际合作伙伴建立公正合理的知识产权共享机制同样重要，这不仅能够保障双方合作的公平性，也是确保合作关系长期稳定发展的基础。

结　语

兴奋剂问题是全球体育界共同面临的挑战，该问题的解决需要制度创新，需要全球各国的协作和努力。通过国际交流与合作，不同国家能够携手应对兴奋剂的挑战，共同加强预防措施和加大打击力度。同时，国际交流与合作有利于加深各国间的互信，提高国际反兴奋剂工作的协调和执行效率。中国高度重视反兴奋剂领域的国际交流与合作，已经初步形成了多层次、宽领域、新型友好的反兴奋剂对外交流体系。中国同世界各地的体育组织以及诸多国家的反兴奋剂机构建立了广泛的合作关系，并进行了深入的交流与合作。这些广泛的交流与合作使中国在国际反兴奋剂领域扮演着愈发重要的角色。

在全面推进体育强国建设的进程中，中国应继续加大反兴奋剂的对外合作交流力度，进一步完善中国反兴奋剂对外交流合作的体制机制，深化与国际体育组织、各国反兴奋剂机构的合作交流，积极参与国际赛事的反兴奋剂工作和反兴奋剂领域的国际科研合作。通过广泛深入的国际交流与合作，能够进一步提高其在国际反兴奋剂事务中的地位和影响力，为营造公平、干净的体育竞赛环境发挥更积极的作用。

Ⅲ 管控篇

第六章 中国反兴奋剂宣传、教育与预防

反兴奋剂宣传教育工作的宗旨是倡导"拿干净金牌"的反兴奋剂价值观，弘扬奥林匹克精神和中华体育精神，提高体育运动参与者自觉抵制兴奋剂的能力。遵循"预防为主、教育为本"的反兴奋剂工作原则，反兴奋剂教育工作按照"全覆盖、全周期、常态化、制度化"的要求开展，《反兴奋剂教育工作实施细则》《反兴奋剂教育准入工作指南》《反兴奋剂教育拓展活动及教育基地工作指南》《国家级纯洁体育教育讲师管理办法》等一系列制度性文件的颁布和实施，增强了反兴奋剂宣传、教育与预防的实效性和针对性。构建兴奋剂预防及风险防控体系对兴奋剂问题"零出现"有重要作用，需要建立食品、药品、营养品使用风险预警机制，及时解读《禁用清单》，做好治疗用药豁免申请、行踪信息申报规定的普及与执行。

本章阐述了开展反兴奋剂宣传教育的重要意义、工作机制和工作成效，围绕"三品"管理、"三品"教育、"三品"检测、治疗用药豁免，介绍了反兴奋剂预防工作机制。本章还分析了反兴奋剂宣传教育及预防工作存在的问题，并提出下一步工作思路。

111

一 反兴奋剂宣传教育

（一）开展宣传教育的重要意义

使用兴奋剂不仅违背奥林匹克公平原则，阻碍体育事业健康发展，更会对运动员身心健康造成严重伤害。加强反兴奋剂宣传教育，引导运动员牢固树立反兴奋剂意识，掌握反兴奋剂的基本知识，培养和践行"拿道德的金牌、风格的金牌、干净的金牌"的价值观，具有十分重要的意义。

反兴奋剂工作的基本原则是"预防为主、教育为本"。实践证明，在与兴奋剂的漫长斗争中宣传教育是更为有效的手段。2023 年 1 月 1 日起实施的《中华人民共和国体育法》第五十八条规定"县级以上人民政府体育行政部门组织开展反兴奋剂宣传、教育工作，提高体育活动参与者和公众的反兴奋剂意识"[①]。2021 年 7 月 21 日起实施的《反兴奋剂管理办法》第十六条也强调"各级体育行政部门、国家反兴奋剂机构、全国性体育社会团体、国家运动项目管理单位、运动员管理单位、全国综合性运动会组织机构应当重视和加强反兴奋剂宣传，积极与媒体合作，通过各种形式开展反兴奋剂宣传工作，全面推进反兴奋剂教育，共同构建反兴奋剂教育预防体系"[②]。

反兴奋剂教育内容包括体育精神、运动员及辅助人员的权利与义务、兴奋剂种类与危害、兴奋剂违规行为、行踪信息申报、"三品"兴奋剂风险防控、治疗用药豁免等。为提升体育运动参与者自觉抵制兴奋剂的意识，中国反兴奋剂中心重视宣传教育工作，专门设立教育预防部门，制定反兴奋剂宣传教育政策，形成了以反兴奋剂教育准入、教育拓展和教育讲座为主要模式，以纯洁体育教育讲师团为重要团队，以中国反兴奋剂教育

---

① 《中华人民共和国体育法》，中华人民共和国中央人民政府网站，网址：https://www.gov. cn/guoqing/2021-10/29/content_5647637. htm。

② 国家体育总局：《反兴奋剂管理办法》，2021 年 7 月 20 日。

平台（CADEP）、反兴奋剂中心官方网站、微信公众号及出版物为载体，以国家队运动员以及青少年运动员、体育院校学生、社会公众为对象的宣传教育工作体系。

亲民、多元、鲜活的形象能够增强宣传效果，反兴奋剂宣传形象有以"拿干净金牌"价值观为基础的体育精神云 LOGO、寓意"零出现、零容忍"的反兴奋剂卡通形象"零零"以及相关纪念品，宣传途径还包括反兴奋剂系列文化展、科普视频、图书、宣传画等。鲜活多样的宣传形式、简洁通俗的语言以及生动活泼的形象能够拉进与受教育者之间的距离，达到更好的教育效果。例如《"妨害兴奋剂管理罪"知多少》动漫微视频生动讲解了"妨害兴奋剂管理罪"的内容、目的和意义。《反兴奋剂知识问答》通过问答的形式，让运动员了解兴奋剂的危害并学会如何做好风险防控，获首批全国优秀体育科普作品。

（二）反兴奋剂宣传教育工作

1.制度体系及工作职责

构建完善的制度体系是反兴奋剂宣传教育取得实效的关键。《世界反兴奋剂条例》第 18 条明确了反兴奋剂教育的原则、主要目标、教育及协调合作等内容，为各国反兴奋剂机构提供了工作依据。中国早在 2004 年颁布的《反兴奋剂条例》中就明确要求各级政府体育主管部门加强反兴奋剂宣传、教育工作，提高体育运动参加者和公众的反兴奋剂意识。从 2008 年起，中国开始实施强制性的反兴奋剂教育资格准入制度，要求所有参加重大赛事的中国运动员必须接受反兴奋剂教育、通过考试并宣誓后才能获得参赛资格。2021 年颁布的《反兴奋剂管理办法》明确提出"预防为主，惩防并举"的工作原则，要求"各级体育行政部门、国家反兴奋剂机构、全国性体育社会团体、国家运动项目管理单位、运动员管理单位、全国综合性运动会组织机构应当重视和加强反兴奋剂宣传，积极与媒体合作，通过各种形式开展反兴奋剂宣传工作，全面推进反兴奋剂教育，共同构建反兴奋剂教育预防体系"。

2020 年 1 月 9 日颁布的《反兴奋剂教育工作实施细则》推动了"拿干净金牌"的反兴奋剂长效治理体系建设，帮助提高体育运动参与者自觉抵制兴奋剂的能力。该细则配套的三个指南性文件是《反兴奋剂教育准入工作指南》、《反兴奋剂教育拓展及教育基地工作指南》和《国家级纯洁体育教育讲师管理办法》，明确了反兴奋剂教育三种模式的实施路径、操作模式和工作流程，为各级各类反兴奋剂教育工作主体规范开展反兴奋剂教育工作提供政策支持，为高质量、高标准做好反兴奋剂教育工作指明了方向。

2. 组织体系及运行机制

反兴奋剂中心、地方各级体育主管部门、国家运动项目管理单位、运动员管理单位、赛事组织机构、体育类高校以及各级各类体育运动学校是反兴奋剂教育工作主体，负责开展反兴奋剂宣传教育工作。围绕反兴奋剂宣传教育工作，目前已形成国家层面打造样板、树立标杆，省市层面构建体系、夯实职责，国家队层面积极配合、加强交流的宣传教育工作机制。

从国家层面看，中国反兴奋剂中心开展反兴奋剂教育准入制度，建立"中国反兴奋剂教育平台"，实现省级以上赛事线上教育准入全覆盖，以"拿干净金牌"为主题，在重大国际国内赛事期间开展反兴奋剂教育活动，传播纯洁体育理念，大力弘扬中华体育精神。例如为做好成都大运会反兴奋剂教育工作，专门在赛场建设反兴奋剂教育基地，开展丰富多样、别具匠心的拓展活动，吸引世界各地的运动员和辅助人员。基地通过志愿者讲解，运动员绘画、写祝福语，兴奋剂检查器材陈列，宣传海报张贴，开展游戏、答题、留言等活动，让来访人员在轻松活泼的氛围中强化自觉抵制兴奋剂的意识和能力。

从省市层面看，依托"纵横交叉、上下联动"全覆盖的反兴奋剂组织体系，围绕教育管理，梳理领导链条，构建"科研引领、多方参与、开放融合"的资源、模式、团队、平台一体化的反兴奋剂教育新形态。截至 2023 年，共有国家运动项目管理单位反兴奋剂工作团队 34 个，省级反兴奋剂工作团队 31 个，反兴奋剂工作人员 3219 名，省级反兴奋剂机构有效发挥枢纽作用，确保反兴奋剂工作"专人盯""专人抓"。如山西反兴奋剂中心为在太原举行的全国场地自行车和空手道比赛进行反兴奋剂教育拓展活动，天津反兴奋剂中心为世界杯举重比赛进行反兴奋剂教育拓展活动。

从国家队层面看，加强与省市的合作与交流。国家队在省市集训期间，省级反兴奋剂机构主动与国家队合作，由省级反兴奋剂机构派出讲师，为国家队运动员进行专题培训。如天津市反兴奋剂中心为在天津集训的国家网球队运动员讲解行踪申报主体、填报注意事项以及如何避免违规等；山西省反兴奋剂中心为在太原集训的国家跆拳道队和空手道队运动员讲解风险防控体系中的"三品防控"，使运动员认识到什么是误服误用，怎样预防食品、药品和营养品的误服误用，确保教育工作全覆盖、无死角。

3. 宣教团队及教育内容

《体育法》"反兴奋剂"专章把反兴奋剂斗争的领域扩展到整个青少年和社会公众。体育系统、教育部门、社会媒体等都有开展反兴奋剂宣传教育的义务。其中纯洁体育教育讲师是开展反兴奋剂教育的重要力量，作为反兴奋剂知识的授课人、反兴奋剂教育活动的执行人和"拿干净金牌"理念的传播人，他们通过开展反兴奋剂宣讲、准入教育、拓展活动等，为推进"拿干净金牌"价值观教育的全覆盖、全周期、常态化、制度化做出了重要贡献。

纯洁体育教育讲师主要分为国家级、省级，截至 2023 年底，全国共有国家级纯洁体育教育讲师 240 人，省级纯洁体育教育讲师 1523 人。如表 6-1 所示，2017~2023 年，国家运动项目管理单位拥有的国家级纯洁体育教育讲师数量从 3 人增长至 58 人；省（区、市）国家级纯洁体育教育讲师从 14 人增加至 147 人，为开展日常宣传教育提供了强有力的人力和智力保障。2023 年国家级纯洁体育教育讲师开展教育活动共计 2000 场。

表6-1　国家队和省（区、市）国家级纯洁体育教育讲师数量变化情况

类型/年份	2017	2018	2019	2020	2021	2022	2023
国家运动项目管理单位国家级纯洁体育教育讲师数量	3	不详	不详	71	55	56	58
省（区、市）单位国家级纯洁体育教育讲师数量	14	不详	不详	117	145	145	147
国家运动项目管理单位和省（区、市）国家级纯洁体育教育讲师数量合计	17	不详	不详	188	200	201	205
国家级纯洁体育教育讲师总数	34	48	139	211	215	215	240
国家运动项目管理单位和省（区、市）人员占比（%）	50	不详	不详	89.10	93.0	93.5	85

资料来源：中国反兴奋剂中心。

宣传教育必须贯穿运动员和辅助人员职业生涯全过程，包括兴奋剂种类与危害、违规行为、行踪信息申报、"三品"兴奋剂风险防控、用药豁免、案例警示等，但由于运动员年龄、等级差别大，运动项目高危程度不同，必须因材施教，分类培训，才能提升反兴奋剂教育的科学性和适用性。例如针对业余体校、省级运动队和国家队，就有不同的教育目标和要求，对学生运动员，重点启蒙他们的反兴奋剂意识；对省级运动队运动员，重在增强反兴奋剂意识和能力；对国家队运动员，强调必须自觉维护纯洁体育环境（见表6-2）。

表6-2　不同教育对象的教育目标和教育要求

所处发展阶段	教育对象	教育目标	教育要求
业余体校（青少年俱乐部、中小学运动队）	学生运动员	培养"拿干净金牌"价值观，普及反兴奋剂知识，启蒙反兴奋剂意识。	运动员能够了解反兴奋剂基础知识，认识反兴奋剂与体育精神的关系，培育中华体育精神。

所处发展阶段	教育对象	教育目标	教育要求
省级运动队（职业俱乐部、大学高水平运动员）	体校运动员（即进入省或者直辖市运动队从事某项体育运动训练,但不属于国家级、国际级的运动员）	树立"拿干净金牌"价值观,认识个人行为与反兴奋剂的关系,增强反兴奋剂意识和能力。	运动员能够基本掌握反兴奋剂知识和相关专项技能,理解反兴奋剂对个人成长和职业发展的重要作用,增强自觉做好反兴奋剂工作、弘扬中华体育精神的使命感。
国家队	高水平运动员（国家级运动员和国际级运动员）	践行"拿干净金牌"价值观,理解反兴奋剂与国家的关系,自觉维护纯洁体育环境。	运动员能够全面掌握、灵活运用反兴奋剂知识和相关专项技能,理解国家反兴奋剂治理体系,树立反兴奋剂底线思维,将反兴奋剂意识和能力转化为行动自觉,强化责任担当。

资料来源：中国反兴奋剂中心。

4. 教育平台及宣传途径

（1）教育平台

中国反兴奋剂教育工作已经构建起官网、官微多个媒体平台的宣传矩阵,以权威、专业、实用、有趣的新闻报道、知识讲解、互动交流、在线测试、史料介绍等开展宣传,重点围绕兴奋剂司法解释、兴奋剂入刑、反兴奋剂领域重大决策、重要政策法规、工作创新等进行专题和深度报道,以多种形态的视频短片解读反兴奋剂知识,实现反兴奋剂知识在广大运动员、教练员及相关人员中的入脑入心。

中国反兴奋剂教育平台（以下简称"CADEP 平台"）已成为中国最具影响力的反兴奋剂在线教育平台,完成了奥运会、全运会、亚运会、青奥会等大型赛事的线上反兴奋剂教育准入工作,其"混合式教学""积分制教育"模式,打破时间、空间限制,成为反兴奋剂宣传教育重要的"全覆盖""常态化"技术保障平台。截至 2023 年底,CADEP 平台注册人数超过 66万人。

CADEP 平台还获得了国际认可，如中国羽毛球运动员和辅助人员在参加世界羽联赛事前可在 CADEP 平台接受反兴奋剂教育，取得的教育资格准入证书直接被世界羽联所认可。

（2）手机 App/微信小程序

手机 App 或微信小程序也是开展线上反兴奋剂教育的重要平台，目前运动员通过登录平台，完成线上学习和考试答题获取积分，已成为一种便捷、高效的反兴奋剂教育模式。例如，江苏省反兴奋剂 App "纯洁体育" 在省级体育部门覆盖率达到 100%，方便开展各项反兴奋剂教育学习活动；山东省基于微信小程序开发的反兴奋剂智慧管理平台设置了教育管理、行踪管理、兴奋剂检查、风险预警 4 个板块，有管理员、运动员、教练员三种移动端口，提升了当地反兴奋剂工作的智慧化水平。

（3）"送教下队" 服务

为提高参赛运动员及辅助人员自觉抵制兴奋剂的意识和能力，"送教下队" 是深受地方欢迎的教育模式。"送教下队" 服务能够解答运动员在赛事备战期间的各种疑问，为运动队兴奋剂问题 "零出现" 奠定坚实基础。例如，2023 年杭州亚运会反兴奋剂教育 "送教下队" 服务，设置了综合和专项两个类型，涵盖兴奋剂检查、行踪信息申报、三品兴奋剂风险防控等六个主题，国家队可根据队伍实际需要选定培训主题，由反兴奋剂中心开展订单式培训授课，达到凝聚合力、共促发展的实效。

5. 国际合作

做好反兴奋剂宣传教育工作的国际交流，有利于讲好中国故事，向世界展示中国反兴奋剂工作公开、透明和专业的形象，提升中国反兴奋剂的国际影响力。中国高度重视反兴奋剂教育的国际交流与合作，与多个组织、国家互信互通。如与国际反兴奋剂组织协会、挪威反兴奋剂机构、津巴布韦反兴奋剂机构、东南亚反兴奋剂机构、南亚反兴奋剂机构、国际单项体育联合会等开展反兴奋剂教育讲座和交流研讨，分享中国关于反兴奋剂教育的思考和做法。通过加强中日韩三国业务交流，以及帮助朝鲜、津巴布韦、蒙古国等国家开展反兴奋剂相关工作，推动世界范围内反兴奋剂科学研究和技术进步。中国还积极承担国际反兴奋剂事务，做好海外宣传。如中国反兴奋剂中心官员作为世界反兴奋剂机构教育委员会委员，积极宣传中国的反兴奋剂工作，并为国际反兴奋剂教育工作发展建言献策。

为搭建国际交流和宣传阵地，增强互信，中国反兴奋剂中心主动作为，举办以"科技助力反兴奋剂"为主题的国际反兴奋剂工作专业研讨会。会议融合了文字、语音、视频等多种宣传方式，通过新华社、《人民日报》、中央电视台、中国国际广播电台、《中国日报》等大型媒体以及《科技日报》《中国禁毒报》等开展跨领域立体报道，赛事内幕（Inside the games）、脸书（Facebook）和推特（Twitter）等境外媒体纷纷转发转载相关新闻，在国际和国内社会产生积极而广泛的影响，很好地宣传展示了中国反兴奋剂工作的良好形象。

（三）反兴奋剂宣传教育工作成效

1. 准入制度全面覆盖

《反兴奋剂教育工作实施细则》要求运动员及运动员辅助人员在入队、注册以及参赛前，必须接受反兴奋剂教育，通过完成学习、考核、承诺、审批等准入环节，方能取得资格。[1]

各省区市、协会层层压实责任，认真落实反兴奋剂教育主体责任，认真做好赛事反兴奋剂教育参赛资格准入工作。省级反兴奋剂工作主要涉及三种准入：一是国家级赛事准入，国家级赛事准入通过中国反兴奋剂教育平台（CADEP）组织参加当年国家级赛事的运动员和辅助人员准入活动；二是省级赛事准入，主要是组织参加省级赛事的运动员和辅助人员进行反兴奋剂教育准入，涵盖人数较广、工作量较大；三是其他类型的准入，主要指运动员入队准入、注册准入。准入不合格不能入队或注册，需重新参加反兴奋剂教育培训，直到合格为止。

反兴奋剂教育准入作为反兴奋剂教育模式的核心，实现了运动员和辅助

---

[1] 国家体育总局：《反兴奋剂工作实施细则》，2020年1月9日。

人员赛前必教育，人人过关，无一遗漏的"全覆盖"，此项制度自 2009 年由国家体育总局设立以来，取得良好的教育效果及社会影响。2023 年全国共计开展反兴奋剂教育准入 813 场，覆盖人数达到 214081 人次。其中杭州亚运会期间共有 3473 人（运动员 2108 人，辅助人员 1365 人）在杭州亚运会反兴奋剂教育准入专区完成学习和考试，确保了参赛人员反兴奋剂教育准入工作人人过关、无一遗漏。

2. 教育基地遍布各地

反兴奋剂教育基地是反兴奋剂教育拓展活动在训练基地、展览馆等场所进行的延伸和固化。近五年，为加强反兴奋剂宣传教育工作，提高运动员及辅助人员的反兴奋剂意识，国家运动项目管理单位、运动员管理单位以及体育类高校等各级各类体育组织积极建设反兴奋剂教育展厅，按照流程设置签到区、答题区、视频观看区、视频展示区、桌面游戏区、投屏游戏区、互动游戏区、签名合影区、宣传品领取区，组织各类宣教拓展活动。

依托反兴奋剂教育基地的各类教育拓展活动主题鲜明，遍布各大体育赛事、训练基地、学校等场所。例如国家体育总局游泳中心在国家队游泳训练馆一层设置反兴奋剂教育拓展文化墙，以反兴奋剂工作的指示批示精神为核心，采取视频、动画等多媒体形式，讲解国家队运动员需要注意的三品防控、兴奋剂违规等知识和问题，加强国家队运动员及辅助人员的反兴奋剂意识，提升反兴奋剂教育的常态化效果。第十四届全运会上海市代表团举办"捍卫纯洁体育　决战决胜全运"反兴奋剂专题教育活动，运动员和辅助人员约 1000 人参加了活动。活动现场搭建了体育精神长廊，通过走进"纯洁体育"之门、接受体育精神长廊洗礼、签署反兴奋剂承诺书、面向国旗集体宣誓等教育仪式，传递"拿干净金牌"理念，增强了参赛人员的荣誉感、责任心以及对反兴奋剂工作的认知度和防控能力。北京冬奥会将反兴奋剂宣教活动地点设置在冬奥会各兴奋剂检查站内，实现兴奋剂检查和反兴奋剂教育同步的效果。活动以"纯洁体育与体育精神"为主题，通过张贴"体育精神"主题海报，开展签名墙签名、留言活动，下发反兴奋剂教育主题的宣教折页、贴纸和宣传品等形式，向参赛运动员及辅助人员传播纯洁体育理念，宣传和弘扬体育精神。世界反兴奋剂机构、国际检查机构也受邀参与活动，给予活动大力支持。

3.拓展活动形式多样

反兴奋剂教育拓展活动是在体育赛事、训练基地、学校及社会体育等活动中，通过开展线上线下知识问答、互动游戏、展览展示、签名合影留念等多种方式，将反兴奋剂知识以寓教于乐的形式进行传播的教育活动。拓展活动旨在普及反兴奋剂知识，提高体育运动参与者自觉抵制使用兴奋剂的意识和能力，宣传"拿干净金牌"理念，弘扬中华体育精神。

立足"拿干净金牌"理念，各省区市不断创新教育路径，提升反兴奋剂教育成效，例如山西将教育拓展活动及"公平竞赛日"结合，通过运动员和教练员亲笔写下对"公平竞赛"的理解，增强反兴奋剂斗争意识。江苏举办"纯洁体育，从我做起"宣传海报设计大赛，让每个运动员和辅助人员参与到活动中，调动了参与者的积极性，以达到反兴奋剂教育入脑、入心、入行的目标。上海体育宣讲团志愿服务队开展"牢记总书记嘱托　拿干净金牌"反兴奋剂知识问答互动活动，参与上海新闻广播《十万个为什么》节目录制，向社会公众普及反兴奋剂知识，传播"拿干净金牌"理念。北京实施反兴奋剂宣传教育"六进"（进训练单位、进运动队、进训练馆、进食堂、进宿舍、进家庭）全覆盖，拍摄首个反兴奋剂科教片《勇敢说不》，并与北京广播电视台合作开发"北京反兴奋剂新媒体宣传矩阵"。山东实行"把、突、管、促、抓"5法反兴奋剂教育（一把入口、二突重点、三管日常、四促延伸、五抓整治），拍摄《山东体育反兴奋剂"双零"行动》宣传教育片，在微信小程序上设置教育管理板块，将反兴奋剂纳入全民禁毒宣传，开展了"守护纯洁体育　誓拿干净金牌"作品有奖征集活动。浙江制作反兴奋剂宣传片并在地铁上开展公益宣传。四川开展"长鸣警钟，常怀警惕"反兴奋剂警示教育"五个一"活动（一次主题党日学习活动、一次线上教育学习、一次知识测试、一篇心得体会、一次自查自纠）。

为结合本地实际加强宣传教育，各地因地制宜，推出不同的培训主题，丰富教育形式。例如陕西省联合省内博物馆推出"红色体育基因与纯洁体育精神有机结合"主题教育活动，将反兴奋剂教育工作与树立个人诚信、拼搏精神、职业素养等思想教育活动相结合，帮助运动员与辅助人员深入理解反兴奋剂工作的必要性，提高运动员和辅助人员的政治站位。2023 年，全国共开展反兴奋剂教育拓展活动 804 场（见表 6-3）。

表 6-3　反兴奋剂教育拓展活动统计

年份	2020	2021	2022	2023
拓展活动数量	154	218	606	804

数据来源：中国反兴奋剂中心。

（四）存在问题与对策

为深入贯彻"预防为主，教育为本"的原则，中国反兴奋剂相关机构能够多形式传播纯洁体育理念，提高运动员思想认识水平，引导他们自觉抵制使用兴奋剂，但整体看还存在一些问题。

1. 主要问题

一是宣传教育不到位。由于政策执行存在上热中温下凉的现象，基层尤其是边远地区由于预算限制，反兴奋剂教育活动开展数量偏少，反兴奋剂宣传教育的效果不佳。二是教育资源针对性待加强、价值观教育待深入。与毒品宣传教育相比，现有教育资源还不能完全满足不同发展阶段的体育运动参与者的需要，缺乏专门针对儿童、青少年的宣教材料，低龄体育运动参与者较难理解"拿干净金牌"的价值观内涵和反兴奋剂工作的重要性。三是传播手段待拓展。面向网络时代，官微、视频号、抖音、哔哩哔哩等多渠道的新媒体宣传途径还不多。四是防范意识还存在薄弱环节。青少年运动员正处于塑造人格、价值观形成的时期，思想观念不成熟、易波动，防范意识相对薄弱。在常态化宣传教育的情况下，依然会发生网购化妆品、点外卖等行为，从而造成兴奋剂违规风险的增大。五是基层缺乏专业人才。基层尤其是偏远地区因为反兴奋剂宣传教育专业人才缺乏，宣传教育不足，运动员可能会出现误服、误用兴奋剂的情况。

2.解决对策

一是扩大宣传覆盖面，贯彻落实《体育法》《反兴奋剂管理办法》《反兴奋剂教育工作实施细则》相关规定，认真组织开展反兴奋剂宣传、教育工作，提高体育活动参与者和公众的反兴奋剂意识。主动联合相关部门，深入运动队、青少年群体、中小学校开展反兴奋剂宣传教育。推进反兴奋剂教育进校园工程，将反兴奋剂教育纳入体育课、思政课或道德法律中。

二是开发多元化教育资源。加强教育科研、教育标准、教育资源建设，形成可持续发展的教育内涵建设运行机制。继续优化反兴奋剂教育体系，形成"科研引领、多方参与、开放融合"的资源、模式、团队、平台一体化的反兴奋剂教育新形态。要重视家庭和学校的教育作用，向大众普及兴奋剂基本知识，调动社会力量帮助运动员树立正确的态度与人生观价值观。

三是拓展传播手段，扩大反兴奋剂宣传教育的广度，重视网络媒体宣传途径，通过拍摄制作反兴奋剂宣传片、微视频等手段，更为生动地传播反兴奋剂理念和知识，以大众喜闻乐见的方式做好反兴奋剂宣传工作。加强省区市、国家体育总局项目中心、国家单项协会反兴奋剂教育基地建设，打造集教育应用、资源发布、数据管理于一体的纯洁体育云平台，不断创新宣传模式，持续扩大教育活动覆盖面，面对面、点对点开展宣传教育。在重大、突发事件上主动引导舆论，澄清不实报道，提升反兴奋剂工作的透明度和公信力。

四是增强青少年运动员的防范意识。加大青少年反兴奋剂教育工作力度，针对运动员群体的年龄特征研制不同的教育方式、教材及教学形式，开设灵活多样的反兴奋剂课程和讲座，提高运动员学习反兴奋剂知识的兴趣，增强青少年运动员的防范意识。

五是加强基层和体校反兴奋剂专业人才的培养，建好纯洁体育教育讲师团队，增强教练员、教师等群体作为"引路人"的责任意识与担当。

六是加强舆情监控和研判。反兴奋剂舆情监测要覆盖境内外主要国际体育组织、反兴奋剂机构、境内外主要媒体网站和社交媒体平台，通过全天候收集反兴奋剂领域的重大决策部署、重大活动事件舆情动态、社情民意等，准确了解舆情动态，为正确分析、研判舆情发生原因和发展趋势提供准确的情报信息。

二 反兴奋剂预防

构建反兴奋剂风险防控体系对兴奋剂问题"零出现"有关键作用。兴奋剂预防及风险防控是一个系统工程，需要建立食品、营养品使用风险预警机制，研发运动员安全用药查询系统，及时发布年度《禁用清单》并开展相关政策规定解读，做好治疗用药豁免申请的培训和管理等。

（一）三品防控体系

非故意使用含兴奋剂食品营养品等导致中国运动员兴奋剂阳性事件时有发生，包括肉食品污染导致的克仑特罗阳性，运动营养食品污染导致的利尿剂、类固醇、刺激剂阳性，以及少数含去甲乌药碱食品导致的阳性等。三品防控是兴奋剂风险防控的重要环节，做好三品防控能够防范兴奋剂误服误用事件发生，有效降低兴奋剂违规发生率。

1. "三品"管理

反兴奋剂"三品"管理就是对食品、药品和营养品的管理。《大型赛事食源性兴奋剂防控工作指南》《大型赛事肉食品兴奋剂检测工作建议》《反兴奋剂中心关于加强肉食品克仑特罗风险防控的通知》《反兴奋剂中心关于加强食品、营养品兴奋剂风险防控有关事宜的通知》《反兴奋剂中心关于加强去甲乌药碱阳性风险防控有关事宜的通知》等文件，旨在有效预防运动员遭遇食源性兴奋剂问题，严禁运动员、教练员及其他辅助人员私自购买、携带或使用药品和营养品。运动队必须规范食品、药品、营养品、保健品采购、接收、保管等工作程序，建立运动员药品营养品档案和台账，明确发放、保存、使用、留样流程，确保使用过程可追溯。

食品管理注重从细节入手，避免食源性、药源性兴奋剂事件发生。运动员严禁外出就餐、食用外卖食品和网购食品，外出比赛要在组委会指定的餐厅就餐，严格防范食物中克仑特罗、去甲乌药碱等β2-激动剂残留或污染导致运动员非典型性结果甚至阳性事件的发生。各省市运动队要对猪、牛、羊肉食品做兴奋剂检测，确保合格的肉食品上餐桌。运动员餐厅严禁采购猪、牛、羊等动物内脏，肉食品出入库需严格登记，肉食品必须留样备查。

在就医及药品管理方面，要求运动员外出就医需准确记录就诊、用药情况。就医时须有队医陪同，就医时必须表明运动员身份，防止出现药源性兴奋剂事件。涉及处方药范围的，须保留好医生开具的处方。如果医生因无法找到替代药物，必须使用违禁成分药品时，运动员需按照治疗用药豁免要求和程序进行申请。

营养品管理的重点是规范营养品发放方法及登记要求，建立入库制度，做好营养品台账备用备查。禁止未经允许擅自提供营养品供运动员使用。

另外，化妆品可能带来的兴奋剂风险也需要高度重视。随着功效美妆概念的火热，各类含禁用成分的化妆品层出不穷。化妆品种类繁多且在日常生活中使用频率高、渗透率高，一旦误用将对运动员职业生涯造成巨大打击，运动员因误用含禁用成分的涂抹类产品而被禁赛的情况屡有发生。尽管市场监管在不断加强，但很多违法添加成分存在检测难度大、检测时间长等困难，在一定程度上增加了监管难度。

2023年杭州亚运会举办前，浙江省健康产品化妆品行业协会发布《化妆品中23种兴奋剂含量的测定高效液相色谱—串联质谱法》团体标准，这23种兴奋剂包括已列入《化妆品安全技术规范》且有相关标准的禁用原料目录，如地塞米松等糖皮质激素，也有已列入禁用原料目录但未出台相关标准的原料，如麻黄碱、大麻酚类等，该项团体标准能够帮助运动员最大限度防范风险，保障运动员权益。

2. "三品" 教育

为减少因三品原因导致的兴奋剂阳性事件，需不断加强运动员三品风险防范教育。

一要教育运动员诚实守信，树立正确的价值观和道德观，遵守职业道德和行业规范，增强自律性，自觉接受监督和管理。要培养运动员的防范意识，帮助他们学会识别食品、药品和营养品，熟知三品违规的严重后果，避免使用不当。运动员要对进入自己身体的食品、药品和营养品负责，切勿使用他人从包装中取出的食物、药丸、胶囊、饮料、营养品或其他产品；凡是开封并脱离视线的饮料不喝，不常见的品牌饮料不喝，不熟悉的水果不吃。

二要教育运动员知法懂法，熟知并严格遵守相关法律法规，明确自身权利和义务，知晓违规行为的严重后果，面对各种诱惑和压力要保持清醒和冷静。要懂得维护自身权益，就诊时要亮明运动员身份并提醒医生不使用含兴奋剂的药品，保留好医疗记录，防止因使用不当造成违规。

三要教育运动员掌握基本的营养知识，知道如何合理搭配饮食，选择适合自己的营养品，并注意控制摄入量。在使用补剂时要格外谨慎，应咨询专业运动营养师或医生，确保补剂的成分安全、合法且不含有兴奋剂。

四要加强案例教育。三品违规案例也是很好的教育素材，借助生动鲜活的案例开展警示教育，能够让运动员深刻体会到违规使用三品的严重后果。身边的真实故事能让运动员真切感受到违规的代价，在无形中达到更好的教育效果。

3. "三品"检测

为加强三品安全检测监控，必须不断提高"三品"检测水平。食品药品营养品成分检测包括蛋白质、脂肪、碳水化合物、维生素、矿物质等的检测，主要用以评估食品的营养价值和质量，确保原料药、辅料、添加剂、农药残留、重金属、真菌毒素、包装材料等符合相关法规和标准要求，保证三品的安全性。其中肉样克仑特罗检测还能为调查运动员阳性的确切来源和市场治理提供有力证据。

中国食品药品检测实验室成立于2009年，主要开展食品、药品和保健食品中的禁用物质检测以及食源性兴奋剂检测和研究工作。实验室通过了中国合格评定国家认可委员会的认可和中国国家认证认可监督管理委员会国家计量认证，自2010年以来开展运动员"三品"检测，有效避免了运动员食源性兴奋剂事件的发生。

在肉食品和营养品检测服务中，通过新方法研发、检测灵敏度提升、检测面扩大等，能够很好地加强食源性兴奋剂风险防控，为食源性兴奋剂"零出现"保驾护航。为强化三品使用风险预警机制，须加大三品市场抽样力度，扩大检测样本的类型和检测禁用物质种类，拓宽市场调研深度和广度。中国食品药品检测实验室不断完善质量管理体系，提高检测灵敏度和准确性，加强标准品建设，探索毛发、贴膏剂等新的检测方法研究，持续提升检测水平和能力。

（二）治疗用药豁免

治疗用药豁免是指运动员因治疗目的确需使用《禁用清单》上列出的禁用物质或禁用方法，依照治疗用药豁免的有关规定提出申请并获得批准的，出现检测结果阳性，使用或企图使用，持有、施用或企图施用兴奋剂的情形不按兴奋剂违规处理。运动员治疗用药豁免是反兴奋剂工作的重要组成部分，是维护运动员合理权益的体现。

申请治疗用药豁免时，运动员需要提交治疗用药豁免申请表、运动员身份证明文件、医师或其他专业技术人员出具的说明使用禁用物质或禁用方法的医学或其他证明材料。在获得治疗用药豁免委员会批准之前，运动员不得使用任何禁用物质或禁用方法。

运动员需要在规定的时间内将完整申请材料提交给反兴奋剂中心。治疗用药豁免委员会将在收到完整的申请材料后进行审核，如果申请被批准，运动员可以使用豁免的禁用物质或禁用方法。如果申请被拒绝，运动员不得使用任何禁用物质或禁用方法。

中国反兴奋剂中心负责审核中国体育代表团药物清单，根据常规检测、市场调研和辅助调查的结果，及时发布食品、药品和营养品兴奋剂警示通知，保障运动员三品使用安全。运动员可以通过"运动员安全用药查询系统"，确保自身备战期间的用药安全。

（三）存在问题及对策

通过实践探索，中国反兴奋剂预防工作健全了组织体系，完善了规章制度，理清了管理链条，明确了职责分工，取得了一定成绩，但依然存在一些问题，制约了反兴奋剂预防工作的有效开展。

一是防控体系建设还存在薄弱环节，相关规章制度的执行力度还需要加强。随着反兴奋剂形势的发展，还要加强教育宣传、落实监管制度、推动国际合作、开展科学研究、完善组织管理体系、强化运动员监管，进一步完善反兴奋剂风险防控体系，修订和完善相关制度，根据运动项目竞技特点及时发现并梳理兴奋剂风险点，制定风险预防和应急工作措施，对违反规定的行为进行严厉打击。

二是食品、药品、营养品涉及的种类繁多，仅靠抽检难以全面掌握三品状况，监管范围难以覆盖更多环节，在基层还存在"三品"管理和监督的漏洞。应统筹风险防控工作，加大基层监管力度，拓展风险防控覆盖面，建立任务清单，深入基层定期监督和评估三品风险防控质量。

三是检测技术水平还需要提高，除传统检测方法外，要加强科研攻关，重视科技手段应用；积极与相关国家和地区的反兴奋剂机构合作，及时获取三品防控前沿信息，充分借鉴国内外先进经验；要利用大数据、人工智能等手段，研发毛发、贴膏剂等更便捷的检测技术，并确保检测结果的准确性和公正性。

结　语

反兴奋剂宣传教育工作的"全覆盖、全周期、常态化、制度化"，有利于向运动员、教练员和社会大众普及和宣传反兴奋剂知识及相关规则，让"拿道德的金牌、风格的金牌、干净的金牌"的意识扎根于每位体育人心中，让纯洁体育之花盛开在体育赛场。

反兴奋剂预防工作的重点是建立食品、药品、营养品三品风险防控体系，防范兴奋剂误服误用事件发生，有效降低兴奋剂违规发生率。运动员、运动队要熟知并严格遵守相关法律法规，通过安全用药查询系统、用药豁免申请等做好三品防控工作。

　　面向未来，要更深入和广泛地开展反兴奋剂宣传教育和培训，增强运动员、教练员、观众和社会公众对兴奋剂的认识并了解其危害性。要加强三品防控体系建设，建立健全规章制度和监管机制，利用大数据、人工智能等技术手段提高三品监督技能，更好地保障运动员身心健康，确保公平竞赛。

第七章　中国兴奋剂检查与调查

兴奋剂检查和调查工作是兴奋剂管制过程的组成部分，是确保体育比赛公平、公正的重要手段，该项工作由中国反兴奋剂中心负责。兴奋剂检查涉及审批、实施和监督各级各类体育组织的委托检查，组织实施综合性运动会检查工作，招募、认证、培训、选派和考核检查官，录入和管理检查相关信息等；兴奋剂调查工作包括收集整理、研究分析和处理兴奋剂有关情报信息，建立情报信息系统，对可能存在的兴奋剂违规进行全面调查或开展跨部门联合调查，还涉及兴奋剂源头治理工作。

本章梳理了兴奋剂检查与调查的重要作用、制度建设、方法手段、人员职责、流程步骤等，解释了行踪信息管理、生物护照研判机制，介绍了查处体系、违规案件调查机制以及联合执法和专项整治工作。

一　兴奋剂检查与调查概述

（一）兴奋剂检查

1. 检查主体

兴奋剂检查是兴奋剂管制过程的组成部分，包括制定检查计划、样本采集、样本收存，以及将样本传送至实验室。兴奋剂检查是指为防止运动员使用禁用物质与方法，根据体育组织的有关规定，在比赛前、比赛后或不比赛时，组织专门的检测人员，按照严格的标准化程序，对采集的运动员尿样或血样进行检测分析，以确定是否含有违禁物质或使用了违禁方法。根据《体育运动中兴奋剂管制通则》（体科字〔2014〕168 号），中国反兴奋剂中心有权对所有具有中国国籍的、居住在中国的、持有中国证件的、属于中国各级各类体育组织成员的以及在中国境内的运动员实施赛内和赛外兴奋剂检查。兴奋剂检查要确保检查过程合法合规、操作流程规范严谨、样本真实有效。

中国兴奋剂检查的主体是国家反兴奋剂机构，即中国反兴奋剂中心，其负责确定兴奋剂检查程序和标准，管理兴奋剂检查工作人员，组织实施兴奋剂检查，指导和监督委托兴奋剂检查的开展等工作。中国奥委会、中国残奥委会、省级反兴奋剂机构、全国性和省级体育社会团体、赛事组织机构、体育社会团体和组织可以委托中国反兴奋剂中心实施检查，中国反兴奋剂中心也可以授权其他反兴奋剂组织实施检查。任何单位和个人不得组织未经国家体育总局、中国反兴奋剂中心或者其授权管理单位批准的兴奋剂检查。

2. 政策制度

为规范兴奋剂检查工作，2023 年 1 月 1 日实施的《中华人民共和国体育法》第五十七条强调"反兴奋剂机构及其检查人员依照法定程序开展检查，有关单位和人员应当予以配合，任何单位和个人不得干涉"①。

《反兴奋剂条例》规定国务院体育主管部门对全国性体育竞赛的参赛运动员实施赛内兴奋剂检查，并可以决定对省级体育竞赛的参赛运动员实施赛内兴奋剂检查；对在全国性体育社会团体注册的运动员实施赛外兴奋剂检查。其他体育竞赛需要进行赛内兴奋剂检查的，由竞赛组织者决定。

《反兴奋剂管理办法》规定兴奋剂检查包括列入国家年度兴奋剂检查计划的检查，经国家反兴奋剂中心批准或者同意的委托检查，以及国家体育总局指定或者授权开展的其他检查。②

《运动员行踪信息管理实施细则》（体反兴奋剂字〔2021〕204 号）、《兴奋剂检查人员管理办法》（体反兴奋剂字〔2023〕90 号）、《大型赛事兴奋剂检查站相关工作规范（暂行）》（体反兴奋剂字〔2019〕546 号）、《反

---

① 《中华人民共和国体育法》，中华人民共和国中央人民政府网站，网址：https://www.gov.cn/guoqing/2021-10/29/content_5647637.htm。

② 国家体育总局：《反兴奋剂管理办法》，2021 年 7 月 20 日。

兴奋剂中心关于试运行开展无纸化兴奋剂检查的通知》（体反兴奋剂字〔2022〕289 号）、《反兴奋剂中心关于开展干血点兴奋剂检查的通知》、《大型赛事食源性兴奋剂防控工作指南》（体反兴奋剂字〔2021〕584 号）、《反兴奋剂中心关于胸腺肽类药品风险防控事宜的通知》（体反兴奋剂字〔2017〕661 号）等制度文件对检查官管理、行踪信息申报、"三品"风险防控、监督检查、委托检查等工作进行规范，确保检查过程合法合规、操作流程规范严谨、样本真实有效。

3. 兴奋剂检查的作用

兴奋剂检查能起到有效的威慑作用，在反兴奋剂工作中肩负重要使命，自世界各国开展反兴奋剂工作以来，兴奋剂检查就一直是各国高度重视的关键环节。兴奋剂检查也是确保中国体育代表团兴奋剂问题"零出现"的坚强保障，是贯彻落实兴奋剂问题"零容忍"态度的有效措施。

当前形势下，兴奋剂检查仍是遏制、打击违规滥用兴奋剂的有力武器。随着国际反兴奋剂斗争的深入开展，兴奋剂检查工作必须根据政策环境、操作规范、标准更替、检测技术要求变化等不断调整优化。

（二）兴奋剂情报和调查

1. 情报与调查工作

《反兴奋剂规则》（2021 版）第 51~53 条规定："国家反兴奋剂机构应当建立情报数据库，及时对情报进行分析和评估，为制定和实施检查计划提供帮助，为调查可能存在的兴奋剂违规提供证据和线索。"① 情报信息有助于识别出兴奋剂使用的潜在风险以及可能存在的违规模式，也能够为调查人员提供关键的证据和线索，有助于迅速而准确地查明事实真相。建立情报数据库不仅能提升兴奋剂检查的针对性和效率，还能为违规调查提供有力支持。第 52 条规定："反兴奋剂组织应当对阳性检测结果、非典型性检测结果、生物护照阳性结果和其他可能存在的兴奋剂

---

① 国家体育总局：《反兴奋剂规则》，2020 年 12 月 28 日。

违规开展调查。"违规调查也是维护体育竞赛公平性和保护运动员健康的重要措施，通过调查有助于发现和处理兴奋剂违规行为，确保所有运动员在公平的环境中竞争。

加强反兴奋剂工作中调查和情报收集工作是兴奋剂管制的重要环节。仅靠兴奋剂检查不足以发现所有兴奋剂违规情况，也就是兴奋剂检查仅能发现禁用物质和禁用方法，但对于其他类型的违规行为，只能通过收集和调查"非检测性"的情报信息加以确认和追查。据世界反兴奋剂机构统计，约30%的兴奋剂违规事件是通过兴奋剂调查发现的，其中近一半的调查、情报和证据收集工作是在兴奋剂检查中完成的。[①] 这一数字为加强兴奋剂情报和调查工作提供了有益借鉴。情报和调查工作除了为检查计划制订提供导向和依据，帮助其开展更加有针对性的检查，而且情报和调查的信息和结果还可以用于为教育、结果管理、科学研究乃至反兴奋剂政策制定等其他反兴奋剂活动提供参考。

国际上看，情报和调查工作开展较晚，还处于发展完善的过程中。世界反兴奋剂机构对兴奋剂调查越来越重视，目前已经在起草独立的《情报和调查国际标准》，通过在全球开展能力提升项目来增强全球反兴奋剂组织的情报和调查工作能力，并促进全球情报共享合作。

2.兴奋剂调查的作用

现有兴奋剂检查手段在隐蔽性违规行为查处方面缺乏效力，通过兴奋剂调查能够填补兴奋剂检查功效单一的缺点。兴奋剂检查主要涉及使用违禁物质和违禁方法，无法涵盖兴奋剂持有、交易等深层次违法行为，利用情报信息探究事实的调查机制，能与检查机制形成合力，进一步挖掘证据和线索，提升打击效能。

兴奋剂检查程序中的不足和瑕疵往往难以被发掘，若不注重审视检查环节的程序瑕疵，可能使运动员蒙受不白之冤。独立于兴奋剂检查的调查机制为查明程序瑕疵提供了机会和制度保障。兴奋剂调查既可以保障运动员救济

---

① 梁静：《新政策环境下兴奋剂检查的重要性》，《体育科技》2015 年第 6 期，第 66~68 页。

途径的完整性，也可以更加全面、立体地溯源兴奋剂违规行为。兴奋剂调查机制不仅能够补强兴奋剂检查结果的准确性、可靠性，还具有担保兴奋剂检查正当性的程序价值。将调查和情报收集工作与兴奋剂检查工作结合开展，能够更好地发挥反兴奋剂违规查处工作的效能。

二　兴奋剂检查工作

（一）兴奋剂检查计划

《体育运动中兴奋剂管制通则》（体科字〔2014〕168号）第二十五条规定："反兴奋剂组织应当基于对运动项目的风险评估，合理考虑运动项目、运动员类别、检查类别、样本采集类型、检测类型之间的优先关系，制定和实施合理、有效、灵活、有针对性的检查计划。"[①]

兴奋剂检查计划是国家体育总局依据《反兴奋剂条例》和兴奋剂检查规则，在与有关单项体育联合会、竞赛组委会进行磋商的基础上，对兴奋剂检查工作做出的计划部署和具体安排，包括确定受检运动员的数量、挑选受检运动员的方法等。兴奋剂检查计划是反兴奋剂组织实施兴奋剂检查和检测的工作指南。

兴奋剂检查计划是整个兴奋剂检查工作的开始，也是兴奋剂检查工作的基础，制定有效的兴奋剂检查计划，能够提高兴奋剂检查的资源利用效率，提高检查针对性和监控范围，确保长期持续监控，对兴奋剂检查工作乃至整个反兴奋剂工作都有非常重要的意义。

1. 检查计划的制定

兴奋剂检查计划的制订是一个严谨而系统的工程，需要综合考虑多种因素，参照世界反兴奋剂机构相关技术文件，中国兴奋剂检查计划的制订大致涉及8个环节。

[①]　国家体育总局：《体育运动中兴奋剂管制通则》，2018年5月30日。

（1）运动项目兴奋剂使用风险分类

首先需要确认不同运动项目的兴奋剂风险，以便在资源有限的情况下聚焦风险较高的运动项目。根据运动项目的体能需求、赛内阳性率、赛外阳性率、国际阳性率、奥运会成绩、竞赛特点，将运动项目分为高危、中危和低危项目，其中田径、举重、游泳、自行车等属于高危项目，射击、射箭、足球、篮球等属于中危项目，曲棍球、手球、网球、棒球等属于低危项目。检查覆盖全部奥运项目，也有非奥项目，每年覆盖超过 60 个运动项目。

（2）注册检查库运动员的筛选

注册检查库是指反兴奋剂中心制定的以最高优先级别进行监管的国家级运动员名单。每年年初制订年度兴奋剂检查计划之前，相关工作人员会把该运动项目上一年的国内、国际成绩整理出来，获得较好成绩的运动员会被列入注册检查库。经过评分选出的目标运动员也会被列入注册检查库。随后再根据各项目分配的具体检查数量，确定对项目内每名运动员的检查时间以及检查类型。

（3）检查库运动员的筛选

检查库是指反兴奋剂中心制定的以优先级别进行监管的国家级运动员名单。根据运动员等级的不同，会安排不同程度的兴奋剂检查。

（4）特定禁用物质及检测类型的分配

不同运动项目竞技特点各不相同，对运动员体能要求也不一样，因此提高特定体能需求所使用的禁用物质也是有所区别的。对于耐力型项目如长距离自行车、长距离田径、长距离游泳等，会在常规检测之外加查 EPO（促红细胞生成素）等提高耐力水平的禁用物质；对肌肉力量和爆发力有很高需求的项目如田径的田项、举重、短距离游泳等，会加查 HGH（人体生长激素）等禁用物质；对需要稳定性的运动项目如射击、射箭，会加查 β 阻断剂等禁用物质；对控体重项目如举重、拳击、柔道等，会加查利尿剂等禁用物质。

（5）运动项目赛内外检查计划比例分配

除非国际单项体育联合会或赛事组织机构另有规定，否则赛内是指从运动员参赛的前一天晚上 11：59 开始，直至该比赛和与之相关的样本采集程序结束为止的一段时间。赛外指任何非赛内的时间段，可在运动员比赛之外的任何时间、任何地点对运动员实施事先无通知的检查，相对于赛内检查，赛外检查具有很强的保密性和突然性，是国际上认为更有威慑力的检查方式。但部分项目赛内使用兴奋剂效果更好，如射击、射箭项目，因此在确定全年赛内和赛外兴奋剂检查计划时，会综合考虑不同项目的竞赛特点来安排赛内、赛外兴奋剂检查比例。

（6）赛内检查计划的制定

多数赛事的赛内检查计划是根据成绩排名确定的，一般会规定一个必查范围，如对前 3 名或第 1 名实施检查，其余运动员实施随机抽查。对一些特殊的比赛如晋级赛或资格赛，赛内检查会针对录取或晋级名次末尾附近的运动员进行检查。根据不同比赛的实际情况，制定相应的赛内兴奋剂检查计划的挑选原则，对有效实施赛内兴奋剂检查有很重要的意义。

（7）赛外受检运动员的挑选

对于高危项目，赛外检查以注册检查库内运动员为主，根据库内运动员评分等级确定全年检查总数。在重点项目比赛实时监控中若发现成绩异常的库外运动员，也会实施检查。对中危和低危项目也会制定一定数量的检查计划。在特殊的运动会年，会加大相关运动员赛外检查力度。中国反兴奋剂中心每年制定了年度赛外兴奋剂检查计划后，在全年的执行中，会根据每年的实际情况做出具体的调整，确保科学有效的赛外兴奋剂检查。

（8）赛外检查时间安排

在明确各项目年度检查数量，以及检查库运动员数量后，会进一步制定每名运动员当年的检查时间，一般会分体能储备阶段、赛季阶段以及重大比赛前准备阶段，每个阶段会制订兴奋剂检查计划。中低危项目的兴奋剂检查计划会集中安排在重大比赛前的准备阶段。确定了不同阶段的检查安排后，会制定具体的检查日期及检查时间安排。一般会根据运动员上报的行踪信息，确认其每天的训练、休息、旅途信息，再根据具体情况对运动员进行检查。

2. 检查计划的实施

兴奋剂检查计划制订完成后，由兴奋剂检查工作人员严格依照计划，按照程序收集运动员的尿样和血样。

（1）尿样检查流程

通知运动员。除特殊情况及合理情况外，检查官采用事先无通知的检查。运动员是第一个接到通知，知道自己被选中接受样本采集的人；检查官应有样本采集机构提供的官方证明文件，证明有权对运动员收取样本，如检查机构出具的授权书、兴奋剂检查官证件；运动员在兴奋剂检查记录单的通知部分签名表明接受通知；运动员应随时随地接受对其有兴奋剂检查权的反兴奋剂组织要求的兴奋剂检查；兴奋剂检查、调查工作人员履行职责时，有权进入体育训练场所、体育竞赛场所、运动员和辅助人员住地等，有关单位和人员应当予以配合，不得拒绝、阻挠。

到兴奋剂检查站报到。运动员在接受通知后应尽快到检查站报到；在合理的条件下，运动员可以请求延迟报到，前提是在检查官/陪护员的陪护下。合理条件包括：参加颁奖仪式、接受媒体采访、参加后续比赛、放松运动、接受必要的医学治疗、寻找代表和/或翻译、寻找带有照片的身份证明。

在兴奋剂检查站候检。运动员应遵守候检室内的纪律，禁止吸烟、拍照、录像和大声喧哗；运动员可以饮用检查站提供的矿泉水、饮料，但禁止过量饮水。

准备提供样本。接受尿样检查至少需要提供 90 毫升的尿样，运动员认为自己已经准备好了时向检查官示意。

监督排尿。运动员佩戴一次性手套或在用清水洗手后从至少三个取样杯中挑选一个；提供尿样前，运动员应配合将自己的衣物调整到合适的位置，将衣袖卷到肘部、上衣提起至胸部、裤子褪至膝部，保证检查官能够无障碍观察到整个尿样提供的过程。

挑选样本瓶。运动员从至少三套密封的样本瓶中挑选一套，并检查样本瓶包装是否完整。

封装样本。将提供的尿液分装在两个样本瓶中，保证 A 瓶尿量达到 60

毫升和 B 瓶尿量达到 30 毫升；将两个样本瓶密封完好。

测量尿比重。样本密封之后，将取样杯中剩余的尿液滴在比重仪棱镜部分，静置 30 秒后进行尿比重检测；当尿量不足 150 毫升且尿比重不足 1.005 或尿量不少于 150 毫升且尿比重不足 1.003 时，运动员需要再次提供一份新的尿样。

（2）血检/干血点检查流程

根据血检类型的不同，运动员应在训练或比赛后一段时间内接受检查；运动员在提供样本前 10 分钟内保持双脚落地的正常坐姿，以保证血检指标正常。

采集干血点样本时，血检官应选择运动员中指或无名指进行指尖采血，将干血点扇贝芯片采血器材对准穿刺点，血液将随通道流至通道尽头。血检官将干血点扇贝芯片合页进行折叠，将通道的血液通过圆点全部转移至滤纸上生成血点。将 A 和 B 滤纸卡托抽出，并将其按照预弯折线进行弯折，拉入扣位内，并将折好的 A 和 B 滤纸卡托分别放入 A 和 B 防篡改盒的凹槽中。检查官指导运动员依次将防篡改盒和防篡改袋密封，并放入铝箔纸袋避光保存。

（二）兴奋剂检查人员

兴奋剂检查人员是维护"纯洁体育"的重要力量。兴奋剂检查人员是指经中国反兴奋剂中心培训和授权，负责开展或协助开展兴奋剂检查的人员，包括检查官、血检官和陪护员。

检查官：是指开展兴奋剂检查的人员，可以完成兴奋剂检查环节所涉及的任何活动，包括样本采集、样本收存、样本传送至实验室等环节。检查官资格认证有效期为 1 年。

血检官：是指具有采血资质，在兴奋剂检查中采集运动员血液样本的人员，负责血液样本采集和与之相关的后续运动员护理工作等。血检官资格认证有效期为 1 年。

陪护员：是指执行兴奋剂检查中以下一项或多项特定任务的人员，包括通知运动员、陪护运动员、见证和监督运动员提供样本等。陪护员资格认证有效期根据中国反兴奋剂中心授权其完成的具体兴奋剂检查任务的时限进行确定，最长不超过 1 年。

兴奋剂检查人员要在国家相关法律法规、《世界反兴奋剂条例》、《检查和调查国际标准》以及《中国兴奋剂控制质量体系管理手册》的规范下开展工作。目前，中国反兴奋剂中心通过招募、培训、认证、级别评定、选派、监督、考核和奖惩等一系列工作建设了一支规模已达 1100 余人的检查官队伍，分布于全国 30 余个省、自治区、直辖市及澳门特别行政区。

（三）样品采集、收存及运送

兴奋剂检查是兴奋剂管制过程的组成部分，包括样本采集、样本收存、样本传送至实验室等环节。

样本采集。样本采集有尿样检查和血液检查两种取样方式。无论赛内检查还是赛外检查，运动员被告知要接受兴奋剂检查后，应在兴奋剂检查记录单的通知部分上签字，并在第一时间前往兴奋剂检查站，同时应随身携带本人的有效证件，例如身份证、参赛证、注册证等。在进入兴奋剂检查站后，运动员应听从兴奋剂检查官的提示，按提示操作。在填写兴奋剂检查记录单时，运动员应根据记录单上的要求填写最近数日内服用的药物和营养品名称。实施兴奋剂检查时，应当有 2 名及以上检查人员参加。检查人员履行兴奋剂检查职责时，应当出示兴奋剂检查证件；在赛外向运动员采集受检样本时，还应当出示按照兴奋剂检查规则签发的一次性兴奋剂检查授权书。

样本收存。检查官保证按照相关标准储存样本，确保每个样本的一致性、完整性和安全性。如果可能，尿液样本应在低温下储存，避免存放在温热处。血液样本应保存在 2~12℃ 的环境下。

样本传送。检查官按照相关标准将样本传送至实验室，并记录样本的传送链。传送过程应保持样本的完整性，并减小由于诸如时间推迟和极端天气变化等因素造成的样本降解的可能性。

（四）兴奋剂委托检查

兴奋剂委托检查包括以下三类：第一类：各省、自治区、直辖市、解放军体育部门及行业体协等运动员管理单位委托的检查。第二类：全国性单项体育协会委托的检查，包括全国性单项体育协会委托的列入当年全国体育竞赛计划中在国内举办的国际比赛检查，以及委托方提出的国内比赛和赛外检查。第三类：其他社会团体、赛事组织方等委托的检查。

反兴奋剂中心负责受理和批准委托检查申请，并承担管理和监督的职责。

开展第一类、第二类委托检查的单位应严格按照批准的检查计划收取样本，并将全部样本送交兴奋剂检测实验室进行检测。开展第三类委托检查的单位有权指定世界反兴奋剂机构认可的实验室进行样本检测。

委托检查的相关单位应配合兴奋剂检查工作的实施并提供相应的便利条件。

（五）运动员行踪信息管理

1. 运动员行踪信息库

运动员行踪信息管理是指对运动员的行踪进行跟踪和记录，以便进行赛外兴奋剂检查。行踪申报是运动员应知应会的重要内容，入库的运动员必须申报行踪，包括住宿地址、时间安排、比赛日程、旅途详细信息等，并做好外出请假、销假等手续，避免违规受罚。

运动员行踪信息库包括注册检查库、检查库和其他运动员行踪信息库三类，由中国反兴奋剂中心及各国际单项协会负责，会依据运动员成绩、项目用药风险性等多种因素，建立用于实施比赛和赛外兴奋剂检查的运动员注册名录。注册检查库是指反兴奋剂中心制定的以最高优先级别进行监管的国家级运动员名单。检查库是指反兴奋剂中心制定的以优先级别进行监管的国家级运动员名单。其他运动员行踪信息库是指反兴奋剂中心制定的需要进行监管但未被列入注册检查库和检查库的运动员名单。注册检查库和检查库会根据运动员状态及成绩适时调整。中国反兴奋剂中心会定期更新并公布两类检查库，并通知相关方。新检查库公布前，原库有效。入库运动员变更注册单位，需书面通知反兴奋剂中心，其间需持续申报行踪。

2. 违规判定

如果运动员未如实申报或更新行踪信息，将被视为兴奋剂违规，并可能面临禁赛处理。依照《结果管理国际标准》和《检查和调查国际标准》，注册检查库运动员的下列行为构成违反行踪信息管理规定：一是运动员本人或其委托的第三方未在规定时间内申报行踪信息，或申报的行踪信息不完整、不准确、不详细，导致中国反兴奋剂中心未能在其申报的时间和地点找到运动员接受检查，运动员将被判定为未按规定申报行踪信息；二是未能在指定日期的 60 分钟建议检查时段内出现在所申报的地点接受检查，运动员将被判定为错过检查。

注册检查库运动员 12 个月内 3 次未按规定申报行踪信息或错过检查，依照《反兴奋剂规则》第十三条违反行踪信息管理规定，将被判定为兴奋剂违规。检查库运动员 12 个月内 2 次未按照规定申报行踪信息，将被列入注册检查库。其他运动员行踪信息库运动员未按照相关要求申报行踪信息，反兴奋剂中心将依照公布该行踪信息库的通知中的规定对其做出适当处理。

运动员应该认真对待行踪信息申报工作，遵守相关规定和程序，确保准确、完整、及时地申报和更新行踪信息，若出现填报失败、错过检查或提供虚假行踪信息、逃避或故意干扰兴奋剂检查等情形或行为，根据具体情节，将按照逃避、拒绝或未能完成样本采集，篡改或企图篡改兴奋剂管制环节等兴奋剂违规处理。例如某田径运动员 2019 年 12 月 13 日前往北京通州看望家人，委托单位反兴奋剂工作人员在反兴奋剂管理系统（ADAMS）帮其申报了前往北京通州的行踪信息。12 月 16 日，该运动员在没有向单位报告的情况下，私自前往长春办事，也未及时更新行踪信息。在 12 月 21 日的赛外兴奋剂检查中，运动员接到检查官电话时，因担心被单位发现自己私自外出，谎称自己于 12 月 20 日晚上前往天津，因为疏忽忘记更新行踪信息，并提供了其在天津的定位。随后检查官根据定位前往天津寻找并联系运动员，此时运动员才承认自己实际在长春。运动员在与检查官沟通过程中，因未如实报告行踪信息且提供虚假位置，严重误导检查官，构成兴奋剂违规。该运动员在后续调查中主动承认违规行为，积极配合调查，认错态度较好，最终根据听证会结论受到禁赛1年的处罚。

（六）运动员生物护照

运动员生物护照最先由国际自行车联盟（UCI）于2008年提出，以应对自行车项目滥用兴奋剂的问题。这种新型的反兴奋剂手段可以帮助长期、不定期地检测运动员，从纵向水平上分析和对比数据。运动员生物护照项目使兴奋剂检查更具针对性、科学性和有效性，同时提高了兴奋剂检查的威慑性，是对现行手段的一种补充。

生物护照是一种电子生物信息记录，首先收集每位运动员的血液样本和尿样，对血液和尿液进行检测，对某些检测指标的数值进行统计分析，通过长期不定期的检测，收集数据建立数据库，从纵向水平上分析、对比，通过生物指标的变化判断运动员是否使用了禁用物质或方法。相比直接检测违禁物质的传统兴奋剂检查手段，生物护照可以通过生物指标的变化来判断运动员是否存在违规行为，能够有效打击使用血液兴奋剂的行为。

为确保生物护照项目实施的公正性、科学性和权威性，2012年2月，中国反兴奋剂中心生物护照评估委员会正式成立。成员由来自反兴奋剂、临床血液学和运动生理学等领域的专家组成，专门负责对受检运动员相关指标变化进行评估，并独立、客观反馈评估意见。

根据世界反兴奋剂机构要求，自2019年起生物护照评估管理工作由北京兴奋剂检测实验室负责，该实验室于2019年11月获得世界反兴奋剂机构的生物护照管理单位（APMU）认可资质，开始承担生物护照评估和管理工作。实验室积极发挥生物护照的情报导向作用，年均处理生物护照异常信息千余份，根据可疑信息及时做出加查、追查等处理，调整、优化检查方案。

三 兴奋剂调查工作

（一）兴奋剂违规调查

1. 违规调查启动

反兴奋剂组织应当对阳性检测结果、非典型性检测结果、生物护照阳性结果和其他可能存在的兴奋剂违规开展调查。

运动员样本检测结果阳性的，运动员管理单位应当首先开展调查，提供有关证据；涉及省级或省级以下运动队的，有关省级反兴奋剂机构应当参与、指导和监督调查；运动员本人及有关人员应当配合调查，解释说明阳性的原因。中国反兴奋剂中心审核证据，给予必要的指导和帮助，认为有必要的，可以直接开展调查。

兴奋剂检查过程中发现当事人涉嫌兴奋剂违规的，中国反兴奋剂中心及其他实施检查的反兴奋剂组织应当开展调查，收集证据，确认兴奋剂违规是否成立；运动员及其管理单位应当配合调查。中国反兴奋剂中心可以授权省级反兴奋剂机构开展调查。

反兴奋剂组织接到举报信息后，经初步核实，认为可能存在兴奋剂违规的，应当进一步开展调查。其他有关组织应当及时将举报信息和调查情况通报中国反兴奋剂中心。

2. 违规调查内容

对兴奋剂违规或者可能存在的违规开展调查，包括对涉嫌或确认违规的运动员、运动员辅助人员（教练员、领队、队医、科研人员等）、运动员管理单位领导、运动员的队友、运动员家属等进行调查，内容涉及是否存在使用兴奋剂及其他违反反兴奋剂规定的违法行为，调查过程中，运动员本人及相关人员应当配合。

调查结果将按照具体情况用于检查、结果管理、教育等反兴奋剂活动；在调查中发现的兴奋剂违法行为及其他不属于管辖范围等相关情况应移交给执法部门或其他有关部门。

违规调查要注重证据收集并确保证据的真实性、完整性、有效性以及合法合规性。

（二）兴奋剂情报工作

兴奋剂情报收集是指反兴奋剂机构通过各种手段收集和分析有关运动员使用兴奋剂的信息，以发现可能存在的兴奋剂违规，进而打击兴奋剂的使用。

随着新的兴奋剂类型层出不穷，兴奋剂的使用日益隐蔽化，利用情报收集实施有针对性的检查，获取兴奋剂违规的证据，能够提升兴奋剂管制的效率，并从源头上查处兴奋剂的来源、方法及违法人员等信息。

2015 年，《世界反兴奋剂条例》的新规定促使世界反兴奋剂机构专门设置情报与调查部门，旨在以情报方法提高其开展调查、与执法机构合作和保护举报人的能力。情报与调查部门不同于其他部门，在世界反兴奋剂机构内独立运作，以确保机密性，在调查潜在的反兴奋剂违规行为、与执法部门合作阻断大规模兴奋剂链条、减少违禁物质的贩运方面发挥着积极作用。该部门拥有一支在执法、调查和体育领域的专业团队，其部分职责是调查线人和举报人提出的指控。

中国反兴奋剂中心于 2017 年设置了专门的情报调查部门，负责反兴奋剂有关的情报信息的收集整理、研究分析和处理，情报信息与系统的建立；对可能存在的兴奋剂违规开展调查；参与兴奋剂源头治理，并与执法部门进行合作开展联合调查。

情报调查工作通过反兴奋剂管理系统（ADAMS）、运动员信息系统、教练员信息系统、互联网、智慧管理平台等收集信息，建立相关人员情报档案。情报搜集渠道包括设置举报邮箱和电话，招募和培养反兴奋剂情报分析人员，与国际、国内相关组织合作共享情报线索，建设情报信息数据库等。例如 2022 年北京冬奥会期间，为加强与国际检查机构的信息和情报共享，北京冬奥组委与国际检查机构、国家体育总局、公安部、海关总署、中国反兴奋剂中心共同签署《合作备忘录》，各方建立反兴奋剂调查信息和情报共享系统，在共同打击兴奋剂违法违规领域开展合作，以对兴奋剂违规起到发现与威慑作用，保护运动员的身心健康，维护体育竞赛的公平。

（三）联合调查与专项整治

2021年3月1日起施行的妨害兴奋剂管理罪是《刑法修正案（十一）》增加的罪名，此后兴奋剂涉刑案件线索明显增加。为加强源头治理，必须拓宽调查方法，推动与执法部门联动办案。

联合执法能够有效提升兴奋剂源头治理和综合治理水平。例如开展打击暗网销售兴奋剂原料违法犯罪的专项治理，对网络销售兴奋剂、学校体育和社会体育领域滥用兴奋剂等问题进行联合执法，专项整治，制定专项治理方案，与体育主管部门、公安机关、药监、市场监管等部门在线索核查、案件移交、证据固定等方面进行全面合作，严厉查处兴奋剂的非法供应渠道，严格禁止兴奋剂非法流通，严厉打击兴奋剂非法生产、销售等违法犯罪行为。

四　存在问题与对策

（一）兴奋剂检查工作

我国兴奋剂检查工作还存在一些问题，受检测资源限制，运动员检测覆盖面还不广，另外，新型兴奋剂的出现往往领先于检测技术发展，技术研发需要加强；检查流程还不够标准化，流程、操作、记录等环节需要进一步规范；还未能充分利用大数据和人工智能技术提高检查效率。

为强化兴奋剂检查工作，一要加强技术研发投入，引进先进检测技术和设备，推动新技术、新方法的研发和应用，提高检测的准确性和效率。二要完善检测体系与机制，加强检测资源调配，制定更加统一严格的检测标准和流程，提高检测覆盖率和准确性。三要建立完善的数据收集和分析系统，利用大数据和人工智能技术提高风险管理的效率和准确性。

（二）情报和调查工作

我国情报和调查工作全球起步相对较晚，全球资源投入严重不足，相对可以借鉴的经验较少，这项工作仍在不断发展完善中，存在相关工作与反兴奋剂宣传教育的结合还不足、调查机制规范性不足、与执法部门和其他部门间衔接有待加强等问题，另外，也需要进一步规范调查活动的监督制约机制，否则会损害调查工作的公正性和权威性。

为做好调查工作，一要建立健全兴奋剂调查机制，明确调查启动标准、流程和证据收集标准，确保调查结果的准确性和公信力。二要积极与世界反兴奋剂机构及其他反兴奋剂组织合作与交流，学习借鉴先进经验和技术手段。三要加强对调查人员的专业培训和管理，提高其专业素养和能力。四要加强部门间的沟通与协作，建立健全情报信息共享机制，确保情报信息能够及时有效地共享和利用。同时，加强对情报信息的分析和评估工作，为制定和实施检查计划提供有力支持。五要加大对兴奋剂调查活动的监督制约力度，建立健全监督机制和举报机制，对不当行为或违规行为进行及时查处和纠正。

结　语

兴奋剂检查是兴奋剂管制过程的组成部分，能起到有效的威慑作用，是遏制、打击违规滥用兴奋剂的有力武器。兴奋剂检查计划是反兴奋剂组织实施兴奋剂检查和检测的工作指南，制订有效的兴奋剂检查计划，能够提高兴奋剂检查工作的资源利用效率，提高检查针对性和监控范围。

兴奋剂检查和调查工作在维护体育竞赛公平性和保护运动员健康方面发挥着重要作用。检查的威慑作用，使运动员不敢轻易尝试使用兴奋剂，兴奋剂调查能够填补兴奋剂检查功效单一的缺点，通过收集和分析情报信息，为调查可能存在的兴奋剂违规提供证据和线索。通过建立情报数据库，能够及时对情报进行分析和评估，为制定和实施检查计划提供帮助，提升兴奋剂检查的针对性和效率。兴奋剂检查和调查在维护体育竞赛公平性和保护运动员健康方面发挥着至关重要的作用。它们通过不同的方式和手段，共同构建了一个更加公正、公平、健康的竞技环境。

通过多年努力，中国兴奋剂检查和调查机制日益健全，检查和调查措施不断深入，检查规模和覆盖面处于世界前列，工作成效显著。未来要继续完善制度和规范标准，减少实际操作中的争议和困难，加强各部门之间的沟通协作及情报信息共享，通过与宣传教育衔接，努力形成全社会共同抵制兴奋剂的良好氛围，全面提升检查和调查工作的质量和效果，维护竞技体育的公平。

第八章 中国兴奋剂检测工作

兴奋剂检测是反兴奋剂工作的重要技术环节，兴奋剂检测技术和质量管理直接影响着兴奋剂控制整体工作链的有效性。兴奋剂检测实验室是反兴奋剂工作的重要组成部分，主要负责兴奋剂常规检测（包括体育比赛、赛外检查和国外送检尿样的兴奋剂检测）、方法开发、方法确认、国际和国内实验室间比对及能力验证（考试），贯彻执行最新版 ISO/IEC 17025、WADA实验室国际标准质量体系要求等，为反兴奋剂工作开展提供技术支持和保障。中国兴奋剂检测实验室从无到有再到不断发展，完成了一系列管理和技术革新。近十年来，实验室年检测数量呈逐年升高态势，2012 年中国兴奋剂检测数量为12000 多例，至 2023 年，检测量已突破 26000 例。北京兴奋剂检测实验室不仅高质量完成了东京奥运会、北京冬奥会中国体育代表团的赛前兴奋剂筛查任务，还圆满完成了包括北京冬奥会、冬残奥会、亚运会、大运会、全运会等各类赛事在内的赛内和赛外兴奋剂检测工作。实验室多名检测专家先后在世界反兴奋剂机构专业工作组任专家委员，逐步提高国际话语权，参与了大量世界反兴奋剂机构国际标准的修订，也主导编写了部分国际标准的技术文件。以上成果均得益于国家层面的大力支持，中国兴奋剂检测技术水平大幅提升、兴奋剂检测方法开发和质量管理体系日趋完善。

一 兴奋剂检测实验室的特殊地位

（一）兴奋剂检测技术难度大

兴奋剂检测是一项技术含量高，涉及运动员运动生命的高难度工作，检测工作对运动员的运动生命负有法律责任，只有准确定量并判断是否超出允许水平，才能保证检测工作的公正有效。其难度主要表现在三个方面：一是随时需要不断根据全球发生的案例扩充和更新需要检测的目标化合物；二是检测的灵敏度要求高，通常为纳克甚至皮克每毫升的水平；三是要区分外源引入的内源性物质。

（二）必须获得国际认可资格

兴奋剂检测实验室是国际奥委会医学委员会为了保证兴奋剂检查结果的准确性和可靠性，避免在检测过程中出现误差，从20世纪80年代初开始逐步建立起的全球考核系统。每个新成立的实验室必须通过一系列的严格考试，才能获得国际奥委会医学委员会授予的国际检测资格。在取得这一资格后，每年还必须参加一次复试，才能取得当年的国际检测资格。北京兴奋剂检测实验室是目前中国唯一取得世界反兴奋剂机构认可的从事兴奋剂检测的专门机构。

（三）实验室必须符合独立性的要求

世界反兴奋剂机构格外强调实验室的独立性，要求实验室应建立并保持独立运行于反兴奋剂组织之外，以确保其在能力、公正性、判断力或运作诚实性上的高度可信。此规定旨在保持实验室技术上的权威性，避免检测结果受其他因素影响，在运动员或相关人士对检测结果有质疑或争议时，确保检测结果在法律上具有说服力和诚信度。

（四）WADA 直接负责对实验室的监控

WADA 实验室国际标准规定，WADA 认可实验室必须每年参加质量控制考试。如果一年内出现两次 WADA 考试样品的假阴性结果，实验室检测资格将被暂停。相关条款规定，作为预先或不预先通知的评审/检查，WADA 有权要求实验室提供实验室文件和/或要求实验室或由 WADA 选定的其他实验室重新分析某些 A 瓶和/或 B 瓶样品。实验室若要持续保持 WADA 认可资质，必须做好随时接受 WADA 评审或检查的准备。且在常规操作或为赛事进行样品检测时，不能有丝毫的疏忽，否则一旦重新检测的结果与之前的结果不符，会导致 WADA 对实验室的操作程序乃至整个国家反兴奋剂体系运行机制的质疑。

（五）需时刻保持与 WADA 和全球同行紧密沟通

兴奋剂检测实验室是全球反兴奋剂行业中非常重要的一环，实验室主任必须随时保持与国际同行的交流沟通，保持检测技术水平、质量体系与时俱进，随时与国际同行保持统一。WADA 国际标准中还强制要求，主任必须及时地向 WADA 汇报实验室运行中发生的问题、各类科研进展、样品的异常情况、可能应用于提高运动成绩的新药物的发现等方方面面的异常情况或信息。

（六）行为受到严格限制

实验室只能接受和分析已知来源的、属于兴奋剂控制规划范畴的、来自由国内和国际体育管理机构所组织赛事的样品。这些机构包括国家和国际单项体育联合会、国家奥委会、国家体育协会、大学和其他相关组织。实验室员工或顾问不得就技术或方法向运动员或其他人提供咨询、建议或信息，以掩蔽检测、改变新陈代谢、抑制禁用物质或其标记物的排泄以及禁用方法的方式逃避阳性结果。除仲裁听证会外，禁止实验室员工或顾问向运动员或其团队提供有关检测方法的信息，以协助运动员逃避对使用的禁用物质或禁用方法的检测。这些规则虽然限制了实验室及员工的权利，但也帮助实验室规避了风险，减少了违规的可能性。[1]

二　兴奋剂检测实验室的建设及成效

（一）实验室发展历程

中国兴奋剂检测实验室诞生于 20 世纪 80 年代。1984 年 9 月，亚奥理事

---

[1]　董颖、何珍文：《兴奋剂检测实验室国际新标准的施行与诠释》，《北京体育大学学报》2013 年（第 36 卷）第 4 期。

会投票决定由北京举办 1990 年第 11 届亚运会，为了圆满举办新中国成立以来的第一个综合性国际体育赛事，国家体育运动委员会决定筹建中国自己的兴奋剂检测实验室。1986 年 10 月，国家体委正在筹建中的运动医学研究所与中国医学研究院药物研究所签署合作协议，共同建立中国的兴奋剂检测中心。1987 年 7 月，国家体委运动医学研究所成立，中国兴奋剂检测中心（以下简称为检测中心）是其中重要的业务组成部门。

检测中心建立之初，国家拨款从国外购置了色谱仪、质谱仪等精密仪器。当时各方面条件非常艰苦，一切都要从头开始。没有药物代谢数据，科研人员就把自己当作受试者，忍受各种药物副作用带来的影响，留尿样分析，逐步建立了上百种违禁药物的完整数据库。大家齐心协力，克服了各种困难，仅用一年多的时间就掌握了几百种违禁药物及其代谢物的分析方法。

兴奋剂检测实验室必须通过国际奥委会（IOC）医学委员会组织的一系列考试才能获得认可，成为有国际检测资质的兴奋剂检测机构。同时，每年必须通过复试才能取得下一年的检测资格。中国兴奋剂检测中心的研究人员发扬艰苦奋斗、勤俭节约的精神，克服重重困难，以优异的成绩通过了 IOC 的资格考试，并于 1989 年 12 月成为当时全球第 20 个、亚洲第 3 个、发展中国家首个 IOC 认可的兴奋剂检测机构。自此，中国兴奋剂检测中心成为国内唯一有能力承担国际、国内兴奋剂检测任务的机构，并一直保持 IOC 医学委员会及世界反兴奋剂机构的认可资格。实验室 1997 年 8 月通过国家技术监督局的计量认证，2000 年 11 月通过中国实验室国家认可委员会认可。

2001 年 7 月，北京成功申办 2008 年第 29 届夏季奥运会。为顺利完成北京奥运会兴奋剂检测任务，2007 年 11 月，国家体育总局反兴奋剂中心正式成立，中国兴奋剂检测中心更名为中国兴奋剂检测实验室，搬入新落成的独立实验楼，在行政上隶属反兴奋剂中心，接受反兴奋剂中心的统一管理，在业务上按照国际国内标准，独立开展兴奋剂检测工作。

2019 年，世界反兴奋剂机构更新了《实验室国际标准》，其中要求从 2022 年 1 月 1 日起，所有 WADA 认可的兴奋剂检测实验室与反兴奋剂机构、政府体育部门等能够向其施加压力并影响其公正性的机构之间必须保持相对独立。为确保 2022 年北京冬奥会反兴奋剂工作的顺利进行，2021 年 12 月，中国兴奋剂检测实验室从反兴奋剂中心被移交至北京体育大学，并更名为北京兴奋剂检测实验室（以下简称为"北京实验室"）。

2022 年，北京实验室获得独立法人资质，在国际国内相关标准框架下，按照"依托单位主建、实验室独立运行"的组织模式，围绕兴奋剂检测和科研创新，创建"科研理念先进、管理机制健全、检测团队优化、仪器设备精良、优势特色鲜明"的集检测、科研、教学和社会服务多功能于一体，致力于打造具有示范和引领作用的世界一流兴奋剂测试中心和研究基地。

除北京实验室外，中国的第二家兴奋剂检测实验室——上海兴奋剂检测实验室也在积极筹建当中，已于 2021 年初完成实验楼宇的修建。北京实验室与上海实验室签署了"帮扶"协议，持续组织培训交流。目前，上海实验室经过前期筹备和检测方法开发，已获得 WADA 批准的候选（Candidate）实验室资格，认可程序正在有序进行。

（二）实验室体系建设

北京实验室依据 ISO/IEC17025 体系以及 WADA 实验室国际标准实验室体系建设，拥有各类大型现代化分析测试仪器设备，实现兴奋剂检测项目全覆盖。

1. 培养专业人才队伍

北京实验室有兴奋剂检测及相关管理人员 30 余人，会聚了国内优秀的药学、分析化学、生物化学以及管理和保障等相关专业人才，其中绝大部分拥有硕士研究生、博士研究生学历。北京实验室注重人才队伍的培养，针对不同工作年限的职工和在读研究生分别建立系统培训和学术交流体系。通过开展入职员工集体培训、新员工和研究生业务培训和学习交流、大赛志愿者及援建实验室人员培训和考核、组织人员比对实验、组织员工参加国内仪器应用培训、赴国外 WADA 认可实验室参加业务学习、参加科隆兴奋剂检测技术年会等形式，持续推进专业技术队伍建设，建立可持续发展的人才培养机制，为北京实验室提供人才保障。2022 年 4 月，北京实验室荣获党中央、国务院北京冬奥会、冬残奥会突出贡献集体表彰。2022 年获全国体育事业突出贡献奖。

2. 统筹仪器设备管理工作

北京实验室拥有符合检测要求的相关精密仪器。北京实验室为所有自有及租借仪器设备建立了档案，仪器经过方法确认后方能投入常规兴奋剂检测中。同时，指定专人管理仪器，并定期按程序进行仪器校准和期间核查，确保仪器使用期间状态稳定，保证检测结果准确。

3. 完善质量管理体系

北京实验室自 2017 年起调整了质量组人员组成，由独立于常规检测流程的工作人员专职开展质量管理工作。质量组根据年度质量控制计划独立安排添加内部双盲质量控制样本。这些质量控制样本覆盖 WADA 禁用清单中全部禁用物质类别，在检测人员不知晓的情况下，由专门人员插入检测流水线中，与常规样品一起完成检测，以保证检测质量可控。至今，北京实验室准确无误地报告了 WADA 的单盲"考试"、血检"考试"以及双盲"考试"。内部双盲质控和 WADA 外部各类质控的准确检出，体现了实验室检测结果的高准确率，为保障中国代表团兴奋剂问题"零出现"打下坚实基础。

4. 注重实验方法开发

北京实验室紧密联系实际，开发及更新检测方法，科研成果显著。近几年完成了实验室运行所必需的 20 余项检测方法开发和 170 余项兴奋剂类物质的方法更新；申请并完成了多项 WADA 及国家体育总局课题，发表多篇英文 SCI 论文和中文核心期刊论文。有两名检测专家受聘于 WADA 实验室专家委员会及专业技术工作组，参与对境外实验室认可资质的评审，向全球各国实验室发放标准参考物质，并参与国际标准编制和修订、境外实验室整改、全球 WADA 考试结果判定等事项，提升了北京实验室在国际同行间的影响力和话语权。

（三）实验室主要业绩与成效

1. 取得事业单位独立法人资质

根据世界反兴奋剂机构发布的实验室国际标准的独立性要求，为确保北京冬奥会反兴奋剂工作的顺利进行，北京实验室在 2022 年 1 月 1 日前自中国反兴奋剂中心移交至北京体育大学。在紧密备战冬奥会的同时，移交双方火速成立工作专班，科学论证实际工作需求，完成实验室章程、人财物管理办法等一系列各项规章制度，顺利完成法律移交，为实验室圆满完成北京冬奥会代表团筛查和赛内兴奋剂检测工作奠定坚实基础。移交后的首次亮相，获得全球同行的高度认可，受到世界反兴奋剂机构的书面赞誉，还获国务院冬奥突出贡献集体奖。冬奥会后，北京实验室于 2022 年 5 月 1 日完成人事移交，并于同年 7 月以北京体育大学作为举办单位获批事业法人单位。为更好地完善独立法人治理体系，实验室集体起草、发布了涉人事、物资、科研等一系列管理细则。

2. 圆满完成各项赛事筛查和赛内检测任务

实验室全力保障一系列赛事的中国代表团赛前筛查和在华赛事的赛内"双线"检测任务。遇国内举办的重大国际赛事，实验室临时组建含 WADA 认可的国际资深检测专家、精密仪器厂家工程师、实验室信息管理系统工程师、研究生、志愿者在内的大型团队协同作战，检测工作改为"工厂流水线"模式，全员实施无周末无节假日的轮班制，按照每天工作 20 小时的早晚轮班制，圆满完成密集的赛事检测任务。以 2023 年亚运会为例，筛查阶段样品平均报告天数为 5.24 天，亚运会赛内 48 小时至 72 小时内完成检测报告，远短于国际标准建议的 20 天，检测效率列世界首位。

3. 持续推进科研工作

实验室在科研工作方面也取得了长足进步，除维持实验室运行所必需的 20 余项检测方法开发和 170 余项兴奋剂类物质的方法更新外，还发表多篇英文 SCI 论文；有两名检测专家受聘于 WADA 实验室专家委员会、EPO技术工作组，参与对境外实验室认可资质的评审，向全球各国实验室发放标准参考物质，还参与国际标准编制和修订、境外实验室整改、全球WADA 考试结果判定等事项，稳步提升实验室在国际同行间的影响力和话语权。

三　兴奋剂检测实验室的管理运行

北京实验室作为中国唯一具备世界反兴奋剂机构认可资质的兴奋剂检测实验室，成立三十多年来承担着中国代表团参加各级国际赛事的兴奋剂筛查任务，圆满完成了在中国举办的奥运会、亚运会、大运会、全运会等国内外重大赛事的赛内兴奋剂检测任务，也很好地完成了日常兴奋剂检测任务。十年间，年检测样品数量增加了一倍。2023 年共计检测样品超过 23000 例。北京实验室管理水平和检测能力的提高，为高质量完成兴奋剂检测任务提供了坚实的保障。

（一）科学判定兴奋剂阳性检测结果

兴奋剂检测实验室收到尿样后应尽快完成检测分析。如果 A 瓶尿样的分析结果为阳性，必须立即书面报告有关当局。兴奋剂检查机构的官员在检查核对后，应立即书面通知有关单项体育联合会，然后再按规定程序通知运动员及其代表团的官员，并尽快确定 B 瓶尿样的检测分析（复检）在同一个实验室进行，但由不同的人操作。反兴奋剂机构、有关单项体育联合会和运动员所属代表团均可派人观察检测分析过程。如果 B 瓶的检测分析结果仍为阳性，则该运动员的兴奋剂检查结果即被判定为阳性。

（二）优化检测能力，提高检测效率

实验室必须不断开发高通量兴奋剂检测方法，持续优化检测能力。WADA 每年对《禁用清单国际标准》（以下简称禁用清单）进行更新，其中包括一系列禁用物质和禁用方法。兴奋剂检测实验室通过一系列标准实验方法对运动员提供的样品进行检测。如果在样品中检测到禁用物质或其代谢物，或者检测到禁用方法的使用，则运动员将构成兴奋剂违规。针对WADA 不断更新的禁用清单，北京实验室优化检测方法，在保证检测质量的基础上，尽量整合了原有检测方法。目前整合后的液相色谱串联高分辨质谱检测方法可以同时对超过 370 种小分子目标物质进行初筛检测，气相色谱串联三重四极杆检测方法可以同时对超过 110 种的类固醇类目标物质进行初筛检测。① 针对大部分进行尿常规检测的样本来说，仅需要 4 种检测方法即可完成初筛检测，大幅提高了检测效率，为大规模常规检测的开展奠定了技术基础。

目前兴奋剂检测实验室普遍采用轨道离子阱高分辨质谱的"全扫描模式"（Fullscan mode）对样品进行初筛，其检测数据可用于日后的回溯数据分析（Retrospective data analysis），即当 WADA 在日后发布新类型的禁用物质，如果该物质的化学结构和理化性质可通过现有检测方法的前处理模式富集，此时实验室无须对样品重新实施实验操作，即可通过回溯"全扫描模式"采集的数据直接对运动员的历史样品进行筛查。

（三）持续完善实验室质量管理体系

只有完善的质量管理体系才能为高质量完成检测任务提供保障。北京实验室于 2017 年设立了人员独立于常规检测流程的质量组，依据 ISO/IEC17025 体系以及 WADA 实验室国际标准专职开展质量管理工作，2020 年以来，质量管理工作不断完善提升，主要从下述四个方面加强改进，保障常规兴奋剂检测高效有序进行。

1. 加强人员培训及考核机制

针对新进员工、志愿者以及从事新方法检测的老员工，北京实验室制定了完备的培训计划、考核计划。所有检测人员均需完成培训、独立考核后方能授权上岗。

2. 制定并实施完整的仪器核查方案

根据实验室自身特点，针对所有实验仪器制定了仪器核查方案，包括大型检测仪器和小型实验辅助仪器，并严格按照方案定期开展仪器核查。

---

① Wang Y., Zhang L., Xing Y., "Operation of the Anti-doping Laboratory for the Beijing 2022 Olympic and Paralympic Winter Games", *Drug Testing and Analysis*, 2022, Vol. 14, No. 11–12.

3.制定并实施重点试剂耗材验收方案

将各检测方法所需的试剂耗材采取分级管理，对可对检测结果造成重要影响的试剂耗材列为 A 类试剂耗材，并严格实施各批次 A 类试剂耗材的验收，验收合格方可用于常规兴奋剂检测。

4.重视实验室内部盲样计划

为了监控常规兴奋剂检测，近年来北京实验室内部双盲样品一直维持在常规总量的 2.5‰，尤其在检测数量多、检测压力大的阶段依旧按计划添加双盲样品，防止漏检事件的发生，提高了检测的精准度。此外，实验室还会专门添加单盲样品用于评估新的检测方法以及员工培训完成情况。

四　兴奋剂检测技术的研究进展

（一）促红素类兴奋剂（EPO）检测方法的研究进展

EPO 类物质由于具有促进红细胞生成的生理作用，从而可以提高人体的携氧能力，是历年来 WADA 禁用清单中阳性数量最高的物质之一，因此也是国际兴奋剂检测技术科研领域的关注重点。近年来，中国 EPO 兴奋剂检测方法在不断改进和完善的同时，还针对常规检测中积累的重组促红素（rEPO）案例发现了人 EPO 基因多态性 c.577del（表示 EPO 基因第 577 位编码核苷酸缺失）对 rEPO 检测结果判定的干扰，目前该方法检测水平已经处于世界前列。

1.创新性发现 EPO 基因多态性 c.577del

EPO 基因多态性 c.577del 的发现，推动并参与 WADA 相关技术文件和判定标准的修改，解决了中国乃至全球运动员 EPO 兴奋剂误判的重大问题。

北京实验室近年来报告了多例 rEPO 阳性，其中部分尿样具有共同点引起高度关注：尿样所属运动员的全部血样均呈现异常群体性现象且稳定存在，与已知的 rEPO 受试代谢规律不符。北京实验室开展了一系列创新性研究，在全球首次发现了 EPO 基因多态性 c.577del 及其导致的 EPO 蛋白结构变异。[1] 这项研究成果直接推动了 WADA 修订在全球兴奋剂检测实验室强制执行的 EPO 检测技术文件和判定标准。标准修订以来，5 名中国运动员得到改判、免予处罚。[2] 另有 4 名中国运动员和多名其他国家运动员依据标准直接判定阴性，证明了运动员的清白。

基于 WADA 修订后的技术文件，北京实验室建立了相应的血液样本确证方法，解决上述基因多态性人群小剂量滥用 rEPO 不易判定的问题。[3] 此外，它还制备了特异识别此变异 EPO（VAR-EPO）的单克隆抗体，并基于此抗体建立了双向免疫纯化联合蛋白免疫印迹的 rEPO 确证检测方法，以直接在尿液样本中判定 rEPO 阳性。该抗体及建立的检测方法均已申请发明专利，目前相关的检测方法仍在开发和优化中。

2. EPO 类物质兴奋剂检测技术的优化与改进

2020 年以来，EPO 类物质的兴奋剂检测方法得到了全面提升和优化。首先，针对 EPO 类物质分子量跨度大的特点，北京实验室建立了梯度蛋白转印技术。[4] 该技术大幅提高了各种 EPO 类物质的检测灵敏度，优于国际同行实验室检测水平。其次，建立了多套不同识别原理的磁珠免疫纯化方法。该方法的建立不仅为蛋白类物质免疫纯化方法的建立和完善奠定了技术基础，而且相较于商业化免疫纯化试剂盒大幅降低试剂成本。此外，针对 EPO 兴奋剂检测方法实验流程多、手工操作步骤烦琐、批间稳定性差的特点，实验室相关科研团队在世界兴奋剂检测领域首次建立并引入含内标的

[1] Zhou X., He S., Li Z., et al., "Discovery of c.577del in EPO: Investigations into Endogenous EPO Double-band Detected in Blood with SAR-PAGE", *Drug Testing and Analysis*, 2022, Vol.14, No.4.

[2] 《关于对部分促红素阳性不按兴奋剂违规处理的结果公布》，中国反兴奋剂中心网站，2023 年 1 月 24 日，网址：https://www.chinada.cn/contents/6/3252.html。

[3] He S., Liu X., Wu D., et al., "Detection of De-N-glycosylated EPO with SDS-PAGE: A Complementary Confirmation Procedure for Recombinant EPO in Blood Samples", *Drug Testing and Analysis*, 2022, Vol.14, No.11-12.

[4] Zhou X., Zhang L., He S., et al., "Comparison and Optimization of SAR-PAGE Tests for Erythropoietins in Doping Analysis", *Drug Testing and Analysis*, 2020, Vol.12, No.1.

EPO 兴奋剂检测方法，极大程度提高了 EPO 检测方法的稳定性和有效性。[①]
以上多项技术成果在国际兴奋剂检测领域均具有首创性，该类成果的应用将
中国 EPO 兴奋剂检测能力带入世界领先水平。

北京实验室历时三年完成的 EPOc. 577del 基因突变研究，推动了 WADA
技术文件修订，对保护中国乃至亚洲地区运动员合法权益起到积极作用，并
获反兴奋剂领域重要国际科研奖项。该成果负责人应 WADA 邀请，作为首
位中国专家加入代表兴奋剂检测领域最高学术成就的 EPO 技术文件工作小
组（EPO Working Group）。北京实验室负责人也因其优秀表现获全球同行认
可，成为北京实验室历史上首位 WADA 实验室专家咨询委员会（Laboratory
Expert Advisory Group，labEAG）专家委员，负责国际标准制定和全球实验室
的认可工作。

（二）肽类兴奋剂质谱检测方法的研究进展

1. 大肽类物质兴奋剂检测方法的建立

近年来，大量能够提高运动员运动表现的活性肽类物质被添加至
WADA 禁用清单中，其中部分肽类物质如胰岛素及其类似物、生长激素释
放激素等因其分子量大于 2kDa（千道尔顿，原子质量单位），采用小肽类物
质兴奋剂检测方法无法有效检出，因此需要对分子量在 2kDa 和 12kDa 之间
的大肽类物质建立专门的质谱检测方法。针对该类物质检测的样本纯化的特
异性要高于小肽类物质，通常需要采用免疫亲和纯化的前处理方法，同时采
用专门的纳升流液相串联高分辨质谱仪器进行检测。目前，虽然该类物质的
检测并未被列入 WADA 强制要求的检测项目，但为了保证完成北京冬奥会
赛时兴奋剂检测工作以及中国体育代表团综合性运动会的筛查，北京实验室
于 2020 年着手该方法的开发，2022 年完成方法确认并通过中国合格评定国

---

① Zhou X., He S., Zhang L., et al., "Research on Spiking Rat EPO as Internal Standard in Doping Control Samples for Detection of EPO Using SAR-PAGE Analysis with Biotinylated Primary Antibody", *Drug Testing and Analysis*, 2020, Vol. 12, No. 8.

家认可委员会（CNAS）的认可，从而投入北京冬奥会兴奋剂检测工作。①②

2. 小肽类物质兴奋剂检测方法的优化

相较于大肽类物质，WADA 禁用清单中还包括大量分子量小于 2kDa 的小肽类物质，该类物质为合成肽类物质，主要包括生长激素释放肽、促性腺激素释放激素、生长激素模拟肽及片段和部分利尿剂类物质。中国针对小肽类物质的兴奋剂检测方法由北京实验室于 2016 年开发、获得认可并应用。近年来，随着 WADA 禁用清单的不断扩充和合成肽类药物的快速发展，大量新型小肽类物质被列入禁用清单；同时随着 WADA 关于各运动项目特殊检测类型样品数量比例的要求，小肽类物质的样品数量也逐年攀升。

为了满足 WADA 的要求，在扩充检测物质，提高检测灵敏度、选择性和稳健度的同时，提高检测效率，北京实验室自 2019 年以来，完成了小肽检测方法由液相色谱—串级质谱联用向液相色谱—高分辨质谱的升级。北京实验室对原有方法进行的大幅优化和改进，既减少了液相分离时间，还提高了检测灵敏度。同时，该团队还开发了采用 0.2M 的磷酸缓冲液调节样本 pH 的固相萃取（SPE）方法，进一步节约样本检测的仪器运行时间约50%。③④ 整套方法已于 2021 年完成方法确认，并应用于常规检测，可覆盖 WADA 禁用清单 S2 类物质中的肽类激素、生长因子、相关物质及其模拟物等相关物质和 S5 类物质中的利尿剂和掩蔽剂等相关物质。

同样，为了覆盖禁用清单中的各小肽类物质，正在筹备的上海兴奋剂检

① Thomas A., Schänzer W., "Thevis M., Determination of Humaninsulin and its Analogues in Human Blood Using Liquid Chromatography Coupled to Ionmobility Massspectrometry（LC-IM-MS）", *Drug Testing and Analysis*, 2014, Vol. 6, No. 11-12.

② Thevis M., Thomas A., Delahaut P., et al., "Doping Control Analysis of Intact Rapid-acting Insulin Analogues in Human Urine by Liquid Chromatography-tandem Mass Spectrometry", *Analytical Chemistry*, 2006, Vol. 78, No. 6.

③ Chang W., He G., Yan K., et al., "Doping Control Analysis of Small Peptides in Human Urine Using LC-HRMS with Parallel Reaction Monitoring Mode：Screening and Confirmation", *Analytical Methods*, 2021, Vol. 13, No. 48.

④ 常巍、申利：《超高效液相色谱—串联质谱法同时检测人尿中 34 种小肽类禁用物质》，《分析试验室》2020 年第 11 期。

测实验室采用甲醇和 2%的氨水先后活化 WCXSPE 柱，通过对 SPE 柱进行预处理替代针对样本 pH 进行的预处理。[①] 两种方法对小肽类物质的覆盖率基本一致，且灵敏度相似。

3. 胰岛素样生长因子 1（IGF-1）定量检测方法的开发

IGF-1 因其具有蛋白同化作用，属于 WADA 禁用清单 S2.3 生长因子及生长因子调节剂类物质。此外，生长激素（Growth Hormone）在人体内的同化作用也是通过作用于肝脏，促进 IGF-1 分泌实现的。因此，现阶段虽然尚无法区分内源性和外源性 IGF-1，但是由于 IGF-1 本身重要的生理作用和 GH 间接法的检测指标，WADA 正在着手将该指标列入运动员生物护照（ABP）项目。

北京实验室于 2021 年建立了自上而下的 IGF-1 质谱检测方法。该方法不同于以往的酶解方法，样本不经过酶解，直接通过乙腈沉淀纯化后上样。样品检测采用液相色谱联合三重四极杆的方法，对完整结构的 IGF-1 进行定量检测。[②] 相较 WADA 过去推荐的酶解方法，该方法前处理简单，检测时间大幅缩短，同时定量检测结果较为稳定，适合用于 ABP 项目。因此，IGF-1 的非酶解方法也是 WADA 针对 ABP 项目专门指定的最新检测方法。目前，北京实验室正在开发高分辨质谱的检测方法以替代三重四极杆方法，以达到更好的选择性和特异性。

（三）二维制备液相联合同位素比质谱兴奋剂检测方法的研究进展

19-去甲雄酮（19-NA）是诺龙及其他去甲类固醇前体的主要代谢物，根据 WADA 技术文件的要求，在排除女性怀孕的前提下，当尿样中 19-NA 浓度大于 15ng/mL 时，可以直接判定阳性；当 19-NA 浓度大于 2.5ng/mL

---

① Jing J., Tian T., Wang Y., et al., "Multi-analyte Screening of Small Peptides by Alkaline Pre-activated Solid Phase Extraction Coupled with Liquid Chromatography-high Resolution Massspectrometry in Doping Controls", *Journal of Chromatography A*, 2022, Vol. 1676.

② 河春姬、申利：《三重四极杆液质联用技术建立血清种类胰岛素样生长因子 1 的定量方法研究》，《中国运动医学杂志》2021 年第 7 期。

但是小于等于 15ng/mL 时，则需要采用气相色谱/燃烧/同位素比质谱（GC/C/IRMS）检测其来源。由于 GC/C/IRMS 方法对待测物质的纯度和绝对量都有较高的要求，因此 19-NA 的纯化一直是各国兴奋剂检测实验室重点解决的核心问题。

北京实验室将二维液相技术应用于 GC/C/IRMS 检测方法样品纯化中，相较于其他纯化方法，例如高效液相色谱（HPLC）串联、免疫亲和纯化、HPLC 联合衍生化等方法，该方法具有操作简单、耗时短且毒性小的优点，不仅极大提升了尿样中 19-NA 的分离能力和富集效果，而且可在 24 小时内完成确证，在常规检测中具有极高的应用优势。① 自 2019 年完成方法开发及确认以来，其已被应用于北京实验室的常规检测中，并检测出多例 19-NA 阳性尿样。该方法是国际首次公开报道将二维液相色谱应用于同位素比质谱检测工作，在行业领域属领先技术。

目前，北京实验室正在开发二维液相色谱技术应用于尿液样本中外源性睾酮及其代谢物的确证方法，该方法较当前国际通用的二次液相色谱分离法及衍生化法将具有更高运行效率和纯化回收率，可以有效解决当前中国兴奋剂检测实验室面临的低浓度睾酮难以检测以及由人种、地缘原因带来的尿样基质干扰问题。

（四）基因兴奋剂检测方法的研究进展

1. EPO 基因兴奋剂检测方法的建立

EPO 基因兴奋剂检测方法是 WADA 第一个认可的基因兴奋剂检测方法，主要是基于外源性重组 EPO 基因为互补 DNA（cDNA），不包括人 EPO 基因的内含子，因此通过扩增两个外显子间的基因序列，检测血液样本中是否含有外源性重组 EPO 基因。北京实验室于 2021 年开发该检测方法，并根据实

① Wen C., Zhu T., Wang J., et al., "Application of Online Two-dimensional High Performance Liquid Chromatography as Purification Procedure to Determine the Origin of 19-norandrosterone in Urine by Gas Chromatography–combustion–isotope ratio Mass Spectrometry", *Drug Testing and Analysis*, 2021, Vol. 13, No. 2.

验室自身仪器情况对基因扩增条件和溶解温度判定标准进行了优化和调整，完成了方法确认，并于2022年1月获得CNAS认可，及时保障了北京冬奥会的赛时兴奋剂检测和中国代表团筛查。

2. 基于DNA探针捕获和巢式PCR技术的基因兴奋剂检测方法的开发

基因兴奋剂的检测方法一直是兴奋剂检测研究领域的难点，由于目前的基因兴奋剂检测方法仅针对EPO基因兴奋剂，多个国家的研究人员都在致力于普适性基因兴奋剂检测方法的开发。北京大学研究团队采用限制性核酸内切酶和缺口核酸内切酶联合消化DNA后，引入生物素标记的DNA探针，进而从样本中特异性捕获tDNA特征片段，并采用T7DNA连接酶构建包含tRNA和旁侧序列的环状DNA，并通过巢式反向PCR技术检测tDNA的特征插入序列。采用该方法可以从斑马鱼基因组中有效检出构建的卵泡抑制素基因（FST）tDNA序列，灵敏度可达到103拷贝/1 μg基因组DNA。[1] 目前该研究团队正在针对该方法进行优化并开发其他模型，以期未来可应用于兴奋剂检测。

（五）基于干血点的兴奋剂检测方法研究进展

传统兴奋剂检测尿液和血液样本使用特制的玻璃容器采集密封，对样品的保护、运输和长期保存条件要求较高。而干血点样本（DBS）由于采用干血点卡片式保存方式，对样品运输要求低，并且能够检测部分传统尿液样本中无法检测到的物质，近年来得到WADA大力推广。北京实验室于2019年开始启动DBS检测方法的开发，完成了基于DBS检测睾酮酯类物质的兴奋剂检测方法的确认并于2021年5月获得了CNAS的能力认可，开始应用于常规检测。该方法保障了北京冬奥会的赛时兴奋剂检测和中国代表团筛查、东京奥运会的中国代表团筛查以及陕西全运会等各类综合性运动会的兴奋剂检测任务。

---

[1] Wang J., Bi X., Chen W., et al., "Identification of the Insertion Site of Transgenic DNA Based on Cyclization of the Target Gene with the Flanking Sequence and Nested Inverse PCR", *Talanta Open*, 2021, Vol. 3.

北京实验室建立的 DBS 睾酮酯检测方法采用液液萃取（LLE）后甲氧胺衍生化的样本前处理方法，使用超高效液相色谱（UPLC）联合高分辨质谱的检测方法可对 8 种睾酮酯类物质进行检测。采用该方法，十一酸睾酮的最低检测限（LOD）为 0.3ng/mL，其余 7 种睾酮酯类物质的 LOD 均达到 0.1ng/mL，与国外同行检测实验室获得的结果接近。需要指出的是，该方法采用甲氧胺进行衍生化，对 8 种睾酮酯的肟化产物的 E/Z 异构体均实现了基线分离，首次对 E 型和 Z 型异构体进行了结构推测。同时，北京实验室还通过实验验证，由于不易受到血液中酯酶的影响，DBS 较常规血液样本更有利于睾酮酯类物质的检出，从而也为 DBS 项目的开发与推广提供了佐证。[①]

此外，为了简化 DBS 的检测流程，上海兴奋剂检测实验室采用 DBSA-TLX-HRMS 系统建立了全自动 DBS 检测方法，目前该方法可检测 DBS 中的 12 种类固醇酯类物质，且 LOD 均小于 1ng/mL。不同于采用的 LLE 联合衍生化的前处理方法，该全自动方法采用的是在线 SPE 的前处理方法，洗脱液直接进入液相色谱分离。该方法极大简化了人工操作，但对于 E/Z 异构体的分离并没有明确描述。[②]

（六）中国兴奋剂检测技术与国际同领域的对比分析

1. 中国兴奋剂常规检测整体水平位于国际同行前列

近年来，北京实验室不仅年常规检测数量稳居世界前列，而且准确完成了 WADA 组织的历次单盲和双盲考试，未出现"扣分"现象。在检测方法覆盖方面，目前北京实验室已经基本覆盖了 WADA 强制要求和非强制要求的各类检测方法，在国际领域处于前列。此外，针对 2022 年北京冬奥会兴

---

① 杨声、闫宽、何根业等：《应用液相色谱—高分辨离子阱质谱法检测人干血点中的睾酮酯》，《体育科学》2021 年第 11 期。

② Jing J. , Shan Y. , Liu Z. , et al. , "Automated Online Dried Blood Spot Sample Preparation and Detection of Anabolic Steroid Esters for Sports Drug Testing", *Drug Testing and Analysis*, 2022, Vol. 14, No. 6.

奋剂检测的前期 WADA 多轮线上和现场评审中，未出现重大不符合项，开具的整改项和建议项数量远低于国外其他奥运筹备兴奋剂检测实验室，得到了 WADA 及其他评审专家的一致好评。

基于北京实验室近年来在常规检测、北京冬奥会等大型赛事中的突出表现，目前该实验室多人分别入选了 WADA 实验室专家委员会、DBS 工作组以及 EPO 工作组，参与和主导部分国际标准的制定、撰写、修订，在多个领域均打破了欧美的长期垄断地位，使中国的兴奋剂常规检测整体水平位于国际同行前列。

2. EPO 基因多态性 c. 577del 的发现处于国际引领水平

EPO 基因多态性 c. 577del 的发现直接推动了国际检测标准的变更和技术文件的修订，处于国际引领水平。EPO 基因多态性 c. 577del 研究项目中多项工作和成果均为国际首创，包括：首次开展血液样本 EPO 电泳学行为大规模人群筛查，在兴奋剂检测领域创新性地建立去糖基 EPO 检测方法，世界范围内首次发现并揭示 EPO 基因多态性 c. 577del 导致的 EPO 结构变异情况。

该成果是中国首次通过的自主研究成果，直接推动并修改了 WADA 技术文件，改变了全球兴奋剂检测实验室 rEPO 的检测和判定标准，为世界兴奋剂检测领域 rEPO 检测方法带来重大变革，使中国 EPO 检测技术处于国际领先水平。

3. 兴奋剂检测团队架构与国际先进研究团队存在一定差距

虽然目前中国兴奋剂常规检测整体水平已处于国际前列，EPO 等检测技术的科研工作在国际上也处于主导地位，但是中国整体的兴奋剂检测科研工作仍处于起步和跟随状态，在国际社会缺乏一定的影响力。究其原因，目前从事兴奋剂检测科研工作的专业技术人员还是主要以兴奋剂检测实验室的在职检测人员为主，但是检测人员常年承担繁重的常规检测任务，很难有精力兼顾科研。而中国从事兴奋剂检测科研的非检测人员对于兴奋剂检测工作并不了解，因此往往存在研究方向和实际工作需求的偏差，较少产生可应用于实际检测工作的科研成果。这也是中国今后兴奋剂检测科研工作亟待解决的问题。

五 未来工作展望

相较于兴奋剂的使用，兴奋剂的检测永远是滞后的。近年来中国在兴奋剂检测方面取得了长足发展，在国际上的影响力也日益提高，但发展过程中依然存在一些问题。只有加大科研力量投入、注重科技人才培养、提升检测技术水平、创新实验室管理方式，才能更好地维护体育精神，保护干净运动员的利益，推动中国反兴奋剂工作高质量发展。

（一）持续提升常规检测水平，服务全球反兴奋剂工作

作为兴奋剂检测科研工作，不断提升常规检测水平既是兴奋剂检测实验室的首要使命，也是兴奋剂检测科研人员的工作目标。因此，下一阶段兴奋剂检测的首要任务仍是做好常规检测工作，同时通过开发新型检测方法、优化检测技术、完善质量管理体系，不断提升常规检测水平，服务中国体育事业。

（二）以常规检测为出发点，开展兴奋剂检测应用研究

基于中国目前兴奋剂检测科研还是主要依托兴奋剂检测实验室来开展相关工作的特点，下一阶段，中国的兴奋剂检测科研工作将继续主要以常规检测为出发点，针对常规检测中存在或发现的问题，开展相关科研工作，从而应用于常规检测。

（三）跨领域合作，逐步开展兴奋剂检测基础研究

针对中国目前兴奋剂检测基础研究薄弱的短板，下一阶段，中国的兴奋剂检测科研工作亟待开展跨领域合作，加强兴奋剂检测人员与相关科研人员的交流合作。通过跨领域的交流合作，既开拓检测人员的研究思路，同时也让科研人员系统地了解兴奋剂常规检测，从而逐步开展兴奋剂检测基础研究工作，保持技术领先地位。

（四）加强国际交流与合作，强化技术交流与共享

应建立国际合作机制，加强技术交流与共享，参加或召开国际合作会议，学习各国在兴奋剂检测方面的最新进展、经验和技术，共同讨论面临的挑战和问题，并寻求解决方案。要积极与相关国家共享最新的检测技术与方法，包括新的检测设备、样品处理方法、数据分析技术等，以提高检测的准确性和效率。加大国际合作研究项目的支持力度，共同研发新的兴奋剂检测方法，探索未知兴奋剂的检测手段。应定期派遣检测人员到先进的检测机构进行学习与交流，提升检测人员的专业技能和知识水平。

结　语

兴奋剂检测工作不仅是维护体育竞技公平公正的重要保障，更是保护运动员身心健康和权益的坚实屏障。中国兴奋剂检测实验室在近年来取得了令人瞩目的成就，不断推动着国内反兴奋剂工作的进步，并在国际舞台上发挥着越来越重要的作用。

通过不断引进和研发先进的检测技术，优化检测流程，实验室的检测准确性和效率得到显著提升。同时，实验室还积极开展跨领域合作，与国内外众多科研机构和专家保持紧密的联系与交流，共同探索新的检测方法和技术，为反兴奋剂事业注入了源源不断的创新活力。

中国兴奋剂检测实验室坚守科学、公正、严谨的原则，致力于提升检测技术的精准度和可靠性，不断拓展检测的范围和深度。通过与国际社会的密切合作，共同应对新型兴奋剂的挑战，共同构建更加严密的反兴奋剂体系。

兴奋剂检测工作也面临诸多挑战，尤其是新型兴奋剂的不断涌现，对检测技术提出了更高的要求。需要持续加大科研投入，培养更多具备专业素养和技术能力的人才，推动技术创新和突破。同时，只有加强与国际社会的沟通与协作，共同制定更加严格的检测标准和监管措施，才能形成全球反兴奋剂的合力。

面向未来，实验室需要站在反兴奋剂事业的前沿，不断提升检测能力，强化前沿技术研究，肩负起维护体育公正和运动员权益的重任，努力成为独立、公正、专业、权威的世界一流兴奋剂检测机构，为服务中国反兴奋剂事业提供更加有力的技术支撑。

第九章　中国兴奋剂违规认定与处理

兴奋剂违规行为根据其性质的不同，大体可分为兴奋剂违法犯罪行为和兴奋剂违规行为。前者由国家法律进行规制，针对的是体育行业自治无法解决的严重失范现象，处理时适用的是国家通行的行政执法、刑事司法程序。后者根据行业规则来规制，在兴奋剂问题中占据了相对多数，处理时适用的是国内外衔接的体育行业规则，并通过"禁赛""取消比赛成绩"等典型行业处罚手段对兴奋剂问题发挥核心治理作用。在世界反兴奋剂机构的主导下，兴奋剂违规的认定和处理在全球体育领域已形成完整的、基本统一的规则体系。各签约方必须严格遵守《世界反兴奋剂条例》及相关国际标准中对兴奋剂违规处理的强制性要求。我国开展反兴奋剂工作三十多年以来，对兴奋剂违规的认定和处理工作也在不断摸索、不断实践当中渐趋完备，目前已初步建成了职责明确、程序完善的兴奋剂违规认定和处理体系。中国反兴奋剂中心作为《世界反兴奋剂条例》的签约方，对其管辖范围内发生的兴奋剂违规行使结果管理权，是违规认定中关键的主体。运动员、教练员等兴奋剂违规当事人与违规事实是否被认定、是否要被处罚等处理结果利害攸关，可以通过举证、申辩等方式参与兴奋剂违规的认定和处理程序。全国性单项体育协会或检查委托方是常见的做出兴奋剂违规处理决定的主体，根据结果对案件做出正式的处理决定。中国体育仲裁委员会作为专门设立的体育纠纷解决机构，可以受理当事人因对兴奋剂违规处理决定不服而提出的仲裁申请，做出独立的仲裁裁决。上述不同主体在兴奋剂违规中有各自不同的角色和权责，通过长期的实践，这一体系的运转日趋稳定和高效，既能在规则制定和实际运转中遵守国际规则的要求，也能在涉及兴奋剂违法犯罪时与国内司法有效衔接，共同搭建起我国的兴奋剂违规认定和处理体系。

一 兴奋剂违规认定与处理

相比反兴奋剂教育、兴奋剂检查等常规反兴奋剂工作，兴奋剂违规的认定和处理直接关系到运动员或其他当事人是否被禁赛等核心利益，以及运动员或当事人所在单位、所属项目甚至国家的形象和声誉，因此也是反兴奋剂活动中的一个关键环节。

中国对兴奋剂违规的认定和处理，是与改革开放之后积极参与以奥林匹克运动会为代表的国际体育活动相关联的，受到了主流国际体育组织反兴奋剂进程的较大影响。从 20 世纪 60 年代初直到 20 世纪末，国际奥委会是发起和推动反兴奋剂事业的最重要的国际体育组织。1968 年墨西哥城奥运会上，国际奥委会组织的兴奋剂检查中查出了瑞典现代五项运动员利延沃尔兴奋剂阳性，这是有记载的第一例兴奋剂违规。此后的 30 多年时间，国际奥委会等组织付出了巨大的努力，直至 1999 年，终于推动成立了世界反兴奋剂机构。[①] 世界反兴奋剂机构的成立，引领了全球范围反兴奋剂格局的形成，也使得兴奋剂违规的认定和处理逐渐统一了标准和尺度。以 1999 年世界反兴奋剂机构的成立为起点，中国的兴奋剂违规认定和处理情况也呈现出从缓慢发展到高效发展的基本趋势。

（一）全球反兴奋剂体系形成之前

在我国反兴奋剂工作中，对兴奋剂违规的处理与认定并非一开始就具有明确的顶层设计，而是随着参与奥林匹克运动为代表的国际体育实践，在不断摸索不断总结经验教训的过程中，逐步发展完善的。

中国的反兴奋剂实践肇始于 20 世纪 80 年代，当时还只是萌芽阶段，缺乏系统性的制度，只有一些零散的规定。1985 年国家体委颁布的《关于研制、使用运动营养滋补药物的几项规定》的第三条提出要严格执行国际奥

---

① 陈书睿：《反兴奋剂法律制度研究》，《西安体育学院学报》2017 年第 2 期。

委会关于在国际比赛中禁止使用兴奋剂的规定。此后，国家体委在 1987 年又连续发布文件，要求各级体育部门严格执行国际奥委会关于禁止使用兴奋剂的规定，但还没有设立具体的兴奋剂违规处理和认定制度。1988 年汉城奥运会上加拿大运动员本·约翰逊兴奋剂违规事件进一步引起了中国对兴奋剂问题的重视。1989 年 5 月 3 日，国家体委主任办公会专门研究了当时国内外日渐严重的兴奋剂问题，正式提出对兴奋剂"严令禁止、严格检查、严肃处理"的"三严方针"。[1]"三严方针"中的"严肃处理"，是中国最早提出的对兴奋剂违规认定和处理的政策性表述。

20 世纪 90 年代，随着对兴奋剂危害的认识不断加深，我国反兴奋剂工作取得了明显进步。在国家法的层面上，1995 年 8 月制定的《中华人民共和国体育法》第五十条规定：在体育运动中使用禁用药物和方法的，由体育社会团体按照章程规定给予处罚。这是国家立法对兴奋剂违规处罚制度的确认。在此之前，国家体委于 1995 年 2 月颁布了《禁止在体育运动中使用兴奋剂的暂行规定》，确立了中国反兴奋剂的基本原则和立场，将"三严方针"从政策转化为规范，还对兴奋剂禁用的范围，兴奋剂检查、检测、申诉、处罚、仲裁等做出了规定，使得我国兴奋剂违规的认定和处理实现了有章可循。1998 年 3 月，国家体委改组为国家体育总局。同年 12 月，国家体育总局颁布了改组后的第 1 号令《关于严格禁止在体育运动中使用兴奋剂行为的规定（暂行）》（以下称"1 号令"）[2]，自 1999 年 1 月起施行。"1 号令"进一步规范了对使用兴奋剂行为的处罚规定及处罚程序，也加大了处罚的力度。

我国在 20 世纪末期就兴奋剂问题相继出台的这些政策、法律和文件，与对兴奋剂问题危害的认知不断深化密不可分，也反映了当时对国际国内兴奋剂问题危害性的理解不断深入的过程。从操作层面上来说，当时对兴奋剂违规的处理与认定程序比较粗疏，由于尚未成立专门的国家反兴奋剂机构，违规处理事务主要由单项体育协会来完成。

---

[1]　国务院法制办教科文卫法制司等：《反兴奋剂条例释义》，新华出版社，2004，第 18~19 页。

[2]　国务院法制办教科文卫法制司等：《反兴奋剂条例释义》，新华出版社，2004，第 25 页。

（二）全球反兴奋剂体系形成之后

世界反兴奋剂机构于 1999 年成立之后，引领了全球范围反兴奋剂格局的形成。其分别于 2003 年、2009 年、2015 年和 2021 年颁布、更新的四个版本的《世界反兴奋剂条例》及相关的国际标准①，有力促进了世界范围内兴奋剂违规认定和处理体系的统一。全球反兴奋剂体系的形成和发展，也在晚近 20 余年里全面影响了中国的兴奋剂违规认定和处理工作。尤其是在北京获得 2008 年奥运会主办资格之后，中国更加重视反兴奋剂工作，在处理兴奋剂违规时也更加严格、公开，中国反对使用兴奋剂坚决而坦诚的态度逐渐得到了国际社会的认可。世界反兴奋剂机构前任主席庞德在亲赴中国考察访问之后称赞，"现在世界上没有一个国家像中国这样，花这么大的力气，这么认真、投入而且毫无保留地进行反兴奋剂工作。今后，我们将把中国作为世界反兴奋剂的榜样，把中国的经验向全世界介绍"。②

在这一阶段，中国在兴奋剂违规认定和处理的主体上发生了深刻的变化。首先是 2007 年 11 月，中国反兴奋剂中心正式成立，对兴奋剂违规进行认定和处理成为该中心的一项重要职责。较之于原有的以单项体育协会为主体的模式，中国反兴奋剂中心表现出更强的专业性、独立性。涉及违规认定和处理主体的另一个重要变化，是兴奋剂违规听证会改为控辩对抗制，并最终实现了完全由独立的外部人士担任听证专家。2018 年 5 月，国家体育总局在系统总结听证经验的基础上，结合国际规则的变化，印发了修订后的《兴奋剂违规听证规则》。从此，兴奋剂违规听证会的运作模式发生重大变化，由中国反兴奋剂中心主导的讯问制改为"中国反兴奋剂中心——当事人"的控辩对抗制。2020 年 4 月，中国反兴奋剂中心工作人员从听证委员会中退出，全部改由外部专家主导兴奋剂违规案件听证。这一重要转变，对保障听证委员会的运行独立性具有重大意义。

---

① 罗小霜：《〈世界反兴奋剂条例〉的最新发展与中国的应对》，《体育科学》2020 年第 5 期。

② 马向菲、吴俊宽、邹大鹏：《六十年辉煌特稿——反兴奋剂：捍卫者的变与不变》，新华社，2009 年 9 月 7 日，https://www.gov.cn/jrzg/2009-09/07/content_1411190.htm。

在全球反兴奋剂体系的影响下，中国也颁布了与《世界反兴奋剂条例》一致的反兴奋剂规范性文件，并严格遵照执行。2014 年 11 月，国家体育总局公布了《体育运动中兴奋剂管制通则》，作为专门的规范性文件，从技术层面把《世界反兴奋剂条例》转化为中国的具体规则，其中对兴奋剂违规认定和处理的规定非常详尽，实现了国内、国际反兴奋剂规则的协调一致。2018 年 5 月，《体育运动中兴奋剂管制通则》进行了一次修订。2020 年 12 月，对照 2021 版《世界反兴奋剂条例》的要求，国家体育总局又对《体育运动中兴奋剂管制通则》进行了全面修订，并更名为《反兴奋剂规则》①，这是目前我国规范反兴奋剂工作具体实施的技术性、操作性规则。其中也对兴奋剂违规的认定和处理做出了详尽的规定。

根据《反兴奋剂规则》（体规字〔2020〕5 号），我国目前兴奋剂违规的认定和处理主要包括以下几个方面：兴奋剂违规的审查和通知、兴奋剂违规听证、兴奋剂违规处罚、纠纷解决机制。除此之外，认定兴奋剂违规成立而形成的数据和信息，会成为评判相关人员体育诚信状况的基本要素，在单独的违规案件处理完毕之后，继续对规制相关人员参与体育运动发挥着重要作用。

需要注意的是，2022 年 6 月《中华人民共和国体育法》的修订，正式设立了中国的体育仲裁制度。对兴奋剂违规的处理决定不服的，当事人可以诉诸体育仲裁机构。体育仲裁机构有权对兴奋剂违规认定和处理的结果进行全面审理，做出独立的裁决。立法的这一变化，为中国国内的兴奋剂违规纠纷提供了救济渠道，未来有望发挥出深远的影响力。

二　兴奋剂违规的审查和通知

根据《反兴奋剂规则》的规定，中国目前所认定的兴奋剂违规的类型与《世界反兴奋剂条例》保持一致，共有 11 种。这 11 种违规行为中，实

---

① 韩勇：《中国反兴奋剂法律规范体系：立法进展、主要问题及完善重点》，《北京体育大学学报》2022 年第 8 期。

践中最为多见的是检测结果阳性。检测结果阳性的违规案件相对来说程序最为复杂也最为完备。在现行的兴奋剂管制体系之下，兴奋剂检测实验室和作为结果管理主体的中国反兴奋剂中心之间是互不隶属、彼此独立的。对于每一例阳性检测结果，兴奋剂检测实验室都会报告到中国反兴奋剂中心，由中国反兴奋剂中心进行审查，并通知当事人。对其他类型的兴奋剂违规，中国反兴奋剂中心也要按照结果管理的程序，对可能存在的违规行为进行审查和通知。

（一）违规的类型

兴奋剂违规行为的具体类型，是随着国际国内规则的调整而发展变化的。《反兴奋剂规则》（体规字〔2020〕5号）① 规定了11种违规行为。

---

1. 检测结果阳性
2. 使用或企图使用兴奋剂
3. 拒绝、逃避或未能完成样本采集
4. 违反行踪信息管理规定
5. 篡改或企图篡改兴奋剂管制环节
6. 持有兴奋剂
7. 从事或企图从事兴奋剂交易
8. 对运动员施用或企图施用兴奋剂
9. 共谋或企图共谋兴奋剂违规
10. 违反禁止合作规定
11. 阻止举报或报复举报人

近年来中国处理的兴奋剂违规案件大多数是检测结果阳性，这与国际上

---

① 国家体育总局：《反兴奋剂规则》，2020年12月28日。

的兴奋剂违规现象是一致的。除此之外，我国近年来也处理过逃避或未能完成样本采集、篡改或企图篡改兴奋剂管制环节、使用或企图使用兴奋剂等其他类型的违规。

（二）主体与程序

中国反兴奋剂中心于 2007 年成立。之后，作为行业主管机构，机构设置不断完善。中心专门设立了法律事务部门，负责兴奋剂检查、检测结果管理，组织兴奋剂违规的听证，审核相关方的处罚决定，监督处罚的执行。该部门是我国目前对兴奋剂违规进行审查处理的机构。实践中，除了由国际单项体育组织发起检查发现违规等少数情形外，中国境内发生的兴奋剂违规基本是由中国反兴奋剂中心部门负责结果管理。一旦发现兴奋剂违规，即严格依照《反兴奋剂规则》《结果管理国际标准》等相关规定，力争公平、快速、有效地予以处理。

阳性检测结果是最常见的兴奋剂违规。对于这类违规，中国反兴奋剂中心的处理程序主要包括以下环节。

①从兴奋剂检测实验室接到阳性检测结果；②审核检查记录单和检测报告，确认运动员信息；③通过 ADAMS 系统确认运动员是否获得了治疗用药豁免；④通过数据库查询运动员兴奋剂违规的历史；⑤了解运动员及辅助人员相关材料和信息，对案件进行初步分析研判；⑥起草并发出阳性通知。

运动员收到阳性通知后，有权在 5 个工作日内申请检测 B 样本，也有权申请获得实验室文件包复制件。同时，运动员及其所属的管理单位应当在收到阳性通知后立即对阳性结果开展调查，并在 5 个工作日内提交关于 A 样本阳性的书面解释说明，逾期不提交的，视为该运动员承认兴奋剂违规。

在运动员放弃 B 样本检测或 B 样本检测结果仍呈阳性的情况下，中国反兴奋剂中心会发出兴奋剂违规通知，正式指控该运动员构成兴奋剂违规。在这份违规通知中，将依据《反兴奋剂规则》列明运动员可能面临的处罚，教练员或其他责任人员可能面临的处罚，运动员、教练员或其他责任人员申请听证的权利，以及主动承认违规、接受处罚可以获得的从轻结果。运动员、教练员或其他责任人员可以在20天内以书面形式提出听证申请，并说明理由。逾期没有提出书面听证申请的，视为放弃申请听证的权利，承认兴奋剂违规，并接受违规通知中所列明的后果。

除了阳性违规以外，另外10种违规都属于非检测性违规。这10种违规现实当中发生相对较少。中国反兴奋剂中心接到兴奋剂违规的举报之后，首先整理、分析举报信息；然后制定调查方案，开展调查或通知相关单位开展调查；必要时，会对被举报运动员或相关运动员开展目标检查，如检查出阳性则进入阳性违规的审查和通知程序；最后，根据调查结果，违规不成立的终止案件，违规成立的则与检测阳性的违规案件一样，由中国反兴奋剂中心发出兴奋剂违规通知，正式指控相关人员构成兴奋剂违规。

（三）违反行踪信息管理规定的审查处理

在兴奋剂治理中，运动员行踪信息管理是一项重要的、常规性的工作。运动员因训练和参加比赛之需，经常离开居住地甚至远赴海外。通过行踪信息申报制度，兴奋剂检查人员得以掌握运动员的实时位置，从而实现"事先无通知的检查"。现行有效的规定是中国反兴奋剂中心于2021年4月29日印发的《运动员行踪信息管理实施细则》。被列入行踪信息库的运动员要依照该规定申报行踪。

列入行踪信息库的运动员如果未按照规定申报行踪信息，或者未能在其申报的建议检查时间内出现在所申报地点，就会造成检查官未查到运动员的情形（简称"未查到"），检查官要填写未查到报告。当然，发生未查到也并不一定都是运动员的责任，也有可能是因为检查官的错误造成，所以，有必要查明未查到的原因。如果发生了未查到的情形，中国反兴奋剂中心的处理程序主要包括以下几个步骤。

1. 对发生未查到的情形进行初步的审查

具体包括：确认是不是注册检查库运动员，是不是建议检查时间；审核检查官报告等相关材料；审核运动员行踪信息是否存在错误。

2. 对运动员方进行调查

具体包括：向运动员方调查了解未查到的原因；要求运动员方提供说明材料和相关证据。

3. 审核证据材料，形成处理意见

在这个环节，需要确认运动员信息，确认运动员 12 个月内违反行踪信息管理规定次数；填写未查到运动员核查表；起草违反行踪信息管理规定的通知。

4. 发出违反行踪信息管理规定的通知

通知发出后，还要将相关信息录入 ADAMS 数据库，并通报国际体育组织。

虽然运动员在 12 个月内累计 3 次违反行踪信息管理规定才构成兴奋剂违规，但是在中国目前的反兴奋剂实践中，对行踪信息管理工作非常重视，在反兴奋剂教育中也大量进行行踪申报的教育，往往在出现 1 次违反行踪信息管理规定的行为时，运动员所在单位就会通过批评教育等方式，提醒运动员要严格遵守《反兴奋剂规则》（体规字〔2020〕5 号），及时申报或变更行踪信息。

三　兴奋剂违规听证机制及实践

兴奋剂违规听证是在对涉嫌兴奋剂违规的当事人做出处罚之前召开听证会，听取当事人、利害关系人的陈述、申辩和其他听证参加人的意见，由听证员对兴奋剂违规行为是否成立做出裁决的活动。我国目前已经建立了较为完善的兴奋剂违规听证机制，并在实践当中保护了运动员及其他当事人的合法权益，保障了兴奋剂违规的公平、公正、及时处理。

（一）兴奋剂违规听证机制

当事人在收到兴奋剂违规通知后，对可能面临的处罚后果不服的，可以向中国反兴奋剂中心申请听证，由听证委员会做出听证会结论。有权对当事人进行处罚的全国性体育社会团体或其他有关单位，在接到听证会结论通知后的1个月内，尽快依照听证会结论做出兴奋剂违规处理决定。兴奋剂违规听证不同于体育仲裁过程中的听证，是不具有终局性的。当事人不服听证会结论和处理决定的，可以申请体育仲裁。

1. 听证的规则依据

兴奋剂违规听证所依据的规则，是按照相关国际规则转化而来的国内相关规则。包括《反兴奋剂规则》（体规字〔2020〕5号）中的"听证"部分和《兴奋剂违规听证实施细则》（体反兴奋剂字〔2021〕170号）。

2. 听证委员会运行独立性的保障

《世界反兴奋剂条例》和相关国际标准特别强调听证委员会的运行独立性。根据运行独立性的要求，反兴奋剂组织的工作人员不得担任听证专家组的成员，听证专家组进行听证和做出听证会结论时，不受反兴奋剂组织或第三方干预。中国目前的兴奋剂听证案件中，已经严格落实了运行独立性的要求，中国反兴奋剂中心充分尊重听证专家组的权威，不干涉听证专家组审理案件。

3. 听证的原则

听证应当遵循公平公正原则，效率原则，以及维护当事人、利害关系人合法权益原则。

（1）公平公正原则

公平公正是核实判定任何类型案件的事实和法律问题时所应秉持的基本原则，是听证制度正当性的基本要求。在中国现行的兴奋剂违规听证活动中，已实现了由中国反兴奋剂中心和当事人控辩对垒、听证专家组居中裁判的"三角结构"，而且听证专家全部从中国反兴奋剂中心外部遴选，为公平公正进行听证活动提供了保障。

（2）效率原则

坚持公平公正的同时，听证制度还要坚持效率原则，防止久拖不决。兴奋剂违规案件大多涉及运动员的竞技生涯，及时地做出听证结论，有助于及时地决定处罚与否、临时停赛与否，避免运动员过长时间处于不确定性之下。新冠疫情突发之后，为了防疫抗疫，人员聚集和跨地域流动经常受到限制，听证委员会推出了线上听证会的形式，避免了案件的长期延宕，也是效率原则的体现。

（3）维护当事人、利害关系人的合法权益原则

兴奋剂违规听证还要坚持维护当事人、利害关系人合法权益的原则。这包括实体性权益和程序性权益两个方面。通过听证，合理合法确定当事人的处罚，做到"罚当其罪"，让无辜者避免错误追究，让有错者避免"量刑"过度，这是实体性权益。在听证举行的过程中，当事人和利害关系人还应享有程序性权益，主要包括：了解涉嫌兴奋剂违规的事实、证据和法律依据；申请听证员、记录员回避；陈述事实和理由，提出证据，申请证人作证；申辩和质证；获得听证笔录和听证会结论的副本等。对于最终被认定兴奋剂违规成立的运动员或其他当事人，其正当的陈述、申辩权利同样受法律保护。兴奋剂违规听证中对当事人程序性权益的保护，能让正义以"看得见"的方式实现，增加听证的公信力、权威性。

4.听证的发起方式

（1）依申请发起

兴奋剂违规听证一般是依申请发起的，即当事人、利害关系人对兴奋剂检测结果或其他兴奋剂违规的指控有异议，或者要求对其涉嫌的兴奋剂违规做出陈述、申辩，向中国反兴奋剂中心提交书面听证申请。

（2）依职权发起

当事人、利害关系人未提交听证申请，但中国反兴奋剂中心认为确有必要时，也可以依职权举行听证。

5.听证的主体

（1）听证专家组

兴奋剂违规听证由中国反兴奋剂中心听证委员会进行。听证委员会主任委员选定 3 名听证委员会委员担任听证员，并从中确定 1 名听证主持人，组成听证专家组，负责具体案件的听证工作。对于重大、复杂或疑难案件，主任委员可以选定 5 名听证委员会委员组成听证专家组。对于事实清楚、争议

不大的案件，或者需要举行临时听证会的案件，经当事人同意或者应当事人要求，可以由 1 名听证委员会委员担任独任听证员。

为了保障听证的公平、公正，所遴选的听证员必须与本案当事人、利害关系人无利害关系；未曾参与本案的兴奋剂检查、检测、调查、治疗用药豁免审批、结果管理工作；具有审理兴奋剂案件的专业经验或知识，听证专家组中至少 1 名听证员有法学背景和法律专业经验。

（2）听证参加人

听证参加人包括当事人、利害关系人、委托代理人、体育主管部门代表、中国反兴奋剂中心代表、项目协会代表、运动员管理单位代表、证人等。反兴奋剂中心代表、当事人、利害关系人本人参加听证，同时可以委托 1 名至 2 名代理人参加听证。兴奋剂违规听证涉及的专业知识、法律知识较为复杂，尤其是对于多数运动员来说，这方面的知识更加匮乏。聘请律师或者其他具备相关知识、经验的人作为代理人参加听证，可以为运动员提供必要的法律帮助。

中国反兴奋剂中心代表作为在听证程序中指控违规的一方主体，是每个兴奋剂违规听证案件中都必须参加的重要主体。其他的听证参加人根据案件的实际情况，经听证主持人同意或者应听证主持人的要求参加听证。他们参加听证时，有的会在案件事实、证据的认定、法律和规则的适用、责任的分担上提出自身主张，促进听证专家组对案件的全面、准确了解，有的通过亲身经历听证会，受到具体、直接的反兴奋剂教育和法治教育。

6. 听证会之前的程序

听证会之前的程序主要包括以下几项。

（1）告知听证权利

中国反兴奋剂中心应当在指控当事人构成兴奋剂违规时，书面告知当事人、利害关系人享有申请举行听证的权利。

（2）提出听证申请

当事人、利害关系人要求听证的，应当在接到兴奋剂违规指控通知之日起的 20 日内向中国反兴奋剂中心提交书面听证申请，说明申请听证的理由。

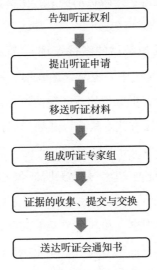

图1 听证会之前的程序

图片来源：作者自制。

（3）移送听证材料

当事人、利害关系人在规定期限内提交听证申请的，中国反兴奋剂中心应当在收到申请之日起3日内将听证申请和案件有关证据材料移送听证委员会。实践中，这些证据材料多是由当事人所属的单项体育协会或管理单位进行调查之后收集和固定，由当事人陈述、证人证言、照片、截图、票据等证据组成。

（4）组成听证专家组

听证委员会在收到中国反兴奋剂中心移送的听证材料之日起5日内，组成听证专家组。听证专家组在组成之日起的5日内，以书面形式告知听证申请人下列内容：听证专家组成员的姓名和身份；听证专家组成员签署的与本案无利害关系的声明；申请回避的期限、途径；举证的期限、途径；其他需要告知的事项。

听证员应当在组成听证专家组时，签署与案件无利害关系的声明。如果听证员存在回避事由，应当主动回避，听证申请人也可以申请其回避。听证员的回避，由主任委员决定；记录员的回避，由听证主持人决定。

（5）证据的收集、提交与交换

兴奋剂违规听证与其他类型的案件审理一样，也是围绕证据展开。在《兴奋剂违规听证实施细则》中，也对证据收集、证据提交、证据交换、证人作证等问题进行了规定，形成了比较完整的证据规则。

证据收集必须采取合法方式。禁止以威胁、引诱、欺骗以及其他非法方式收集证据。证据提交应当遵守时限要求。听证申请人对于自己所主张的事实，应当及时提供证据。证据交换，是召开听证会之前双方在听证专家组组织下互换证据的活动，对提前了解双方主张、保证听证会的效率具有重要作用。

中国反兴奋剂中心、当事人和利害关系人都可以申请证人出庭作证。在规则要求的期限内，通过书面形式提出，并说明理由的，经听证主持人同意，可以要求证人出庭作证。

（6）送达听证会通知书

听证会的具体时间由听证专家组决定，但应当在举证期限届满之日起的1个月内举行，并在举行听证会的7日前向听证申请人送达听证会通知书。

7. 听证会的程序

在现行《兴奋剂违规听证实施细则》第三章第26条中，对听证会的程序做出了规定，但采用了"一般按照下列步骤进行"的表述。实践中，听证主持人可以根据案件的具体情况灵活把握，对个案的具体步骤做出一些调整。总的来说，听证会正式举行时基本的步骤可归纳为四个部分。

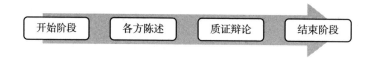

开始阶段　各方陈述　质证辩论　结束阶段

图 2　听证会的程序

图片来源：作者自制。

（1）开始阶段

在听证会的开始阶段，需要完成一些常规的手续，主要包括：听证主持人核验听证参加人的身份信息、授权委托书等证明材料；听证主持人宣读听证事由，听证主持人、听证员、记录员和听证参加人名单，听证会程序和纪律等，宣布听证会开始。

（2）各方陈述

在各方陈述阶段，首先由中国反兴奋剂中心代表陈述指控当事人兴奋剂违规的事实、证据、法律依据，对有关问题做出解释说明，提出意见和建议；其次，当事人、利害关系人及其委托代理人进行陈述，对被指控兴奋剂违规的事实、证据及有关问题进行申辩；如有必要，其他相关方代表进行陈述。

与其他案件的听证会不同，兴奋剂违规听证案件参与主体较多，大多数情况下不止包括中国反兴奋剂中心和涉嫌违规主体双方。非常常见的情况是，涉嫌违规的运动员同时涉及省队和国家队，或者同时涉及高等院校和专业运动队，为了划分清楚各方责任，地方单项运动协会、全国性单项运动协会、运动员所在学校、训练基地等各方都有可能参加听证会，并进行陈述。

（3）质证辩论

在质证辩论阶段，各方当事人在听证专家组的主持下，就案件涉及的事实和法律问题充分发表意见。具体包括：各方出示需要在听证会上出示的重要证据，相互质证，并依次询问证人；听证员就有关问题进行询问；中国反兴奋剂中心代表就有关问题进行询问；如有必要，各方就听证所涉及的事实、证据、法律依据等问题相互询问和辩论。

（4）结束阶段

在听证会结束阶段，听证主持人征询中国反兴奋剂中心代表、当事人、利害关系人及其他听证参加人的最后意见，各方可以发表意见。随后，听证主持人宣布听证会结束。

8.听证期限

听证程序有严格的期限要求。听证专家组在收到中国反兴奋剂中心移送的听证材料之日起的3个月内，必须做出听证会结论。案情复杂的，经主任委员同意，可以适当延长，但延长期限最多不得超过6个月。

9. 特殊情形

（1）公开听证

一般情况下，听证申请人并不希望自己的案件公之于众，所以大多数听证会并不公开。如果听证申请人申请公开举行听证会，听证会应当公开举行，涉及国家秘密、个人隐私或者存在其他不宜公开听证情形的案件除外。中国反兴奋剂中心要求公开举行听证会，并得到听证申请人同意的，听证会公开举行。

（2）延期听证

出现特殊情形时，听证主持人可以决定延期听证。这些情形主要有：因不可抗力致使听证会无法如期举行；听证申请人申请回避，无法及时确定听证员；听证申请人有正当理由，无法按期参加听证会，并按时提交了书面的延期听证申请；有重要证据需要验证、鉴定；其他应当延期听证的情形。

（3）终止听证

在个别特殊情形出现时，听证主持人可以终止听证。最常见的情形是，听证申请人无正当理由拒不参加听证会，或者未经听证主持人许可中途退场。这些情形出现时，视为其放弃听证，听证会没有继续进行的必要。

（4）临时听证会

在国内重大综合性赛事举行期间，为了及时确定与涉嫌兴奋剂违规当事人有关的参赛资格、比赛成绩等有关事宜，可以举行临时听证会。临时听证会一般由独任听证员主持，较之一般听证会程序有适度简化，但至少要保证听证参加人行使陈述、申辩、质证等权利。

10. 听证费用

我国目前的兴奋剂违规听证不向当事人、利害关系人收取费用，是免费的程序。当然，当事人、利害关系人参加听证会发生的差旅费、聘请代理人费用、自行提供翻译的费用、自行安排鉴定等费用需要自理。

（二）兴奋剂违规听证发展沿革

我国兴奋剂违规听证的发展实践大体经历了三个阶段。

第一个阶段是全国性单项体育协会组织听证（1999~2008年）。这一阶段是我国兴奋剂违规听证的初创阶段，由各单项体育协会组织听证。听证的组织者并非专门的反兴奋剂组织，各个单项体育协会的听证方式也存在差异，不尽统一。

第二个阶段是中国反兴奋剂中心组织听证（2009~2020年），我国兴奋剂违规听证在这一阶段取得了显著进展。2009年，兴奋剂违规听证案件统一交由中国反兴奋剂中心处理，实现了专门的反兴奋剂组织主导听证。2012年，中国反兴奋剂中心成立了专门的听证委员会，由国家体育总局和地方体育局管理人员、中国反兴奋剂中心工作人员、全国性单项体育协会管理人员、运动员、运动员辅助人员和高等院校的法律学者组成。在听证委员会中，虽然多数委员是外部专家，但还有少数委员是中国反兴奋剂中心的工作人员，并因为丰富的工作经验而承担了大量案件的听证工作。专门的听证委员会的设立，为实现听证工作的独立性奠定了组织基础。2018年，听证会运作模式由中国反兴奋剂中心主导的讯问式改为"中国反兴奋剂中心——当事人"的控辩对抗制，听证的主导权交给了听证专家组。运作模式上的这一改革，意味着在兴奋剂违规听证中，借鉴了控辩平等的现代法治理念，使得涉嫌违规而申请听证的运动员或其他当事人在形式上获得了与反兴奋剂组织平等的地位。在这个阶段，由中国反兴奋剂中心主导，兴奋剂违规听证制度在改革中取得了重大突破，违规听证的专业性得到了较大提升。

第三个阶段是独立的听证委员会组织听证（2021年至今）。在这一阶段，兴奋剂违规听证又迈出了重要的一步，中国反兴奋剂中心工作人员从听证委员会中退出，全部由专家主导兴奋剂违规案件听证。在2020年第三届听证委员会成立大会上，这一重要转变得以实现，并在此后的听证实践中得到坚持。第三届听证委员会的18名专家包括了法学专家、律师、医学药学专家、体育和反兴奋剂专家。[①] 自此，二者的关系划分出了清晰的边界。作

[①] 参见中国奥委会官方网站2020年4月15日报道：《反兴奋剂中心第三届听证委员会正式成立》，http://www.olympic.cn/china/doping/doping_news/2020/0415/315980.html，最后访问时间：2024年10月25日。

为中国反兴奋剂中心的一个专业委员会，听证委员会的正式名称仍为"中国反兴奋剂中心听证委员会"，但其成员全部由外部专家组成。中国反兴奋剂中心只是为听证委员会履行职责提供支持和保障，但同时尊重其运行独立性。在每一个听证案件中，听证专家组的人员选定都是由主任委员提名。听证专家组的合议和听证会结论的得出，也不受中国反兴奋剂中心的制约。中国反兴奋剂中心定期会向听证委员会委员发送反兴奋剂领域的新动态、新信息、新变化，邀请委员参加反兴奋剂领域相关业务培训、会议等活动，帮助委员提高履职能力，追踪行业发展。总体而言，在这个阶段，中国反兴奋剂中心和听证委员会之间形成了既严格分工又高效合作的崭新模式。

听证委员会成立十多年来，组织召开各类兴奋剂案件的听证会超过200起。在保证兴奋剂案件得到公平、公正、及时处理的同时，维护了运动员和相关人员的合法权益。听证委员会结合案件审理工作提出了很多有针对性的意见建议，对相关单位改进反兴奋剂工作起到了积极的推动作用。听证委员会在审理案件的同时，发挥了教育和引导功能，运动员及其他听证参加人的法治意识、规则意识和反兴奋剂意识在听证活动中得以增强。总体而言，在听证委员会的不断努力下，听证已成为调查、处理兴奋剂纠纷，保障运动员合法权益的重要手段。

随着"拿干净金牌"反兴奋剂治理体系建设的持续有效推进，近年来我国兴奋剂违规数量下降，召开听证会的案件数量也较之前减少了，多是案情较为复杂或有较大争议的案件。根据中国反兴奋剂中心年报，2021年违规31例，召开听证会8人次；2022年违规24例，召开听证会6人次。2023年违规30例，召开听证会3人次。

四　兴奋剂违规处罚

在世界反兴奋剂机构确立的规则体系内，兴奋剂违规处罚主要是针对个人的。发生了《世界反兴奋剂条例》界定的11种兴奋剂违规中任何一种或多种的，由出现该违规行为的运动员、教练员或其他当事人承担相应的处罚。大多数国家也都按照世界反兴奋剂机构的这一标准来执行。我国自 21 世纪初以来，反兴奋剂工作的力度整体上呈不断加强的走势。这反映在对兴奋剂违规行为的处罚方面，不仅遵照国际规则对违规者本人进行处罚，还在国内反兴奋剂规范中规定了对相关人员和单位的处罚。

在《反兴奋剂规则》中，规定了对直接责任人、主管教练员、其他有关人员、管理单位的处罚。在《反兴奋剂管理办法》（国家体育总局令〔2021 年〕第 27 号）和《国家体育总局兴奋剂违规责任追究办法》（体科字〔2021〕139 号）中，更是从行政、党纪、政纪方面规定了严格的惩处措施。这些规定已经超越了狭义上"兴奋剂违规"处罚作为一种行业处罚或技术处罚的范围。实践中一般都是在中国反兴奋剂中心先认定兴奋剂违规的基础上，再由相关单位对出现兴奋剂问题的人员做出处罚。这些类型的处罚和兴奋剂违规处罚一起，共同搭建起了我国对兴奋剂问题"零容忍"的恢恢天网。

（一）对当事人的处罚

《反兴奋剂规则》"第十章"中，明确规定了"对当事人的处罚"，这里的当事人，多数情况下是运动员，也有可能是其他直接发生兴奋剂违规行为的当事人。

1. 处罚内容

当事人出现兴奋剂违规行为的，可能受到多种处罚。根据《反兴奋剂规则》规定，处罚如下。

（1）取消比赛成绩、积分和奖金

个人项目赛内检查发生兴奋剂违规的，取消运动员在该项比赛中所取得的成绩，并取消奖牌、积分和奖金。如果不是赛内检查发生兴奋剂违规，而是在赛事期间发生的违规，是否取消奖牌、积分和奖金，由赛事组织机构根据案件实际情况决定；赛事组织机构还可以决定是否取消运动员在该赛事期间其他比赛的个人成绩，考量因素包括运动员兴奋剂违规的严重程度、阳性之前的其他比赛检测结果等。

集体项目中，如果运动队有超过两名运动员在赛事期间构成兴奋剂违规，除对违规运动员实施处罚外，还要给予该队扣除积分，取消比赛成绩或参赛资格，或者其他适当的处罚。赛事组织机构可以在赛事规则中规定比上述措施更为严厉的处罚。

赛内或赛外检查发生兴奋剂违规的，还要取消自样本采集之日或其他兴奋剂违规发生之日起至临时停赛或禁赛期开始前运动员所取得的所有其他比赛成绩，并取消奖牌、积分和奖金，除非是存在为了公平起见须另做决定的情形。

（2）禁赛

禁赛是兴奋剂违规之后面临的最主要的处罚。对于兴奋剂违规的当事人，《反兴奋剂规则》根据违规类型先确定基准禁赛期，在此基础上，再结合当事人的主观心理态度、是否承认和悔改、立功表现、是否多次违规等具体情况，确定个案当中具体的禁赛期。《反兴奋剂规则》对禁赛期的规定，是与《世界反兴奋剂条例》和《结果管理国际标准》保持一致的，这就使得我国运动员在国内受到的违规处罚是与国际规则尺度统一的。

处于禁赛期或被临时停赛的当事人，不得参加《反兴奋剂规则》确定的比赛和有关体育活动，同时还应当继续接受兴奋剂检查，并按照要求申报行踪信息。禁赛期间违规参赛的，不但要取消比赛成绩和其他有关收益，继续执行剩余的禁赛期，还要追加与原禁赛期相同的新禁赛期。辅助人员帮助尚在禁赛期或被临时停赛的当事人违规参赛的，构成共谋或企图共谋兴奋剂违规。

（3）经济处罚

发生兴奋剂违规后，中国反兴奋剂中心可以根据违规情节的轻重和比例原则，要求当事人负担兴奋剂检测费用，补偿反兴奋剂工作的必要支出，或者对其做出罚款。当事人被禁赛4年以上的，可以要求其负担20例至40例兴奋剂检测费用；被禁赛2年至4年的，可以要求其负担10例至20例兴奋剂检测费用；被禁赛2年以下或免予禁赛的，可以要求其负担不超过10例兴奋剂检测费用。

当事人为未成年人且缺乏收入来源的，或者确实存在无力缴纳兴奋剂检测费用的特殊情形，可以提出书面申请。经查证属实的，可以酌情减轻或免除经济处罚。

（4）扣发经济资助

当事人构成兴奋剂违规的，体育主管部门、体育社会团体、运动员管理单位等可以根据违规情节的轻重，在禁赛期间停止向其提供全部或部分经济资助、奖励或其他收益。当事人属于无过错或无疏忽、无重大过错或无重大疏忽情形的除外。

2.当事人主观态度对处理结果的影响

当事人出现违规行为时，其是否故意会直接影响到处罚的轻重。如属于故意违规，处罚较重。反之，非故意违规处罚相对较轻。

当事人如果能证明自己对违规的发生无重大过错或无重大疏忽，可以减轻处罚。当事人如果能证明自己尽到了应尽的注意义务，对违规的发生无过错或者无疏忽的，免予禁赛。

3.处罚的加重、减轻和免除

加重处罚情节是指当事人涉及的情形或行为表明有理由对其实施超过基准禁赛期的禁赛期。此类情形和行为包括但不限于：当事人使用或持有多种禁用物质或禁用方法，多次使用或持有某种禁用物质或禁用方法，或多次构成其他兴奋剂违规；有可能在基准禁赛期结束后继续享受兴奋剂违规带来的提高运动能力的效果；当事人通过欺骗、妨碍等手段逃避兴奋剂违规的查处或裁决；当事人篡改结果管理环节，以及其他类似情形和行为。

减轻和免除处罚的情形主要发生在当事人主动承认违规、有立功表现等情况下。《反兴奋剂规则》中对此做出了明确规定，总的来说，承认违规的时间越早，对反兴奋剂组织或司法机关切实协助的价值越大，得到减轻的可能性越大。

（二）对有关人员和单位的处罚

《反兴奋剂规则》"第十一章"中规定了"对有关人员和单位的处罚"。在运动员构成兴奋剂违规时，如果存在其行为直接导致运动员违规的人员，该人员属于"直接责任人"。如果主管教练员没有尽到应尽的管理责任，也要受到一定处罚。除了直接责任人、主管教练员外，如果还有其他人员应当对当事人兴奋剂违规承担责任的，也应比照主管教练员的规定给予处罚。根据《反兴奋剂管理办法》（国家体育总局令〔2021年〕第27号）的规定，发生兴奋剂违规后，还要对发生违规的根源、管理环节和相关人员责任进行调查认定，根据调查结果追究运动员管理单位领导人员和负有责任的主管人员的责任。① 而在2021年新制订的《国家体育总局兴奋剂违规责任追究办法》中，则强调要严肃追究在兴奋剂违规中失责单位和相关领导干部的主体责任、监管责任和领导责任，坚决做到"零容忍"。②

1. 对有关人员的认定和处罚

运动员或其他当事人发生兴奋剂违规后，除了其本人要承担兴奋剂违规的责任，其他有关人员也可能受到处罚。

《反兴奋剂规则》作为技术处罚层面的反兴奋剂规范，明确规定了对直接责任人和主管教练员的相关处罚。运动员构成兴奋剂违规时，如果有其他直接责任人，对其也依照兴奋剂违规给予处罚。运动员被禁赛4年以上的，给予主管教练员禁赛2年以上直至终身禁赛的处罚。运动员被禁赛2~4年的，给予主管教练员1~4年的禁赛处罚。运动员被禁赛2年以下或免于禁赛的，给予主管教练员警告或不超过2年的禁赛处罚。

2. 对管理单位的认定和处罚

赛外检查中发生兴奋剂违规，管理单位为运动员的注册单位。赛内检查发生违规的，管理单位为运动员的代表单位。辅助人员的管理单位是其人事劳资关系所在的单位，或与其签订劳动合同或工作协议的单位。

《反兴奋剂规则》规定，当事人因兴奋剂违规被禁赛4年以上的，对管理单位要给予警告和负担40~80例兴奋剂检测费用的经济处罚；被禁赛2~4年的，对管理单位要给予警告和负担20~40例兴奋剂检测费用的经济处

---

① 国家体育总局：《反兴奋剂管理办法》，2021年7月20日。
② 国家体育总局：《国家体育总局兴奋剂违规责任追究办法》，2021年7月19日。

罚；被禁赛 2 年以下或免予禁赛的，对管理单位要给予警告和负担不超过20 例兴奋剂检测费用的经济处罚。无正当理由拒不缴纳的，不得参加全国性体育社会团体及其会员单位举办或授权举办的比赛及其他体育活动。①

《反兴奋剂管理办法》就兴奋剂问题规定了对单位的停赛制度。在该办法第七章"惩处与奖励"中明确规定，发生 1 例运动员兴奋剂违规且被禁赛的，管理单位该项目停赛不少于 1 年，且该项目男女都停赛；在全国综合性运动会周期内发生 2 例且被禁赛的，取消管理单位参加当届全国运动会该项目比赛的资格。管理单位该项目未发生兴奋剂违规的其他运动员，可以个人身份参赛。

2021 年 7 月，国家体育总局发布了《兴奋剂违规责任追究办法》，要求在反兴奋剂斗争中强化党政同责，实行一案双查。国家体育总局机关有关部门承担反兴奋剂监管责任，国家体育总局各项目管理中心、全国性单项体育协会承担所管理项目的反兴奋剂主体责任，地方各级体育行政部门承担所承办赛事、参加赛事和本地方运动队的反兴奋剂主体责任。当出现兴奋剂违规时，不但要查明违规事实，还要对反兴奋剂责任落实情况、存在的失职失责行为进行调查认定。对单位进行责任追究的方式包括责令整改、责令检查、通报批评、调整领导班子、取消办赛和参赛资格、取消评优评先资格等。

（三）兴奋剂违规处罚的做出和监督

1. 处罚的做出

运动员出现兴奋剂违规，有权进行处罚的是全国性体育社会团体或者兴奋剂检查的委托方。具体来说，列入国家年度检查计划的检查中发生的兴奋剂违规，由全国性体育社会团体做出处理决定；委托检查中发生的兴奋剂违规，由检查委托方或有关单位做出处理决定。

2. 结果管理决定对处罚的参考作用

中国反兴奋剂中心不是处罚主体，但是作为结果管理方，其对违规做出

---

① 国家体育总局：《反兴奋剂规则》，2020 年 12 月 28 日。

的认定和指控意见具有专业性、权威性，具有处罚权的主体一般都会参考结果管理决定做出处罚。

3. 中国反兴奋剂中心对处罚的监督

中国反兴奋剂中心作为结果管理方，如果认定兴奋剂违规成立，会向当事人发出违规指控的通知。当事人如果承认指控，则无须进入听证程序。当事人如果申请召开听证会，听证专家组会做出听证会结论。当事人放弃听证权利的，反兴奋剂中心应当要求全国性体育社会团体、检查委托方等有关单位尽快依照处罚程序的规定和《结果管理国际标准》对其内容和通知的要求做出处理决定。这一处理意见需要再报经中国反兴奋剂中心审核，审核通过后，正式形成处理决定并执行。在这一流程中，中国反兴奋剂中心对处罚主体形成了有效的监督，如果处罚主体的处理意见违反反兴奋剂规则，或久拖不决逾期不做出处理决定，中国反兴奋剂中心可采取相应措施予以纠正并提请追究责任。

（四）中国兴奋剂违规处罚的总体趋势

中国的兴奋剂违规处罚实践，按照三严方针，坚持从严原则，并注重与国际标准的协调一致。

1. 坚持严肃处理

中国在20世纪80年代末提出了对兴奋剂问题要实行"严令禁止、严格检查、严肃处理"的方针，这成为中国反兴奋剂斗争的一个重要节点。2000年，国家体育总局和中国奥委会联合发表《中国反兴奋剂十年》白皮书，白皮书的第一部分表示，"三严方针"概括了中国政府和体育界对兴奋剂问题的基本立场。

时至今日，中国的反兴奋剂工作取得了卓越成就，兴奋剂违规认定和处罚的专业性、权威性明显增强，而中国政府在30余年前确立的反兴奋剂基本立场则一以贯之，从未变更。虽然中国运动员也很难避免出现兴奋剂违规，但中国政府对兴奋剂的态度是"零容忍"，中国不存在严重、系统的兴奋剂问题。国际奥委会前主席萨马兰奇曾说，中国是世界上反兴奋剂工作做得最好的国家之一。世界反兴奋剂机构前主席庞德也曾在亲临中国实地考察之后，盛赞中国反兴奋剂工作堪称世界楷模。

在中国反兴奋剂工作取得的巨大成就中，"严肃处理"所代表的兴奋剂违规处罚是其中的重要组成部分。在个别案件中，曾出现过度追求"严肃处理"而处罚过重的问题，但总体而言，目前大多数兴奋剂违规案件都能做到依规处理。

2. 坚持依规处罚

全球范围内的反兴奋剂体系是随着世界反兴奋剂机构的诞生和发展而形成和完善的。兴奋剂违规处罚也是如此，世界反兴奋剂机构在一次次更新其条例和标准之后，逐渐在全球范围内统一了处罚的尺度。

中国的兴奋剂违规处罚也顺应了这一趋势。在《世界反兴奋剂条例》、《结果管理国际标准》以及中国的《反兴奋剂规则》的指引下，兴奋剂违规处罚目前已能够依规、合理地实施，为纯洁体育筑起了堤坝。

3. 保障运动员权利

中国在兴奋剂违规处罚工作中，不满足于简单地执行规则，而是在严守规则的同时，基于保障运动员权利的客观立场，对国际通行规则中存在的不合理之处积极展开科学研究，提出改进意见。近年来，中国运动员因环境因素导致的非故意兴奋剂问题频频发生，许多运动员因误服误用含有克仑特罗、去甲乌药碱的食品而受到处罚，甚至在一些年度里超过了全部兴奋剂违规的一半。这种局面的存在，使中国运动员置身于过重的食源性兴奋剂风险之下，对运动员来说有失公平。对此，中国反兴奋剂中心积极组织开展科学研究，最终成功推动世界反兴奋剂机构修改了相关技术文件，使低浓度克仑特罗和去甲乌药碱不再报告阳性结果，不仅惠及广大运动员，也反映了中国反兴奋剂工作整体水平的提高。

五　兴奋剂争议解决机制

兴奋剂违规的认定，直接关系到运动员等当事人的切身利益。当事人不服的情况下，寻求救济是其应有的权利。我国《反兴奋剂规则》用专章规定了"争议解决"，明确了当事人就兴奋剂争议寻求体育仲裁解决的权利。

（一）兴奋剂争议解决的发展脉络

兴奋剂争议的解决方式从广义上来说包括四种：体育组织内部解决、兴奋剂违规听证、申请体育仲裁、寻求司法救济。根据我国现行《反兴奋剂规则》，对争议解决采取的是与《世界反兴奋剂条例》相同的定义，即把争议解决理解为体育仲裁这一方式，采用的是一种狭义的概念。就此而言，我国可以说只是刚刚建立了这一制度。梳理我国体育争议解决的发展脉络，1995 年《体育法》的制定和 2022 年《体育法》的修订可以说是最重要的两个时间节点。

1. 1995 年《体育法》制定之后

我国《体育法》于 1995 年制定，当时在"竞技体育"一章中有"在竞技体育活动中发生纠纷，由体育仲裁机构负责调解、仲裁"的规定，同时还规定了"仲裁机构的设立办法和仲裁范围由国务院另行规定"。此后 20 多年时间里，由于国务院并未真正设立体育仲裁机构，因此竞技体育中发生的纠纷——包括兴奋剂纠纷——无从寻求体育仲裁解决。当时出现的兴奋剂争议主要通过体育组织内部解决，为数很少的中国运动员会参加国际体育仲裁院的兴奋剂案件仲裁。

体育组织内部解决是效率最高的一种争议解决方式，它将矛盾化解在体育组织内部，避免了争议双方旷日持久的对抗。现实当中，许多兴奋剂争议通过这种方式得以解决。尤其是 2021 年《反兴奋剂规则》新增了当事人在受到兴奋剂违规指控时可以签署案件解决协议的规定。当事人在收到反兴奋剂中心可能导致适用 4 年以上禁赛期的兴奋剂违规通知之日起的 20 日内，自认违规并接受所判定的禁赛期的，反兴奋剂中心可以将原本主张适用的禁赛期减少 1 年。2021 年以来中国反兴奋剂中心处理的兴奋剂违规案件中，大约 1/3 签署了结果管理协议。

中国运动员在国际体育仲裁院参加的兴奋剂案件仲裁主要涉及国际赛事

或国际级运动员。这些高水平运动员由于与国际体育组织之间在兴奋剂违规认定与处理上出现争议，在履行国际体育组织的内部程序之后，又到国际体育仲裁院寻求对争议的进一步解决。

根据《反兴奋剂规则》及其前身《体育运动中兴奋剂管制通则》的规定，国际赛事和国际级运动员之外的其他运动员可以向国家兴奋剂争议解决机构申请仲裁；在国家兴奋剂争议解决机构正式运作前，当事人可以直接向国际体育仲裁院申请仲裁。事实上，由于语言、经济、时间上的困难，当事人想去国际体育仲裁院寻求权利救济是非常困难的，现实中也很少发生。

2.2022年《体育法》修订之后

随着《体育法》的修订，中国建立了体育仲裁制度。体育仲裁制度的建立，对于中国的兴奋剂争议解决而言是一个里程碑式的节点。在此之前，《体育运动中兴奋剂管制通则》和《反兴奋剂规则》中虽然规定了当事人申请仲裁的权利，但由于仲裁组织机构尚付阙如而未能真正实现。

新设立的中国体育仲裁委员会将兴奋剂纠纷纳入了受案范围，该机构也承担了国家兴奋剂争议解决机构的职能，打开了制度上开启中国兴奋剂争议解决实践的大门。由此，修订后《体育法》的实施使得《反兴奋剂规则》中的争议解决制度得以落到实处，中国的兴奋剂争议解决机制正式确立。

2023年2月11日，中国体育仲裁委员会在北京成立。中国体育仲裁委员会于2023年4月14日公布了第一届仲裁员名册，共41名仲裁员入选。

（二）兴奋剂争议解决的制度依据

《反兴奋剂规则》中对兴奋剂争议的解决机制做出了明确的规定。对于列明的争议事项，可以通过申请体育仲裁寻求解决。这些争议事项主要包括：判定兴奋剂违规成立的决定、是否对兴奋剂违规实施处罚的决定、判定兴奋剂违规不成立的决定、因程序原因导致兴奋剂违规处理程序无法进行的决定、反兴奋剂组织做出的不将阳性检测结果或非典型性结果按照违规处理的决定、根据临时听证会结论实施或取消临时停赛的决定、反兴奋剂组织无权或越权对兴奋剂违规做出的处理决定、是否暂缓或恢复处罚的决定、处于禁赛期的当事人违规参加比赛或其他有关体育活动的处理决定、世界反兴奋剂机构对结果管理权争议做出的决定、不执行其他反兴奋剂组织所做决定的决定等。

兴奋剂争议解决机制包括两大部分。其中，涉及国际赛事或国际级运动员的案件，只能向国际体育仲裁院申请仲裁。涉及非国际赛事和非国际级运动员的案件，可以向国家兴奋剂争议解决机构申请仲裁。在国家兴奋剂争议解决机构尚未设立之前，当事人可以直接向国际体育仲裁院申请仲裁。

2022 年 6 月 24 日颁布的《中华人民共和国体育法》，增设了"体育仲裁"专章。该章第 92 条将体育仲裁的受案范围限定为三大类：一是对体育社会组织、运动员管理单位、体育赛事活动组织者按照兴奋剂管理或者其他管理规定做出的取消参赛资格、取消比赛成绩、禁赛等处理决定不服发生的纠纷；二是因运动员注册、交流发生的纠纷；三是在竞技体育活动中发生的其他纠纷。可见，兴奋剂纠纷属于体育仲裁受理范围。该法正式施行之后，中国体育仲裁委员会于 2023 年 2 月 11 日正式成立。未来中国的兴奋剂纠纷可以向该机构申请解决。

六　反兴奋剂诚信体系建设

我国反兴奋剂事业在不断发展的过程中，也在探索更为制度化的举措，近年来开展的反兴奋剂诚信体系建设就是其中一项内容。这一诚信体系建设建立在兴奋剂违规处罚的基础上，在行业领域内，对发生兴奋剂违规者进行公开，限制其参与体育运动；在全社会范围内，寻求通过联合惩戒，限制兴奋剂违规者继续危害社会。到目前为止，诚信体系建设取得了一定的成效。

兴奋剂违规的出现，往往直接挑战体育的诚信价值。作为体育运动中的一个基本价值，诚信在国际体育领域正得到越来越多的重视。《奥林匹克宪章》中就"国际奥委会的职能"明确规定，国际奥委会"领导反对使用兴奋剂的斗争，采取措施反对一切形式的操纵比赛和相关的腐败行为，保护干净运动员和体育的完整性"[1]。《世界反兴奋剂条例》（2021 版）更是在其"基本原理"部分，将"道德、公平竞赛与诚实"置于其所界定的 12 项"体育精神"当中的第 2 项。兴奋剂违规是典型的背离体育诚信的行为，对其做出准确的认定和处理，对维护纯洁体育的价值非常重要。

国际体育组织的诚信建设，很多都围绕兴奋剂问题展开。如世界田联所创建的田径诚信委员会（AIU）的主要职责就是调查田径运动员的兴奋剂问题。国际网联所设立的国际网球诚信机构（ITIA）也会处理网球运动员的兴奋剂问题。中国在反兴奋剂工作中已经明确提出了诚信体系建设的目标，并通过对兴奋剂违规者进行惩戒，弘扬体育的诚信价值。

（一）反兴奋剂诚信体系建设的要求

兴奋剂问题直接关系到体育运动中公平竞争的基本价值，与体育诚信直接相关。中国的反兴奋剂斗争近年来逐渐深入，不仅满足于严格处理兴奋剂违规的要求，还未雨绸缪，立足预防，开始建设反兴奋剂诚信体系。

2019 年 6 月，国家体育总局办公厅印发了《反兴奋剂工作发展规划（2018—2022）》[2]，其中明确提出要以加大处罚和责任追究力度为重点，构建运动员及辅助人员反兴奋剂诚信体系。具体包括：进一步完善、规范并严格运动员、辅助人员和相关单位的纪律处罚和处分；加强背景审查，规范兴奋剂违规人员的管理、使用和监督；及时发布兴奋剂违规信息、处理结果和禁止合作人员名单，加大处罚的公开曝光力度；协调相关主管部门实施联合惩戒，将严重违规人员列入失信者黑名单，限制其继续参与体育运动，关联其升学、评奖、晋升、职称评定甚至经济活动等。

---

[1] 国际奥委会官方网站：https://stillmed.olympics.com/media/Documents/International-Olympic-Committee/IOC-Publications/EN-Olympic-Charter.pdf。

[2] 陈志宇：《〈反兴奋剂工作发展规划（2018—2022）〉实施成果和经验》，《北京体育大学学报》2022 年第 8 期。

（二）反兴奋剂诚信体系建设的现状

中国的反兴奋剂诚信体系建设为时较短，到目前为止，在体育行业内部已取得了初步成效，在全社会协作层面则尚需努力。

反兴奋剂诚信体系建设中行之有效开展着的，主要有公开发布兴奋剂违规信息、实施背景审查、签署反兴奋剂承诺书等方面。

国家体育总局反兴奋剂中心是发布兴奋剂违规信息的主要机构。中心的官方网站上分违规信息公开、违规处理结果公布、禁止合作规定三个部分发布相关信息。一般每季度公布一次禁止合作人员名单，将处于禁赛期内的运动员辅助人员信息对外界公布，禁止运动员与这些人员合作。禁赛期满的辅助人员则从名单当中去掉。这些做法也被国内一些单项体育运动协会所效仿，将涉及本项目的兴奋剂违规信息在协会的官方网站上发布，对本项目运动员提供更直接的指引和警示。

《国家体育总局兴奋剂违规责任追究办法》中，明确提出了加强兴奋剂背景审查的要求，近年来中央和地方体育部门也在反兴奋剂工作中非常注重对运动员和辅助人员的背景审查。在国家队层面，尤其是对参加奥运会等重大赛事的中国体育代表团，都会在人员选拔中进行严格的背景审查。中国反兴奋剂中心建立了兴奋剂违规的数据库，是接受委托进行背景审查最重要的机构。除了选拔参赛以外，在国家体育行政部门评选和授予重要奖励和荣誉称号前，也会进行兴奋剂背景审查。多个地方体育行政部门和省级反兴奋剂中心也在工作中加强了背景审查，但在审查标准、审查方式上缺乏经验、不尽合理，仍然处于摸索阶段。

签署反兴奋剂承诺书也是目前比较普遍的一种诚信建设措施。不同于发布兴奋剂违规信息和实施背景审查，这是一种事前的举措。单项体育协会、运动员管理单位、体育行政部门会围绕奥运会、亚运会、全运会等大型体育赛事举办和运动员注册等事项，要求运动员、运动员辅助人员等签署反兴奋剂承诺书。签署承诺书往往和宣誓结合在一起，成为反兴奋剂教育的一种常见形式。

2022 年 12 月，国家发展改革委和人民银行会同社会信用体系建设部际联席会议成员单位和其他有关部门（单位），编制了《全国失信惩戒措施基础清单（2022 年版）》[①]。在这一清单中，将因兴奋剂问题而采取的惩戒措施明列其中。该清单援引《反兴奋剂条例》第 39 条，将存在兴奋剂违法行为的辅助人员和管理人员列为惩戒对象，要求对这些人员在一定期限内依法禁止从事直至终身禁止从事体育管理工作和运动员辅助工作。这种职业禁入的惩戒措施并非新设，是对现行法律法规中已有惩戒措施的一种编撰和发布，对于提高全社会的反兴奋剂意识具有积极意义。

中国的反兴奋剂诚信体系建设还处于起步阶段。总的来说，惩戒措施还比较有限，主要是在竞技体育行业内具有较强的规制效果，而对普通公众、学校体育从业者等非职业人士则缺乏规制。在中国政府推动社会信用体系建设高质量发展的整体背景之下，尽快完善兴奋剂违法违规行为的联合惩戒措施，是一个极具现实意义的任务。

结　语

兴奋剂违规认定和处理攸关运动员、教练员或其他当事人的职业生涯，是反兴奋剂工作中的重要环节。中国在过去 30 余年的时间里，经历了兴奋剂违规认定和处理不断摸索、不断提高的过程，已跻身全球反兴奋剂体系下对兴奋剂斗争最为努力、最为高效的国家之列。

在制度建设上，中国信守国际承诺，积极推进反兴奋剂领域的规则制定工作，通过制定《反兴奋剂规则》及相关国内立法，贯彻了《世界反兴奋剂条例》的基本要求，确保中国的兴奋剂违规处理和认定工作符合国际通行规则的要求。在每一个兴奋剂违规案件的审查、通知、听证、处罚的过程

---

① 参见中国政府网 2022 年 12 月 28 日：《国家发展改革委　人民银行关于印发〈全国公共信用信息基础目录（2022 年版）〉和〈全国失信惩戒措施基础清单（2022 年版）〉的通知》，https://www.gov.cn/zhengce/zhengceku/2023-01/02/content_5734606.htm，最后访问日期：2024 年 10 月 25 日。

中，都有章可循。

在处理程序上，中国在按照"三严方针"、坚持严肃处理兴奋剂违规的同时，也注重程序的正当性，对当事人权利的尊重和保障不断加强。中国目前已经建立起了独立运行的兴奋剂违规听证机制，可以让当事人在一种"控辩平等"的机制下充分表达有利于自己的事实和意见。

在外部监督上，中国也已经通过设立体育仲裁机构，建成了兴奋剂争议解决的渠道。这一救济渠道的建成，使得未来中国的兴奋剂违规认定和处理工作将面临更为开放、也更具挑战的外部环境。体育仲裁制度在为当事人提供救济渠道的同时，也必然会对兴奋剂违规认定和处理发挥监督和审查的作用，促进其朝着更加公正、合理的方向发展。

回顾历史，中国在兴奋剂违规认定和处理方面经历了 30 余年的艰难跋涉和不懈努力。面向现实，中国已成为遵守和支撑现行的全球反兴奋剂体系的坚强柱石，在兴奋剂违规处理上恪守程序，尊重规则，与那种动辄将体育问题政治化、工具化的做法形成了鲜明的对照。展望未来，中国将坚持严肃处理兴奋剂违规行为，在全球及地区反兴奋剂活动中发挥更重要的作用。

Ⅳ　理论/研究篇

第十章　中国反兴奋剂理论研究进展

虽然反兴奋剂领域理论研究整体体量偏小，但近年中国在反兴奋剂理论研究方面取得较大进展，研究队伍不断壮大，研究领域逐渐深入，研究工作稳步发展。

本章概述了反兴奋剂研究领域中社会科学类研究的总体概况，分析了自然科学类的研究方向、研究机构、研究队伍和主要研究内容。社会科学类研究的重点领域集中在对兴奋剂问题成因的研究、反兴奋剂治理体系和治理机制的研究、反兴奋剂相关主体的研究以及反兴奋剂法治研究。自然科学类的重点领域研究主要涉及蛋白同化雄性类固醇研究、血液兴奋剂研究、食源和药源性兴奋剂研究以及检测新手段相关研究。

一　社会科学类

在世界体育竞技舞台上，公正与诚信是每位运动员、教练员，以及每个体育组织等共同追求的核心价值。随着体育事业的蓬勃发展，兴奋剂的使用问题逐渐成为挑战这一价值体系的主要威胁。兴奋剂的滥用不仅对运动员的身心健康构成严重威胁，而且破坏了竞技体育的公平性和纯洁性，影响了体育精神的传承。因此，反兴奋剂工作显得尤为重要和紧迫。近年来，习近平总书记对反兴奋剂工作做出系列重要指示、批示，要求坚决推进反兴奋剂斗争，拿干净金牌，坚决做到兴奋剂问题"零出现"和"零容忍"。① 这为中国反兴奋剂工作的开展提供了思想引领。同时，新修订的《体育法》设立"反兴奋剂"章节，为反兴奋剂工作的落实提供制度框架，体现出国家对反兴奋剂问题的高度重视和履行《反对在体育运动中使用兴奋剂国际公约》（以下简称《公约》）的责任担当。

鉴于此，站在新起点之上，对中国反兴奋剂研究工作进行梳理和总结，进而展望新时代中国特色反兴奋剂治理之路就显得尤为必要和迫切。本部分所探讨的中国反兴奋剂人文类研究进展，意在深入了解和分析中国在反兴奋剂人文领域的研究动态。我们试图通过梳理近年来的研究进展，展示学界在构建清洁体育环境、弘扬体育正气、提高运动员道德素养以及促进反兴奋剂理论发展方面所做的努力和取得的成就。

（一）中国反兴奋剂（人文类）研究的总体概况

以"反兴奋剂"为主题词，在中国知网（CNKI）数据库平台检索，时间跨度为 1988~2022 年，检索日期为 2023 年 2 月 22 日，共检索到 2223 个相关文献词条。为了使检索更为精确，将"报纸、年鉴、专利、标准、成果、图书"等予以剔除，实际获得 1952 篇文献资料，其中学术期刊论文 1296 篇，学位论文 200 篇（博士学位论文 28 篇、硕士学位论文 172 篇），会议论文 142 篇（国内论文 136 篇，国际论文 6 篇）。运用 CITESPACE 分析软件对与反兴奋剂相关的文献数据进行可视化分析，对近 30 年来中国反兴奋剂研究主题进行回顾，梳理时空变迁、高产学者、研究机构和关键词聚类共现情况，进而窥探其研究趋势。

---

① 《习近平：在教育文化卫生体育领域专家代表座谈会上的讲话》，中央人民政府网站，2020年 9 月 22 日，网址：https://www.gov.cn/xinwen/2020-09/22/content_5546157.htm。

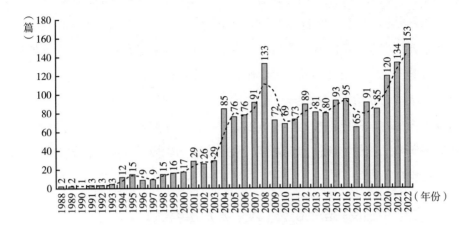

图1　中国反兴奋剂研究的历时分布图

资料来源：依据中国知网（CNKI）数据库平台检索统计。

如图1所示，在《体育法》（1995版）颁布之前，年发文量多为个位数，此后经历了数年的低迷发展。自中国政府签署2003年版《世界反兴奋剂条例》，并于2004年颁行《反兴奋剂条例》（国务院第389号令）以及2005年联合国教科文组织通过《公约》后，国内学者对该领域的研究关注度陡升，并在2008年北京奥运会达到第一个波峰后再次进入平稳阶段。随着世界反兴奋剂机构于2021年修订的WADC的通过，中国反兴奋剂研究再次迎来高潮期。整体上来看，中国的反兴奋剂研究呈现低迷—陡升—平稳—再次蓬勃的"驼峰型"趋势。

反兴奋剂（人文类）研究主要聚集在体育学等学科领域，其他人文社会学科也有涉及反兴奋剂研究。例如，新闻传播学专业主要研究运动员涉兴奋剂的舆论管控和危机公关[1]；社会学[2]和心理学[3]重点关注兴奋剂行为的成

---

[1]　周榕、万晓红：《基于危机情境理论的兴奋剂危机分类及传播策略研究》，《武汉体育学院学报》2020年（第54卷）第10期。

[2]　钮璐璐：《兴奋剂行为的社会学成因浅析》，《文体用品与科技》2020年第17期。

[3]　张世杰、田思：《计划行为理论下我国运动员使用兴奋剂的心理因素分析》，《安徽体育科技》2020年第4期。

因与要素；政治学侧重于国际政治博弈中 WADA 与 CAS 等国际组织的公信力问题①；管理学则研究竞技体育领域和国家队管理中的反兴奋剂工作。②总体来看，当前中国反兴奋剂研究呈现了一定的交叉学科特性，但还不够深入。因此，我们不仅要推动体育学作为一个专业学科进行更深入的研究，也要鼓励法学、政治学、管理学、新闻传播学、心理学等已经参与到反兴奋剂研究工作中的学科更积极地投入。更重要的是，我们要吸引那些尚未涉及反兴奋剂研究工作的学科，如哲学等，来关注这一领域，为反兴奋剂工作注入新的思想和动力。

（二）中国反兴奋剂研究（人文类）重点领域

通过对反兴奋剂领域（人文类）研究进行学术梳理，可以发现中国反兴奋剂研究的重点领域主要聚焦在兴奋剂问题的成因研究、反兴奋剂治理体系和治理机制的研究、针对反兴奋剂中相关主体的研究、反兴奋剂法治研究四个方面。

1. 对兴奋剂问题的成因研究

中国学者在兴奋剂成因方面进行了一定的探索。例如，张彦国等从社会学角度深入探讨了促使运动员使用兴奋剂的社会文化因素，指出高额奖金和物质利益的激励机制是诱发此类行为的重要因素。③ 而钮璐璐则从心理学视角出发，细致考察了动机的结构性因素，包括竞技需求、内在动力和竞技环境的期望值，揭示了它们与兴奋剂使用行为之间的复杂互动关系。④ 然而，现有文献对于兴奋剂成因的分析仍显不足，尚未形成一个系统化、多维度的研究框架。因此，为了全面认识和有效应对兴奋剂问题，

---

① 邢婉莹、王大鹏、张世杰、张红兵：《政治博弈下世界反兴奋剂机构公信力的流失与重塑》，《北京体育大学学报》2019 年第 3 期。

② 易剑东：《我国竞技体育和国家队"递进式五维"的管理学审视》，《成都体育学院学报》2020 年（第 45 卷）第 4 期。

③ 张彦国、贾君、胡琴：《竞技体育中兴奋剂问题成因的社会学思考》，《解放军体育学院学报》2004 年（第 23 卷）第 3 期。

④ 钮璐璐：《兴奋剂行为的成因——动机分析》，《文体用品与科技》2020 年第 19 期。

今后的研究必须应更注重从政策、法律、伦理、教育、管理等多个角度出发，综合运用社会学、心理学、医学等多学科知识，对兴奋剂成因进行深入分析和研究，构建全方位、多层次的理论模型，以便更好地指导实际的反兴奋剂实践工作。

2. 关于反兴奋剂治理体系和治理机制的研究

（1）关于国家反兴奋剂治理体系的研究

在深入探究国家反兴奋剂治理体系的研究方面，学者们取得了一些重要的成果。如田思源[1][2]从"以人民为中心"的中国体育法治建设的根本遵循和行动指南出发，研究中国反兴奋剂立法的基本方针、基本经验和未来发展。陈志宇[3]分析了构建中国特色反兴奋剂治理体系的背景和内容，认为要充分结合中国反兴奋剂管理的具体实践和经验，把握时代方向，构建满足国际要求、符合中国国情、充分发挥中国特色社会主义制度优势的反兴奋剂治理体系，为世界反兴奋剂治理提供中国模式。韩勇[4]对中国反兴奋剂模式进行了探索，研究认为，在追求反兴奋剂工作效率的背景下，现行反兴奋剂制度呈现出控制模式的特征，但也逐步向正当程序模式转变。中国的反兴奋剂工作起初符合控制模式，随着治理成效的显现和全球对运动员权利保护更加重视，运动员的权利得到了加强。尽管当前中国的反兴奋剂措施在某些方面比国际规则更为严格，但建议应继续增强正当程序的重视，平衡控制与保障权利之间的关系。

总体来看，学者们的研究均对中国反兴奋剂治理体系的建设提供了宝贵的理论支撑与实践指导，指明了结合国情发挥制度优势、与国际接轨同时保护运动员权利的发展方向。

---

① 田思源：《中国特色体育立法的基本经验与未来发展》，《天津体育学院学报》2018 年第 6 期。

② 田思源：《坚持以人民为中心的习近平法治思想是〈中华人民共和国体育法〉修改的根本遵循》，《体育科学》2021 年第 10 期。

③ 陈志宇：《构建中国特色反兴奋剂治理体系研究》，《体育科学》2021 年第 11 期。

④ 韩勇：《中国反兴奋剂模式探索：在控制模式与正当程序模式间平衡》，《北京体育大学学报》2023 年（第 46 卷）第 5 期。

（2）关于国际反兴奋剂治理机制的研究

在国际反兴奋剂制度中，世界反兴奋剂机构、国际奥林匹克委员会以及国际体育仲裁院的运作机制无疑扮演了至关重要的角色。这些机构在全球反兴奋剂事业中起到了核心和引领的作用。早在 1993 年，学者熊斗寅①就对国际反兴奋剂的背景和基本情况进行了初步的介绍与分析。随后，随着WADA 在 1999 年的成立，国内学者如凡红②和赵豫等③在 2001 年和 2005 年分别对 WADA 进行了学术观察。宋彬龄④⑤、韩勇⑥分析了国际反兴奋剂体制机制的优势及弊端，并提出一些相应的完善策略。更进一步，在国际反兴奋剂机制构建的研究中，宋彬龄和韩勇等专家学者综合分析了现行国际反兴奋剂体制机制的优点和不足，并基于此提出了完善的策略和建议。他们对现有制度的深入剖析，不仅指出了体制机制中存在的诸多挑战，还提供了切实可行的改进方案。这些研究不仅反映了中国学者对于国际体育法律体系的深刻理解，也表明了他们在推动反兴奋剂全球化进程中所能贡献的中国智慧与建议。

3. 针对反兴奋剂中相关主体的研究

任慧涛⑦从"孙杨案"切入，探讨了当代全球反兴奋剂治理中运动员权利与义务的相互对抗，以及运动员与国际反兴奋剂组织之间的博弈，研究作为体育活动的核心主体——运动员在全球反兴奋剂治理中的地位，认为运动

---

① 熊斗寅：《奥林匹克运动面临的挑战》，《天津体育学院学报》1993 年第 4 期。

② 凡红：《历史在这里止步——世界体坛反兴奋剂的斗争和 WADA 的诞生》，《体育文化导刊》2001 年第 5 期。

③ 赵豫、白永正、汪梅：《反兴奋剂立法的理论及实践——以 WADA 和我的的反兴奋剂条例为线索》，《体育文化导刊》2005 年第 9 期。

④ 宋彬龄：《国际反兴奋剂结果管理机制的变革和中国实践》，《北京体育大学学报》2022 年（第 45 卷）第 8 期。

⑤ 宋彬龄：《人类命运共同体理念下的国际反兴奋剂治理变革》，《体育科学》2022 年（第 42 卷）第 6 期。

⑥ 韩勇：《美国反兴奋剂的现实困境与根源解析》，《上海体育学院学报》2022 年（第 46 卷）第 5 期。

⑦ 任慧涛：《全球反兴奋剂治理中的运动员参与》，《成都体育学院学报》2020 年（第 46 卷）第 4 期。

员可以通过决策参与、治事参与、监管参与等路径提升自身在全球反兴奋剂体系中的地位。陈秋旺①通过分析体育组织在兴奋剂治理中面临的困境，得出体育组织在兴奋剂治理体系中的地位，即共识的引导者、协商的中介者和改革的试验田，其认为通过对体育组织的优化，有助于完善兴奋剂协同治理机制。梅傲、李梓鸿②通过对国际单项体育联合会职能内容的解读，分析其所面临的内、外两个层面的现实困境，得出通过内外兼顾等方法，促进国际单项联合会在反兴奋剂领域更好发挥作用。

　　总而言之，上述学者的研究工作为我们提供了对反兴奋剂治理中主体角色和作用的深刻认识。然而，当前研究在一定程度上也还存在着局限性，主要表现在对于一些特定领域以及在反兴奋剂活动中具有特殊性的主体未能给予足够的关注。这些特殊主体包括但不限于女性运动员、青少年运动员、残疾人运动员、社会大众运动员等，他们在反兴奋剂活动中的独特地位和面临的问题值得深入探讨和分析。尽管存在上述不足，我们也可以看到在国内学术研究中，已经有学者开始尝试对一些在传统体制机制中较为忽视的重要主体进行研究，比如大型国际赛事中国际刑警组织的角色和作用。③同时，随着科技的发展，针对一些新兴的主体，如半机械人运动员在兴奋剂问题上的讨论，也逐渐受到关注。④这些研究努力突破传统视角的限制，力图在理论和实践层面上对中国的反兴奋剂研究进行拓展和深化。

4.反兴奋剂法治研究

（1）关于反兴奋剂法律体系建设的研究

---

① 陈秋旺：《体育组织在兴奋剂治理中面临的困境及优化》，《湖北体育科技》2023年（第42卷）第4期。

② 梅傲、李梓鸿：《国际单项体育联合会反兴奋剂职能的困境及其完善》，《山东体育学院学报》2022年（第38卷）第2期。

③ 毛哲玮：《大型国际体育赛事中国际刑警组织的角色与作用》，《新疆警察学院学报》2021年（第41卷）第3期。

④ 刘颖、李颖、曹荣芳：《人工智能背景下竞技体育变革趋势研究——基于半机械式运动员的伦理学思考》，《四川体育科学》2018年（第37卷）第5期。

在反兴奋剂立法领域，袁钢①、韩勇②、陈艳和王霁霞③从立法模式、立法进展、主要问题、完善重点、兴奋剂入刑等各个角度进行全面探讨。韩勇④从反兴奋剂法律规范体系的构建角度，系统分析了中国反兴奋剂立法中存在的主要问题与完善重点。认为时下中国已形成较为完整的反兴奋剂法律规范体系，但在业余体育反兴奋剂与反兴奋剂权利义务关系平衡等方面仍存在不足。后续应明确各部门反兴奋剂治理职责，加强反兴奋剂综合治理，以权利为本位，关注业余体育与反兴奋剂的源头治理和综合治理。

中国学者还研究和分析了域外反兴奋剂领域的法律体系，如郭树理和黄莹⑤、宋彬龄⑥、尹晓峰⑦、陈书睿和陈思妤⑧、张翼⑨、汪颖等⑩、谢琼桓⑪、赵澄宇等⑫、于洋⑬、付俐⑭、潘可馨⑮、李佳⑯分别对美国、日本、澳大利亚、奥地利、法国、英国、西班牙、俄罗斯、意大利、瑞典、挪威、芬兰、印度等国的反兴奋剂立法、执法和司法等各反兴奋剂法治过程

---

① 袁钢：《参照国际规则的反兴奋剂立法模式研究》，《政法论坛》2022 年（第 40 卷）第 6 期。
② 韩勇：《中国反兴奋剂法律规范体系：立法进展、主要问题及完善重点》，《北京体育大学学报》2022 年（第 45 卷）第 8 期。
③ 陈艳、王霁霞：《兴奋剂入罪立法模式思考与建议——基于行为类型化的分析》，《天津体育学院学报》2020 年（第 35 卷）第 3 期。
④ 韩勇：《中国反兴奋剂法律规范体系：立法进展、主要问题及完善重点》，《北京体育大学学报》2022 年（第 45 卷）第 8 期。
⑤ 郭树理、黄莹：《美国反兴奋剂机构的仲裁制度》，《武汉体育学院学报》2007 年第 1 期。
⑥ 宋彬龄：《美国和日本兴奋剂案件独立仲裁程序研究》，《中国体育科技》2014 年（第 50 卷）第 2 期。
⑦ 尹晓峰：《日本体育法规及政策制度的发展动向》，《体育科研》2009 年（第 30 卷）第 5 期。
⑧ 陈书睿、陈思妤：《国外反兴奋剂法律规制及借鉴》，《西安体育学院学报》2014 年（第 31 卷）第 2 期。
⑨ 张翼：《俄罗斯兴奋剂事件的社会学解读与思考》，《南京体育学院学报》（社会科学版）2016 年（第 30 卷）第 4 期。
⑩ 汪颖、李桂华、袁俊杰：《澳大利亚体育诚信体系研究》，《体育文化导刊》2017 年第 9 期。
⑪ 谢琼桓：《试论兴奋剂对体育可持续发展的威胁》，《成都体育学院学报》2005 年第 3 期。
⑫ 赵澄宇、赵健、陈志宇：《挪威的反兴奋剂工作》，《中国体育科技》2000 年第 7 期。
⑬ 于洋：《日本反兴奋剂法律制度研究》，硕士学位论文，苏州大学，2020。
⑭ 付俐：《意大利反兴奋剂法律制度研究》，硕士学位论文，湘潭大学，2018。
⑮ 潘可馨：《法国反兴奋剂法律制度研究》，硕士学位论文，湘潭大学，2018。
⑯ 李佳：《印度反兴奋剂法律制度研究》，硕士学位论文，湘潭大学，2014。

以及反兴奋剂法治体系的建立方面做了研究。反兴奋剂法律体系研究领域的另一大核心问题是涉兴奋剂入刑问题。中国学者在此领域进行了充分的研究和讨论，涉及反兴奋剂刑事司法体系的构建①、犯罪拟制规定②、刑法规制的困难与进路③、兴奋剂刑事案件的司法解释④等，讨论的涉兴奋剂行为涵盖妨害兴奋剂管理⑤、非法经营兴奋剂⑥、对未成年运动员滥用兴奋剂⑦、对他人使用兴奋剂⑧、投放兴奋剂⑨等。经过国内体育学、法学等各专业各领域的学者对涉兴奋剂入刑方面的研究，不仅完善了中国反兴奋剂法律体系的构建，更促进了《中华人民共和国刑法修正案（十一）》和《关于审理走私、非法经营、非法使用兴奋剂刑事案件适用法律若干问题的解释》的出台。

（2）反兴奋剂有关权利与义务的研究

在反兴奋剂领域内，权利问题不仅包含了常规的体育权利，还涉及一系列特殊的权利内容和体系，这些是在反兴奋剂实践中急需被重点关注和保障的。然而，国内在这一领域的学术研究主要集中在运动员个体上，而对于其他相关主体，例如教练员、反兴奋剂机构工作人员、辅助人员等的权利探讨却相对匮乏。值得注意的是，对运动员体育权利的系统分析也不

① 冯家欣、李岚：《论反兴奋剂刑事司法体系之构建》，《广西政法管理干部学院学报》2022年（第37卷）第5期。

② 霍俊阁：《兴奋剂犯罪拟制规定的司法适用》，《河北体育学院学报》2022年（第36卷）第5期。

③ 何群、黄雪颖：《论我国涉兴奋剂犯罪的刑法规制——困境与进路分析》，《吉林体育学院学报》2022年（第38卷）第2期。

④ 徐起麟：《我国兴奋剂刑事案件司法解释之评价研究》，《体育科技文献通报》2022年（第30卷）第3期。

⑤ 李冠煜：《妨害兴奋剂管理罪的争议问题》，《法学》2023年第4期。

⑥ 李庭婷：《论非法经营兴奋剂的入罪要件与罪数处断》，《湖北体育科技》2022年（第41卷）第11期。

⑦ 肖姗姗：《论对暴力侵害未成年运动员行为的法律规制》，《时代法学》2022年（第20卷）第3期。

⑧ 窦峥、石经海：《对他人使用兴奋剂行为入刑的研究》，《体育科学研究》2019年（第23卷）第4期。

⑨ 窦峥：《投放兴奋剂行为的刑法规制探究》，《贵阳学院学报》（社会科学版）2019年（第14卷）第3期。

多，如张妍①将反兴奋剂工作中运动员的权利分为基本权利和具体权利，而具体权利又从平等权、生命健康权、隐私权、受教育权、知情权、听证权和申诉权各个角度具体分析和研讨。其余关于反兴奋剂中运动员的权利研究则集中于运动员的隐私权和个人信息保护，形成了较为完善的理论体系，如张俊雅②、王明③、杨淦④、徐伟康⑤、刘韵⑥、熊英灼和董平⑦、周青山⑧等学者均有论述。国内研究中，对反兴奋剂主体的义务关注较少，更多是在反兴奋剂的责任归属上。从规则机制上来看，杨春然⑨从具体的法律规定类推到一般条款，分析了反兴奋剂领域责任认定中故意和过失的规范化；关于个人责任，虞志波⑩从"委托辅助"的角度出发，讨论了运动辅助人员导致运动员兴奋剂违规问题，分析其中的责任归属，认为运动员不能将自己的反兴奋剂义务完全委托给辅助人员，"代理人理论"难以适用；杨春然和董兴佩⑪则通过考察俄罗斯兴奋剂丑闻案，研究反兴奋剂工作中集体责任对运动员

---

① 张妍：《对我国反兴奋剂工作中运动员权利保护问题的研究》，硕士学位论文，北京体育大学，2013。

② 张俊雅：《反兴奋剂活动中运动员的个人信息保护——2021年〈保护隐私和个人信息国际标准〉述评》，《武汉体育学院学报》2022年（第56卷）第4期。

③ 王明：《数字时代运动员隐私权保护的困境与创新路径》，《体育学刊》2022年（第29卷）第3期。

④ 杨淦：《利益平衡视角下运动员数据使用的法律风险及对策》，《天津体育学院学报》2022年（第37卷）第1期。

⑤ 徐伟康：《运动员个人数据处理中"同意"原则适用的检视》，《武汉体育学院学报》2020年（第54卷）第12期。

⑥ 刘韵：《〈民法典〉下运动员的隐私权及个人信息保护》，《体育成人教育学刊》2020年（第36卷）第4期。

⑦ 熊英灼、董平：《后〈通用数据保护条例〉时代反兴奋剂信息的法律保护》，《武汉体育学院学报》2019年（第53卷）第10期。

⑧ 周青山：《美国学校体育兴奋剂检查中的隐私权保护及其启示》，《体育成人教育学刊》2019年（第35卷）第1期。

⑨ 杨春然：《兴奋剂违规基准罚的认定机制：从法律类推到一般条款——兼论故意与过失的规范化》，《天津体育学院学报》2017年（第32卷）第1期。

⑩ 虞志波：《运动员辅助人员导致的运动员兴奋剂违规问题研究——兼论"履行辅助人理论"的运用》，《体育成人教育学刊》2020年（第36卷）第1期。

⑪ 杨春然、董兴佩：《从政府、协会到个人：集体责任影响运动员比赛权的根据——兼论俄罗斯兴奋剂丑闻的处理》，《武汉体育学院学报》2018年（第52卷）第4期。

比赛权的影响。当前，关于反兴奋剂领域的责任归属研究体系并未完善起来。早期国内对于"严格责任"机制的研究较多，但其并不是从基础性原理开始研究，更多只是研究其运作机制。近些年学术界虽然对反兴奋剂责任基本原理有所涉及，但关注仍然较少、研究面较为狭窄，难以形成反兴奋剂领域主体责任研究的系统化、体系化。

（3）反兴奋剂典型案例研究

在国内的反兴奋剂研究中，案例研究占据了重要的地位。案例分析是一种极为重要的研究手段。通过对具体反兴奋剂案例的深入剖析，学者们能够揭示出反兴奋剂斗争中的复杂性、动态性以及相关法律法规的适用性和有效性。这种方法不仅有利于总结经验教训，促进规则的完善，还能为未来的反兴奋剂工作提供实践指导。在此领域，多位专家学者对反兴奋剂的典型案例进行了系统的研究。以"孙杨案"为例，韩勇[1]、李智和刘永平[2]、梅傲和向伦[3]、于善旭[4]、徐翔[5]、柴毛毛和郭树理[6]、姜熙[7][8]、张春良和侯中敏[9]都对此案进行了探讨与评述，不仅从法律角度分析了案例的处理过程和结果，还探讨了该案件对于中国体育运动和反兴奋剂工作的影响和启示。

---

[1]　韩勇：《世界反兴奋剂机构诉孙杨案法律解读》，《体育与科学》2020年（第41卷）第1期。

[2]　李智、刘永平：《从孙杨案看世界反兴奋剂治理架构的完善》，《北京体育大学学报》2020年（第43卷）第4期。

[3]　梅傲、向伦：《世界反兴奋剂制度体系下样本采集的程序困境及化解进路——以"孙杨案"为引》，《天津体育学院学报》2020年（第35卷）第3期。

[4]　于善旭：《基于"孙杨案"对依法推进我国体育治理现代化的几点思考》，《天津体育学院学报》2020年（第35卷）第3期。

[5]　徐翔：《WADA〈反兴奋剂运动员权利法案〉的解读与启示——基于世界反兴奋剂机构诉孙杨案的思考》，《沈阳体育学院学报》2020年（第39卷）第4期。

[6]　柴毛毛、郭树理：《由孙杨案看反兴奋剂样本采集程序的合规性问题》，《体育学刊》2021年（第28卷）第1期。

[7]　姜熙：《"世界反兴奋剂机构诉孙某和国际泳联案"述评》，《成都体育学院学报》2021年（第47卷）第2期。

[8]　姜熙：《反兴奋剂中运动员权利保护研究——基于"WADA诉孙某&FINA案"的分析》，《天津体育学院学报》2021年（第36卷）第2期。

[9]　张春良、侯中敏：《后裁决阶段世界反兴奋剂组织诉孙杨与国际泳联案的反思——基于ISTI第5.3.3条解读的对策检讨》，《北京体育大学学报》2021年（第44卷）第8期。

除了"孙杨案"之外，其他反兴奋剂案例也受到了学术界的广泛关注。姜熙①对 FNASS 等诉法国案，王霁霞和赵安琪②对"刘春红、曹磊案"，郭树理和梁晓莹③对"俄罗斯前体育部部长诉国际奥委会案"，李真④对"加特林案"，刘韵⑤对"佩希施泰因案"，郭树理⑥、李真和李自炜⑦对"莎拉波娃案"等其他反兴奋剂案例均有深入研究。通过这些专家的研究，我们可以看到，案例研究在国内反兴奋剂研究中的确占据了重要地位。它们不仅为学术界提供了丰富的研究材料，也对提升公众对反兴奋剂问题的认识和理解起到了积极作用。未来的研究应当继续深化案例分析的方法论，从而更全面地揭示反兴奋剂工作的复杂性和挑战性，为制定更加有效的反兴奋剂策略和政策提供科学依据。

（4）反兴奋剂纠纷解决研究

在反兴奋剂纠纷解决方面，国内学者对反兴奋剂领域内的仲裁程序进行了较多的讨论，这包括但不限于对有关仲裁法庭的相关规则⑧、体育仲裁对运动员权利的保护⑨、反兴奋剂仲裁中反兴奋剂规则的解释⑩、世界反兴奋

---

① 姜熙：《反兴奋剂"行踪规则"的合法性研究——基于欧洲人权法院"FNASS 等诉法国案"的分析》，《天津体育学院学报》2020 年（第 35 卷）第 2 期。

② 王霁霞、赵安琪：《兴奋剂样本复检规则的适用——以刘春红、曹磊案为切入点的分析》，《天津体育学院学报》2020 年（第 35 卷）第 2 期。

③ 郭树理、梁晓莹：《体育社团对政府官员禁赛措施的法律分析——以俄罗斯前体育部部长诉国际奥委会案为例》，《北京体育大学学报》2020 年（第 43 卷）第 1 期。

④ 李真：《反兴奋剂规则统一适用的困难和发展——加特林案的新思考》，《武汉体育学院学报》2018 年（第 52 卷）第 3 期。

⑤ 刘韵：《国际体育仲裁院兴奋剂案件仲裁程序的反思及完善——以反兴奋剂部门的设立和佩希施泰因案为切入点》，《天津体育学院学报》2017 年（第 32 卷）第 3 期。

⑥ 郭树理：《运动员兴奋剂违纪重大过错的认定——以莎拉波娃案为例》，《武汉体育学院学报》2017 年（第 51 卷）第 4 期。

⑦ 李真、李自炜：《兴奋剂"违禁"救济及 NSF 规则——莎拉波娃上诉案之启示》，《武汉体育学院学报》2017 年（第 51 卷）第 2 期。

⑧ 李锟：《论国际体育仲裁法庭的发问规则——以"孙杨案"为中心》，《证据科学》2023 年（第 31 卷）第 1 期。

⑨ 姜熙：《反兴奋剂中运动员权利保护研究——基于"WADA 诉孙某 &FINA 案"的分析》，《天津体育学院学报》2021 年（第 36 卷）第 2 期。

⑩ 杨楠：《从"孙杨案"谈反兴奋剂规则解释方法》，《体育科研》2021 年（第 42 卷）第 2 期。

剂规则的理解与适用①、严格责任原则的影响、遵循先例制度②、品格证据制度③、过错认定④、仲裁机制⑤、程序的正当性⑥、救济制度⑦、仲裁规则⑧、比例原则⑨、放心满意证明标准⑩、当事人辩论权⑪、裁决权效力⑫等多方面的全面剖析。

　　总体来看，对这些具体问题的深入研究不仅丰富了反兴奋剂纠纷解决的学术理论体系，也为中国在全球反兴奋剂纠纷解决机制的建立方面提供了坚实的学术支撑和策略建议。

二　自然科学类

　　近些年来，国际和国内的反兴奋剂斗争形势依然严峻，科学研究和实验

---

① 梅傲、钱力：《世界反兴奋剂规则的争议、反思及其完善——以"孙杨案"为角度》，《国际法研究》2020 年第 4 期。

② 郭树理、王迪：《国际体育仲裁院遵循先例制度的形成与展望——以兴奋剂案件为例》，《北京体育大学学报》2022 年（第 45 卷）第 11 期。

③ 章语馨：《兴奋剂样本检测阳性案件中品格证据的适用》，《体育科研》2022 年（第 43 卷）第 4 期。

④ 郭树理、王迪：《食源性兴奋剂违规案件中无重大过错与无过错认定标准的区别》，《北京体育大学学报》2021 年（第 44 卷）第 10 期。

⑤ 蔡鹏嘉、郭天妮、姜熙：《国际体育仲裁院反兴奋剂庭仲裁机制研究》，《体育成人教育学刊》2021 年（第 37 卷）第 3 期。

⑥ 李鑫、苏永生：《妨害兴奋剂管理罪的教义学思考》，《武汉体育学院学报》2021 年（第 55 卷）第 6 期。

⑦ 李慧萌、徐伟康：《国际体育仲裁院裁决的救济——基于对瑞士联邦最高法院判例的分析》，《体育与科学》2020 年（第 41 卷）第 5 期。

⑧ 周青山：《国际体育仲裁院兴奋剂仲裁机制评析》，《武汉体育学院学报》2019 年（第 51 卷）第 5 期。

⑨ 张鹏：《国际体育仲裁中比例原则适用研究》，《武汉体育学院学报》2019 年（第 53 卷）第 1 期。

⑩ 姬学云：《放心满意证明标准在非检测阳性兴奋剂违规案件中的适用性探讨》，《体育科研》2018 年（第 39 卷）第 5 期。

⑪ 徐磊、于增尊：《国际体育仲裁中当事人辩论权的类型化研究——以兴奋剂违规案件中的运动员为视角》，《天津体育学院学报》2018 年（第 33 卷）第 1 期。

⑫ 张文闻、吴义华：《国际体育仲裁裁决的特殊效力：以 CAS 的仲裁权为视角》，《成都体育学院学报》2017 年（第 43 卷）第 1 期。

室分析技术的发展，能使兴奋剂检测与药物学的发展、运动员作弊手段的升级保持同步，威慑兴奋剂的使用，维护体育环境的公平正义。在这个过程中，中国的反兴奋剂研究取得了长足进展。中国在反兴奋剂研究上，除了传统的研究领域，还做出了一些极具中国特色的贡献，比如干血点技术研发和器材制备、智慧管理平台建设、东亚人群的 EPO 基因突变和检测方法研究、中草药和中国香料的兴奋剂检测等。整体来说，目前中国的反兴奋剂研究大多基于实践，以应用为导向，优化并解决了不少实际问题，维护了纯洁体育；然而，由于缺乏基础性研究的支撑，深化不足，相关交叉学科方向的研究薄弱，少数基础性研究又脱离实践，因此，从学术源头内化延伸出创新性强、技术壁垒高、与需求结合紧密的科研成果，仍然是反兴奋剂科研工作者孜孜以求的。

（一）概述

近十年来，中国反兴奋剂研究取得了稳步进展。我们以"兴奋剂"（doping）和《禁用清单》中违禁物质名称中英文为关键词，限定年份范围为 2012~2023 年，在"web of science"和知网等平台，搜集了中国单位发表的文章和综述等（含反兴奋剂专业硕士论文 4 篇）共 223 篇（本节内容资料来源简称为"2012~2023 年中国单位发表文献"）。可以看到，2018 年冬奥备战年以来，随着各体育高校反兴奋剂专业、检测实验室的建设，以及其他院校、科研院所反兴奋剂研究合作的加强，文献发表量逐年稳定增长，2023 年所发表文献快速增长到 57 篇。

1. 研究方向

在研究方向上，涉及蛋白同化类固醇和相关激素及代谢调节剂（64 篇）、食（药）源性兴奋剂（50 篇）、促红素（EPO）和血液回输等血液兴奋剂（12 篇）、利尿剂和掩蔽剂（13 篇）、干血点（7 篇）、生长激素（GH）和小肽（7 篇）、基因兴奋剂（12 篇）、生物护照（4 篇）、光电等检测新方法（16 篇）以及赛马类（25 篇）等。

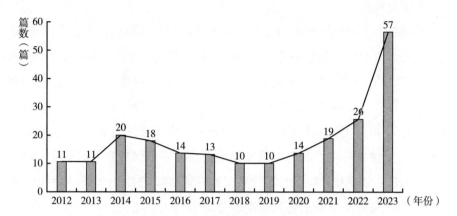

图2 2012～2023年中国发表反兴奋剂研究文献数量

资料来源：2012～2023年中国单位发表文献。

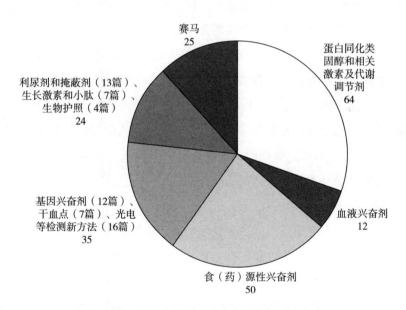

图3 2012～2023年中国反兴奋剂主要研究方向分布

资料来源：2012～2023年中国单位发表文献。

2. 研究机构

长期以来，中国反兴奋剂研究主要由兴奋剂检测机构实施。具体来说，运动员的兴奋剂检测和相关研究主要由北京兴奋剂检测实验室实施，其前身为1987年成立的中国兴奋剂检测中心，该中心1989年正式通过了国际奥委会医学委员会的资格考试，取得了国际检测资格；2007年，中国兴奋剂检测中心与其他部门重新组建了独立机构——"中国反兴奋剂中心"，中心于2009年成立食品药品兴奋剂检测实验室，致力于中国的食品、药品和保健食品中的禁用物质检测以及食源性兴奋剂检测和研究工作；马匹的兴奋剂检测和相关研究主要由香港赛马会赛事化验所负责，化验所成立于1970年，2001年被国际马术运动联合会（国际马联）授予"参考化验所"资格，为区内按该会规则举办的国际级或高水平马术比赛进行违禁物质检验，是亚洲唯一获此资格的化验所。除此之外，高校、科研院所对反兴奋剂研究也有涉足，主要以与兴奋剂检测机构合作的方式开展。

综上，在研究机构中，中国反兴奋剂中心及其下属食品药品检测实验室、北京体育大学及北京兴奋剂检测实验室（2022年12月由中国反兴奋剂中心划转至北京体育大学）、上海体育大学、北京大学等是反兴奋剂研究的中坚力量。除此之外，香港赛马会和台湾高雄医科大学等港（21篇）澳（1篇）台（13篇）科研院所均做出了重要贡献，特别是香港赛马会，几乎涵盖了绝大部分赛马类的反兴奋剂研究工作。

3. 研究队伍

中国的反兴奋剂研究团队主要任职于兴奋剂检测机构，以兴奋剂检测实验室负责人领导的团队为代表，其中食品药品检测研究团队、同位素检测研究团队、EPO检测研究团队以及香港赛马会的马匹兴奋剂检测研究团队是近十年来较为高产的研究队伍。同时，近些年来，以高校为主体的反兴奋剂研究团队正在逐步组建，包括北京体育大学反兴奋剂研究团队、上海体育大学反兴奋剂研究团队等。

中国科研人员还在世界反兴奋剂机构等国际组织中的相关专业技术小组/工作组中（截至2023年）担任职务，发挥重要影响。例如，在WADA中，

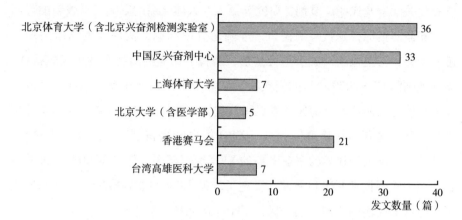

图 4　2012~2023 年中国主要机构反兴奋剂研究发文数量

资料来源：2012~2023 年中国单位发表文献。

Terence WAN（香港赛马会赛事化验所主管温思明）和张力思（北京兴奋剂检测实验室）分别担任实验室专家咨询小组的主席和成员，负责世界各地反兴奋剂实验室的认证和再认证工作，维护国际实验室标准和相关技术文件；Terence WAN 同时担任最低检测能力要求（MRPL）工作组成员，就MRPL 技术文件的审查向 WADA 提供专家建议；周鑫森（北京兴奋剂检测实验室）担任 EPO 工作组成员，就 EPO 检测的整体应用向 WADA 提供专家建议，审查和维护 EPO 技术文件（TD EPO）。

4. 研究内容

一直以来，中国反兴奋剂研究主要是为了推动现有兴奋剂检测体系的建立和发展，因此主要集中在主流检测方法的改进和完善上，并根据禁用物质的发展探索一些新检测方法。近十年，中国反兴奋剂科研工作主要集中在针对特定禁用物质的研究、分析和检测，对常规方法的改进，以及发展新的技术、方法、基质和材料等。

对类固醇、生长激素和 EPO 等内源性物质的科技攻关一直是反兴奋剂领域的重难点，国内研究主要集中在两方面，一是研究其在人体的产生、作用和代谢规律，二是优化对应的直接检测法和间接检测法。对于类固醇类物质和相关激素及代谢调节剂，研究其摄入对人体代谢的影响，寻找新的代谢产物和监测指标，延长检测窗口，准确区分内外源，实现该类物质的高灵敏、特异、稳定检出；对于生长激素，制备了相应的高特异性单克隆抗体，验证了国际 GH-2000 项目的间接检测法对于中国人群具有普适性，完成了相关小肽方法的快速、简便、高灵敏改进，从翻译后修饰、蛋白质组学等方面探究其直接和间接检测法；对于 EPO 等血液兴奋剂，改进凝胶电泳法，发现了以中国人为代表的东亚人群的 EPO 突变基因，促进 WADA 改进并修订了相关检测技术方法和文件，实现了外源 EPO 的准确检出，验证并应用了异体血液回输的检测方法，保护了干净运动员。

生物护照是一种通过监测人体相关内源性物质，来确定违禁物质外源性使用的间接检测手段，目前主要有类固醇、血液和内分泌三个模块。国内学者主要是为类固醇和血液模块的生物护照提供数据支持，通过将其应用于国内受试者，建立数据库，统计分析了中国人群的相关指标，从而减少因种族差异可能导致的误判，并发现了可作为新指标的生物标志物。

食（药）源性兴奋剂由于易被误服误用，潜在危害大，利益牵扯广，而被国人广泛研究。国内学者研究的对象极为广泛，包括克仑特罗、去甲乌药碱、沙丁胺醇、利尿剂、糖皮质激素等几十种至上百种物质，以及肉制品、香料、水果、功能饮料、中草药等各类食品、药品、营养品、饮品、化妆品等，并进行了传统气质和液质联用检测技术的优化、新方法的开发。这部分研究主要集中在食品、药品和营养品的兴奋剂检测，近一两年来，化妆品的兴奋剂检测得到了充分的重视，相关团体标准已完成编制工作并正式发布实施。

还有一些对其他违禁药物的分析研究。对于利尿剂与掩蔽剂，优化了已有液质联用检测方法，研究了相关代谢情况，制备了多壁碳纳米管、光响应性中空分子印迹聚合物等新材料，发展了化学计量学计算模型、激光、荧光等新技术手段；对于基因兴奋剂，研究其在动物体内的作用，发展相应检测平台和工具；国内学者还研究了富血小板血浆、经颅直流电刺激等未被纳入《禁用清单》但有争议的物质和方法。

在技术方法的改进上，一是优化了常规方法，对前处理、测试条件、监测模式等进行改良，增加检测窗口，降低检测限，提高通量、灵敏度和特异性；二是开发干血点等新方法，通过了干血点的检测方法认可，全面制备推广了"贝壳"样本采集器材；三是引入了新技术手段，如光学方法、电化学方法、毛细管电泳法等，特别是近几年来，新材料、新技术、新手段被不断引入反兴奋剂研究中。

此外，赛马中的兴奋剂研究也涵盖了类固醇和激素及代谢调节剂、血液兴奋剂、生长激素、基因兴奋剂、方法优化和开发以及代谢作用影响等各方面。

（二）重点领域研究介绍

针对上述领域内较为重要、研究频率较高、关注度较高的内容，选取了蛋白同化雄性类固醇、血液兴奋剂、食（药）源性兴奋剂，干血点、基因兴奋剂、检测技术优化与革新等涉及检测新手段的部分，进行如下4个重点领域的介绍。

1. 蛋白同化雄性类固醇的研究

目前，蛋白同化雄性类固醇（Anabolic Androgenic Steroids，AAS）是禁用物质中使用频率最高、范围最广的药物，同时也是兴奋剂违规处罚力度最大的禁用物质类型之一。[①] 该类药物具有促进蛋白质合成和减少氨基酸分解的作用，能加速肌肉增长、提高肌肉力量、强壮体格、增强爆发力、促进训练后的恢复等。对该类禁用物质的相关研究一直是反兴奋剂领域的重点内容。

在中国，对于运动员和马匹体液中兴奋剂的实际检测和科学研究，中国反兴奋剂中心、北京兴奋剂检测实验室和中国香港赛马会是权威机构，因而它们在 AAS 的相关研究方向上也多集中在研究色谱—质谱联用技术和

① 李聪、严翊：《北京 2022 年冬奥会药检阳性报道中外源性蛋白同化雄性类固醇检测分析的研究进展》，《北京体育大学学报》2022 年（第 45 卷）第 8 期。

WADA 规定技术的开发和验证，以及该类物质在运动员和马匹中新的代谢物。北京体育大学、北京大学、北京协和医学院、北京中医药大学等机构在 AAS 的相关研究上主要是与中国反兴奋剂中心合作开展研究课题。中国台湾高雄医科大学、昆明医科大学、郑州科技大学等的研究集中在非主流检测方法的开发上，如电化学方法、毛细管电泳法、光谱法等。

从 2012~2023 年中国单位发表文献中，筛选出 58 篇文献作为分析对象，其中，SCI 文献 41 篇，中文文献 17 篇。本节对具有代表性的研究进行有针对性的介绍。

（1）色谱—质谱联用技术对 AAS 的研究

一是关于人尿中外源性 AAS 的研究进展。AAS 检测方法的开发主要围绕气相色谱质谱联用法与液相色谱质谱联用法，且采用的质谱仪器逐渐由单级质谱升级为高分辨质谱和串接质谱。由于高分辨质谱具有高灵敏度的特点，中国首选气相色谱—高分辨质谱联用方法对 AAS 进行检测方法的开发。北京兴奋剂检测实验室邢延一研究团队采用气相色谱—高分辨质谱及多离子检测技术建立一种符合 WADA 国际标准，能同时筛查人尿中 21 种 AAS 的检测方法，可适用于对运动员常规尿样中兴奋剂的筛查。[①] 随着 WADA 对该类禁用物质检测要求的不断提高以及检测技术的发展，气相串接质谱由于去干扰能力更强、灵敏度更高，可以提高检测结果的准确性、科学性，目前已普遍被 WADA 认可的实验室采用进行外源性 AAS 的初筛和确证。中国在 2015 年以后引进气相串接质谱技术，由此开展了相关研究。北京兴奋剂检测实验室景晶研究团队采用气相色谱串接质谱联用技术建立了人尿中包括脱氢氯甲睾酮、美雄酮、司坦唑醇等在内的 44 种外源性 AAS 的确证方法。[②] 随着高分辨质谱的发展，AAS 检测精度和灵敏度大大提高。北京兴奋剂检测实验室何根业研究组通过液相色谱串联四级杆静电场轨道离子阱质谱技术，采用

---

① 邢延一等：《气相色谱—高分辨质谱联用法检测人尿中 21 种兴奋剂》，《药学学报》2012 年（第 47 卷）第 12 期。

② 景晶等：《气相串接质谱联用法确证人尿中 44 种外源性蛋白同化类激素》，《中国运动医学杂志》2020 年（第 39 卷）第 6 期。

平行反应监测模式，实现了人尿中 11 种 AAS 和 2 种结构类似物的检测，而采用低分辨率的质谱技术是检测不到这些禁用物质的。[①]

一些研究还集中在使用色质联用技术发现外源性 AAS 的有效代谢物，以提高阳性检出率。北京兴奋剂检测实验室杨声等人利用气相色谱串接质谱联用技术，进行了 50mM 羟甲睾酮与人肝微细胞孵育后的体外代谢研究，以及 2 名成年男性单次口服 20mg 羟甲睾酮的临床实验。结果获得了 7 种新的代谢物，其中 M2 和 M4 检测窗口期延长到停药后 4 天。[②] 此外，同样来自景晶团队的一项研究指出，通过气相色谱串接质谱联用技术发现口服甲基屈他雄酮在人尿中以原型及 C_3 位羟基化还原产物为主，是目前检测甲基屈他雄酮摄入的目标物质。还发现了作为辅助标记物的代谢产物 M2-M4 可以通过多个代谢产物辅助判定阳性结果，提高了类固醇类兴奋剂检测的能力和水平。[③] 液相色谱—高分辨质谱联用技术的快速发展，为发现 AAS 新的代谢物提供了更多可能性。中国反兴奋剂中心陆江海研究团队采用液相色谱串联四级杆静电场轨道离子阱质谱技术分别对单次口服氟羟甲基睾酮[④]、氯司替勃醋酸盐[⑤]、美睾酮醋酸盐[⑥]、1-睾酮[⑦]，

① He G., Wu Y., Lu J., et al., "Doping control analysis of 13 steroids and structural-like analytes in human urine using Quadrupole-Orbitrap LC-MS/MS with parallel reaction monitoring (PRM) mode", *Steroids*, 2018, Vol. 131.

② Yang S., Lu J., Xu Y., et al., "New oxymesterone metabolites in human by gas chromatography-tandem mass spectrometry and their application for doping control", *Drug Testing and Analysis*, 2016, Vol. 8, No. 7.

③ 景晶：《甲基屈他雄酮在人体内的代谢产物研究》，《药物分析杂志》2020 年（第 40 卷）第 4 期。

④ Lu J., He G., Wang X., et al., "Mass spectrometric identification and characterization of new fluoxymesterone metabolites in human urine by liquid chromatography time-of-flight tandem mass spectrometry", *Steroids*, 2012, Vol. 77, No. 8-9.

⑤ Lu J., Maria F., Yang S., et al., "New clostebol metabolites in human urine by liquid chromatography time-of-flight tandem mass spectrometry and their application for doping control", *Journal of Mass Spectrometry*, 2016, Vol. 50, No. 1.

⑥ Lu J., Maria F., Yang S., et al., "New potential biomarkers for mesterolone misuse in human urine by liquid chromatography quadrupole time-of-flight mass spectrometry", *Journal of Mass Spectrometry*, 2015, Vol. 50, No. 1.

⑦ Liu Y., Lu J., Yang S., et al., "A new potential biomarker for 1-testosterone misuse in human urine by liquid chromatography quadruple time-of-flight mass spectrometry", *Analytical Methods*, 2015, Vol. 11.

或单次注射屈他雄酮溶液①后人尿中的代谢物进行研究。结果表明，通过新的长效代谢物的发现，AAS 检测窗口期大大延长。

尽管以上研究取得了一定的成绩，但 21 世纪初期，国际上就已普遍采用气相色谱—高分辨质谱和气相色谱—串接质谱两种方法检测 AAS。中国的兴奋剂检测事业起步较晚，相关科研人员开发新方法以期快速应用于 AAS 的实际检测，因而很少有精力放在更深层次、更多模式的研究中。

二是关于人尿中内源性 AAS 的研究进展。内源性 AAS 的检测研究主要集中在运动员生物护照类固醇模块和来源鉴别方面。学者们分别研究了睾酮贴剂②、福美司坦③、孕酮④、麝香⑤给药后，对人尿中内源性类固醇水平的影响。麝香是中国独有的中药材，因而对该研究做重点介绍。研究发现，野生鹿麝香和家养鹿麝香中目标雄激素的 $\delta^{13}C$ 存在差别，分别处于兴奋剂外源性类固醇参考值范围和人体类固醇正常范围，因而很难通过同位素比质谱检测家养鹿麝香的使用。对 29 名志愿者分别给药 200mg 或 100mg 麝香前后的尿样进行分析，发现 5α-diol/5β-diol 更具有敏感性。此外，邢延一等对非甾体类芳香化酶抑制剂对中国人群体内源性甾体激素排放规律进行研究，对运动员生物护照项目的推动提供了可靠依据和有益补充。⑥ 在来源鉴定方面，北京兴奋剂检测实验室王静竹、温超等利用同位素比质谱技术，分别建

① Liu Y., Lu J., Yang S., et al., "New drostanolone metabolites in human urine by liquid chromatography time-of-flight tandem mass spectrometry and their application for doping control", *Steroids*, 2016, Vol. 108.

② 杨瑞等:《睾酮贴剂对尿中类固醇浓度的影响》,《中国运动医学杂志》2014 年（第 33 卷）第 10 期。

③ 王静竹等:《口服兴奋剂福美司坦对人尿中类固醇浓度的影响》,《中国运动医学杂志》2014 年（第 33 卷）第 3 期。

④ Wang J., Yang R., Yang W., et al., "Impact of progesterone administration on doping test of endogenous steroids", *Analytical and Bioanalytical Chemistry*, 2014, Vol. 406, No. 24.

⑤ Wang J., He Y., Liu X., et al., "Steroid profile and IRMS analysis of musk administration for doping control", *Drug Testing and Analysis*, 2017, Vol. 9, No. 11-12.

⑥ Xing Y., Liu X., Yan M., et al., "Impact of nonsteroidal aromatase inhibitors on steroid profile in a Chinese population", *Medicine*, 2017, Vol. 96.

立了宝丹酮[①]和 19-NA[②] 检测方法。为了进一步提高人尿中低浓度宝丹酮和 19-NA 的分析效率，温超等开发了一种在线二维高效液相色谱法（2D-HPLC）的纯化程序作为前处理过程，用于分离和富集宝丹酮[③]和 19-NA[④]，并结合气相色谱—碳燃烧—同位素比质谱法建立两种物质的确证方法。在线 2D-HPLC 净化工艺具有更高的分离能力，在纯化过程中未观察到同位素分馏效应，有效地提高了分析物的纯度，且所建方法无须化学衍生化，减少了样品前处理的操作程序，分析效率得以提高。该研究提出的在线 2D-HPLC 纯化程序结合同位素比质谱法用于检测尿样中宝丹酮和 19-NA 的方法，为判断兴奋剂的来源提供了一种高效便捷的确证程序。目前，该方法在兴奋剂检测领域中处于国际领先水平，是中国为世界反兴奋剂工作所做的重要贡献。

三是关于马术运动中 AAS 的研究进展。通常对赛马中 AAS 的检测都是通过马的尿液或血液实现的，然而新的样品检材能提供额外的信息，用于尿样或血样的补充有广阔前景，因此，近十年中国学者致力于开发马匹样本中 AAS 的检测方法及 AAS 在马体的代谢情况。Wong 等人利用超高液相色谱串联质谱技术快速检测出马尿中 33 种 AAS 药物。[⑤] 该方法以吡啶甲酸作为衍生化试剂进行化学衍生，并利用固相萃取柱净化，使用超高液相色谱系统可减少基质效应。曹玉萍等建立了马尿中 32 种 AAS 的液相色谱串联质谱检测方法，经方法学验证符合相关标准，能满足马术项目的兴奋剂检查要求，可

---

① 王静竹等：《同位素比质谱检测兴奋剂宝丹酮的研究》，《中国运动医学杂志》2016 年（第 35 卷）第 5 期。

② Wen C., Zhu T., Wang J., et al., "Application of online two-dimensional high-performance liquid chromatography as purification procedure to determine the origin of 19-nrandrosterone in urine by gas chromatography-combustion-isotope ratio mass spectrometry", *Drug Testing and Analysis*, 2021, Vol. 13, No. 2.

③ Wen C., Zhu T., Liu X., et al., "Isolation and enrichment of boldenone and its main metabolite in urinary samples to further determine the 13C/12C ratios by gas chromatography/combustion/ isotope ration mass spectrometry", *Journal of Chromatography A*, 2023, Vol. 1707.

④ 温超等：《尿样中低浓度 19-去甲基雄酮的来源确证》，《分析试验室》2023 年第 12 期。

⑤ Wong C., Leung D., Tang F., et al., "Rapid screening of anabolic steroids in horse urine with ultra-high-performance liquid chromatography/tandem mass spectrometry after chemical derivatisation", *Journal of Chromatography A*, 2012, Vol. 1232.

以应用于常规的兴奋剂检测。[①] Choi 等人利用超高液相色谱高分辨质谱结合多路复用 MS2 模式及气相色谱串接质谱结合选择反应监测模式，共检测出马毛中 72 种 AAS 及其酯类，检出限低至 ppb 水平，具有良好的日间精密度。该两种方法经验证有效，成功地应用于赛外和仲裁马毛样本中 1，4-雄烯二酮、4-雄烯二酮和丙酸睾酮的检测结果。[②] 此外，Choi 还利用液相色谱高分辨质谱技术及气相色谱质谱技术开展甲基司腾勃龙在马匹的体外及体内的代谢研究。[③] 在体外代谢研究中，甲基司腾勃龙与马肝细胞孵育后通过氢化作用产生 6 种代谢产物；而甲基司腾勃龙在马体内经过羟基化、还原和变构后产生 14 种尿代谢物，其中 10 种代谢物在马血浆中仍然存在。马尿中 M8c 和 M9、血浆中 M4、M5、M6 可作为监测赛马中甲基司腾勃龙滥用的长效代谢物，尿液样本和血浆样本的检测窗口分别为 5 天和 4.5 天。曹玉萍和徐友宣还对马尿中司坦唑醇代谢产物进行了研究，分别检出了药物原型以及 5 种代谢产物，并通过建立药物浓度标准曲线得到了司坦唑醇主要代谢产物（司坦唑醇、16β-羟基司坦唑醇、3'-羟基司坦唑醇、4α-羟基司坦唑醇）浓度随时间变化的曲线，为马术运动中检测司坦唑醇提供了更多的参考。[④]

（2）电化学等其他技术对 AAS 的研究

近年来也出现了一些新的技术方法用于 AAS 的研究，如电化学方法、毛细管电泳法、表面增强拉曼光谱法等。

电化学方法由于响应迅速、灵敏度高、操作简单、价格便宜、易于携带

---

① 曹玉萍、徐友宣：《液相色谱串联质谱法检测马尿中 32 种蛋白同化激素》，《中国运动医学杂志》2015 年（第 34 卷）第 4 期。

② Choi T. L. S., Kwok K. Y., Kwok W. H., et al., "Detection of seventy-two anabolic and androgenic steroids and/or their esters in horse hair using ultra-high performance liquid chromatography-high resolution mass spectrometry in multiplexed targeted MS2 mode and gas chromatography-tandem mass spectrometry", *Journal of Chromatography A*, 2018, Vol. 1566.

③ Choi T. L. S., Kwok K. Y., Kwok W. H., et al., "Metabolic study of methylstenbolone in horses using liquid chromatography-high resolution mass spectrometry and gas chromatography-mass spectrometry", *Journal of Chromatography A*, 2018, Vol. 1546.

④ 曹玉萍、徐友宣：《液相色谱串联质谱法分析马尿中司坦唑醇代谢产物》，《中国运动医学杂志》2015 年（第 34 卷）第 5 期。

的特点，近几年受到科研工作者的青睐，被用于建立 AAS 的检测新方法。电化学方法的核心技术在于电极的修饰，即设计制备优异的纳米材料作为电极修饰物，以提高电化学方法的灵敏度、特异性等。Shan Linlin[1]，Ni Zhiwei[2]，Wang Lulu[3]，Bao Juan[4] 分别利用分子印迹聚合物结合 Pt 纳米粒子/Au 纳米线/离子液体/石墨烯、聚离子液体/氧化石墨烯、CuO 纳米粒子、氧化石墨烯构建电化学传感器，依次用于兴奋剂美雄酮、睾酮、达那唑的检测。分子印迹聚合物能够有效增强电化学传感器对特定兴奋剂的识别作用，金属纳米材料的使用可提高电化学传感器的生物相容性和电催化活性，碳材料石墨烯能够扩大电极的比表面积，有利于更多纳米材料的修饰。Li Chaoran[5]，Chen Changxiang[6] 分别采用氧化石墨烯/金纳米粒子修饰电极，氧化石墨烯/TiO_2 修饰电极用于电化学检测诺龙的含量。结果显示，两种修饰电极可以定量检测的线性范围分别为 $1 \sim 100 \mu M$，$1 \sim 60 \mu M$，检出限分别为 4nM 和 3nM。Peng Chunzheng[7] 等人制备 CeO_2/碳纳米管电化学传感器，可用于灵敏检测甲基睾酮。研究指出，通过将 CeO_2 纳米颗粒附着在具有分层孔和大孔的连接 CNTs 的管状结构上，可以作为多个电活性中心的有效表

[1] Shan L. L., "Electrochemical Determination of Methandrostenolone Using a Molecularly Imprinted Sensor", *International Journal of Electrochemical Science*, 2020, Vol. 15.

[2] Ni Z. W., "Testosterone Biosensor in Sports Doping", *Revista Brasileira De Medicina Do Esporte*, 2023, Vol. 29.

[3] Wang L. L., Li Y., "A Sensitive Amperometric Sensor based on CuO and molecularly imprinted polymer composite for Determination of Danazol in human urine", International Journal of Electrochemical Science, 2022, Vol. 17, No. 11.

[4] Bao J., Zhang Q., Huang W., "Determination of Metandienone using molecularly Imprinted based Electrochemical Sensor in human urine", *International Journal of Electrochemical Science*, 2022, Vol. 17, No. 11.

[5] Li C. R., Xiao Y., Liu J., et al., "Etermination of Anabolic Steroid as Doping Agent in Serum and Urine of Athletes by Using an Electrochemical Sensor Based on the Graphene-Gold Hybrid Nanostructure", *International Journal of Electrochemical Science*, 2022, Vol. 17, No. 7.

[6] Chen C. X., Chen X., "Electrochemical Sensor for Anti-doping in Athletes", *Revista Brasileira De Medicina Do Esporte*, 2023, Vol. 29.

[7] Peng C., Liu H., Wu M., et al., "A sensitive electrochemical sensor for detection of methyltestosterone as a doping agent in sports by CeO2/CNTs nanocomposite, *International Journal of Electrochemical Science*, 2023, Vol. 18, No. 2.

面积，将电化学传感器的信号放大。线性范围在 0~10kg/mL，检出限为 0.3ng/mL。传感器对运动员志愿者的真实血清样本进行了检测，回收率为 94.50%~98.00%，RSD 为 3.97%~5.03%，符合所设计传感器的要求，可用于临床和生物样品。

毛细管电泳法具有快速高效的分离能力、样品量小、最低溶剂要求的特点，是一种强有力的分析工具。Wang Chun Chi 研究团队先后利用重复大体积进样[①]、整个毛细管填充进样[②]，结合扫描胶束电动色谱建立在线堆叠毛细管电泳法，分别用于人尿中三种 AAS（睾酮、表睾酮、表睾酮—葡萄糖醛酸甙）和五种 AAS（雄烯二酮、睾酮、表睾酮、宝丹酮、氯司替勃）的分析。较之单独进行扫描胶束电动色谱，以上两种新进样方式的灵敏度分别提高 2500 倍及 108~175 倍，三种 AAS 最低检出限分别为睾酮 1.0ng/mL，表睾酮 5.0ng/mL，表睾酮—葡萄糖醛酸甙 200.0pg/mL，五种 AAS（雄烯二酮、睾酮、表睾酮、宝丹酮、氯司替勃）最低检出限均为 30ng/mL。

Zou Dixin[③] 等人采用核酸适配体功能化的金纳米粒子，结合光谱检测建立一种快速、灵敏的即时检测方法，用于睾酮的检测。在该传感体系中，核酸适配体通过静电相互作用结合在金纳米粒子表面，当加入睾酮后，核酸适配体特异性结合睾酮，导致金纳米粒子失去核酸适配体的保护作用，在 NaCl 存在的情况下，金纳米粒子发生聚集，从而通过吸附光谱进行监测。该方法具有较宽的线性范围（25~500nM），较低检出限 16nM。此外，该研究还证明了传感器显示了检测过程中反应速度快，以及它在实际样品分析中也得到了成功的验证，平均回收率为 99%~104%，RSD 值低于 2.50%。

---

① Wang C. C., Chen J. L., Chen Y. L., et al., "A novel stacking method of repetitive large volume sample injection and sweeping MEKC for determination of androgenic steroids in urine", *Analytica Chimica Acta*, 2012, Vol. 744.

② Wang C. C., Cheng S. F., Cheng H. L., et al., "Analysis of anabolic androgenic steroids in urine by full-capillary sample injection combined with a sweeping CE stacking method", *Analytical and Bioanalytical Chemistry*, 2013, Vol. 405.

③ Zou D. X., Gu Y., Luo D., et al., "Rapid and ultra-sensitive testosterone detection via aptamer-functional gold nanoparticles", *New Journal of Chemistry*, 2023, Vol. 3.

　　综上，从发文数量来看，近十年中国对 AAS 的研究多于其他类型兴奋剂的研究，但与国际同行相比，还存在一定的差距。从发文质量来看，在外源性 AAS 研究方面处于国际平均水平，在国际社会缺乏一定的影响力；在内源性 AAS 研究方面，中国逐渐从起步、跟随到技术引领，偶有一些独具中国特色的研究；在马术运动中 AAS 的研究方面，中国一直处于权威、引领地位。对于中国研究存在的缺陷，究其原因，主要有以下几点：一、中国从事反兴奋剂研究的学者人员数量较少，且期待研究成果能快速应用于 AAS 的实际检测，因而相关科研人员很少有精力进行更深层次、更多模式的研究；二、反兴奋剂科研人员与相关领域的专家交流合作较少；三、AAS 是一类早在 20 世纪 50 年代即见于报道的被运动员使用的兴奋剂，对于该类兴奋剂的研究已较为成熟，科研人员对其研究的热情逐渐消退，进而转向近些年逐渐兴起的肽类激素、基因兴奋剂等其他新型兴奋剂的研究；四、经典的 AAS 检测方法多为色质联用技术，操作复杂，需要专业的技术人员，尤其是所使用的仪器价格昂贵，很多高校和研究机构缺少人力物力财力，以至于没办法进行相关方面的研究；五、电化学等新技术的开发虽然在近几年有所提升，但仍未能有效解决当前兴奋剂检测领域所面临的难题，尤其是在结构鉴定和区分内、外源方面，所以新技术在兴奋剂检测领域未成气候。

　　AAS 一直是滥用频繁的一类兴奋剂，未来中国科研人员仍需重视 AAS 检测技术的开发与实践。展望如下：一、科研人员应充分利用不断衍生的各类色谱质谱联用技术开发灵敏度高、特异性强、简便快速的外源性蛋白同化雄性类固醇的检测方法，尤其是近些年的研究揭示了硫酸酯形式的代谢物用于长期检测 AAS 滥用的潜在优势，更应积极开发检测硫酸酯形式的 AAS 代谢物的方法与技术；二、应当采用不同的色谱质谱联用技术分析及鉴定新的代谢物，从丰度、检测窗口期、可追溯性等方面选择合适的筛选目标以监控 AAS 的滥用；三、可致力于探索其他生物检材如血液、汗液、干血点、唾液、毛发、指甲等对蛋白同化雄性类固醇的检测方法；四、运动员生物护照中类固醇模块在采集方法、分析模型以及最终数据解释等方面仍需不断完善；五、探索新技术或新方法以简单有效地区分内、外源性 AAS 的研究。

以上研究的发展将对提高兴奋剂反制措施具有实际意义。

2. 血液兴奋剂的研究

血液兴奋剂是指通过人为手段，提高血液为肌肉带来氧气的能力来提高运动表现的非法方法，它包括使用促红素（EPO）、培促红素 β（CERA）和血液回输等多种方法，其中血液回输于 1985 年被国际奥委会列入《禁用清单》。血液兴奋剂的检测方法随着其手段的涌现而发展，目前主要分为直接检测、利用血液参数进行检测、运动员生物护照（ABP）检测，以及仍处于研究阶段的蛋白和代谢组学检测。然而每种检测方法都存在缺点，直接检测法有时间限制，运动员使用兴奋剂后的几小时内才能被检测到。检测血液参数的方法常常受到运动员应激变化的影响，血液指标出现异常，产生假阳性结果。ABP 包含某个运动员在历史过程中一系列生物标记物的测试数据，但对于检测运动员微量注射的 EPO 仍有局限性。总之，作为一种较难区分内外源的生物相关禁用物质和方法，血液兴奋剂的滥用较为广泛，其检测手段方式较多，但检测难度较高，检测方法的限制和待解决问题较多，因此相关研究十分具有挑战性，其获得的成果有巨大意义。

血液兴奋剂的主要研究单位为北京兴奋剂检测实验室和香港赛马会；主要研究队伍为北京兴奋剂检测实验室的生化组团队和香港赛马会赛事化验所的相关团队等。以区分内外源为主，主要围绕对重组人促红素 EPO（rhEPO）的检测研究，占总数的 58.3%（总共 12 篇），其中结果可以扩展到 rhEPO 质量控制的有 2 篇。除此以外，其余主要是对富血小板血浆局部注射，ABP 方法检测，流式细胞技术检测，EPO 基因突变，糖基化，其他物种重组 EPO 等的相关研究。

第一类是关于 EPO 检测中凝胶电泳方法的改进。据 2014 年 WADA 发布的技术文件，利用肌氨酰聚丙烯酰胺凝胶电泳（SAR - PAGE）后进行 Western 印迹法，根据分子量区分内外源 EPO 的方法，一直是用于筛选和确认多种类型 EPO 的唯一方法，而此方法及其他方法可以被优化以便在大型赛事中快速检测。

StemCell® 免疫 ELISA 在反兴奋剂实验室中广泛应用，常用于尿液样品的免疫纯化，然而这种方法不能进行血液分析，同时对尿液中培促红素 β（CERA）的回收率非常低。MAIIA®试剂盒则常被用于血液分析，具有较快完成血样的免疫纯化过程的优点，但是这种试剂盒在亚洲国家价格昂贵，且对尿样的检测指标有局限性，不能用于检测尿样中的 EPO-Fc 和 CERA。

在 Western 印迹法中，双印迹法比单印迹法的图像更好解读，但双印迹法有耗时长和更容易出现人为错误的缺点。当不同分子量的 EPO 从同一凝胶转移时，蛋白质转移效率受转移条件影响，因此不同实验室的结果会存在差异。此外，其他研究者建立了抗体和磁珠法进行检测，这两种方法可进行尿液和血液检测，具有回收率高、成本低、交叉反应少等优点。

周鑫淼等对以上参数和/或方法进行了对比和改进，对 SAR-PAGE 进行了多次比较和优化。首先优化了初始印迹的条件，然后根据其对尿液和血液分析的选择性、重复性和灵敏度比较了不同的免疫纯化方法。此外，他们建议在使用 StemCell® 纯化试剂盒后进行单印迹，在使用磁珠方法后进行双印迹，以用于尿液样本的初筛和确证。对于血液样本的筛选和确认，他们推荐在使用磁珠和 MAIIA® 试剂盒后进行双重印迹法。为进一步确保高灵敏度和选择性，他们建议使用双重印迹法进行尿液和血液分析的快速程序，最终建立并比较了尿液和血液分析的快速程序。[①] 周鑫淼等为免疫纯化提出了改善条件，以进一步提高灵敏度和选择性，并指出了高灵敏检测尿液和血液的方法。

周鑫淼等还使用新的方法，以大鼠 EPO 为内标，在检测开始时添加至尿样或血样中。前处理和免疫纯化后，进行蛋白免疫印迹。选取生物素化的 EPO 单克隆抗体作为一抗，联合链霉亲和素标记的辣根过氧化酶（horseradish peroxidase，HRP），最后进行化学发光显色。对不同免疫纯化方法进行比较后发现了更适合检测尿液和血液样本的方法，分别为 AB-286-NA 抗体偶联 M-280 磁珠和 MAIIA® 柱。它不仅可以消除抗体之间的交

---

① Zhou X., Zhang L., He S., et al., "Comparison and optimization of SAR-PAGE tests for erythropoietins in doping analysis", *Drug Testing and Analysis*, 2020, Vol. 12, No. 1.

叉反应，还可以监控 EPO 与加标大鼠 EPO 分析的全过程，以获得更加准确的结果。所改进的方法具有以下优点：生物素链霉亲和素体系可以消除非特异性结合，同时内标的添加可以监控各样品完整的 EPO 检测过程，以获得更加准确的结果。[①]

周鑫淼等对 EPO 检测方法进行改进和优化，指出高灵敏检测尿液和血液样本的方式。他们创新性地将大鼠 EPO 作为内标，使得分析更加准确可靠，这些结果和建议均已应用到常规兴奋剂检测中，在大型体育赛事期间快速周转，并产生积极影响。

第二类是关于 EPO 的 c.577del 基因突变和相应检测方法研究。近年来，周鑫淼等发现一些运动员的外源性重组 EPO（rEPO）检测结果反复呈现阳性，即血液样本中出现具有特征性的双带现象。与先前的研究结果不同，即使样本间隔一段时间后再次检测，也会出现与之前相同的结果。

针对以上现象，周鑫淼等提出反复的阳性结果与内源性 EPO 新途径的产生有关，需要进行后续研究来确定此类分析测试结果的来源，避免在没有使用 rEPO 的情况下得出错误结果，并针对 c.577del 变体携带者展开检测。

研究发现，这些"持续阳性"与 c.577del 变体相关的内源性 EPO 产生有关。在中国人基因库中的突变频率为 0.39%，该变体编码的突变体 EPO 的长度更长，比野生型多出 27 个氨基酸分子量，与 rEPO 大致相同，故电泳条带结果相似。为防止 c.577del 变体的携带者被指控服用 rEPO，WADA 在周鑫淼等的建议和协助下已在新版 EPO 技术文件中实施了 rEPO 检测方法的修订。不仅如此，周鑫淼团队还计划针对 EPO 基因变异者，开发出通用的外源 EPO 检测方法。[②] 这为含有 c.577del 基因变体的运动员减少了被错误指控服用 rEPO 的可能，保证了兴奋剂检测的准确性，防止得出的错误结

---

① Zhou X., He S., Zhang L., et al., "Research on spiking rat EPO as internal standard in doping control samples for detection of EPO using SAR－PAGE analysis with biotinylated primary antibody", *Drug Testing and Analysis*, 2020, Vol. 12, No. 8.

② Zhou X., He S., Li Z., et al., "Discovery of c.577del in EPO：Investigations into endogenous EPO double-band detected in blood with SAR-PAGE", *Drug Testing and Analysis*, 2022, Vol. 14, No. 4.

论对运动员的运动生涯产生影响。

　　具体而言，北京兴奋剂检测实验室的何森等利用分子量的不同区分了 rEPO 服用者和突变体。他们认为 EPO 基因中的移码变体 c.577del 可以延长 EPO 氨基酸序列，表达的编码蛋白 EPO（VAR-EPO）的分子量与 rEPO 相似。为此，世界反兴奋剂机构发布文件（TD2022EPO 附件 B）来保护具有变异 c.577del 的运动员，以免于被误认为使用了 rEPO。另外，基于 EPO 的糖基化特征，团队选择检测去 N-糖基化的 EPO，以其作为血液样本中 rEPO 的补充确认方法。[①] 尽管它们具有相同的氨基酸序列，但 rEPO 的 N-聚糖分子量高于非变异体携带者内源性 EPO（WT-EPO）的 N-聚糖分子量，因此 rEPO 的分子量高于 WT-EPO。相比之下，VAR-EPO（变体基因）的分子量较大，由较长的氨基酸链引起，因此去 N-糖基化的 VAR-EPO 的分子量应该高于 WT-EPO 和 rEPO。团队用 SDS-PAGE 分析了所有样品的完整 EPO 和去 N-糖基化 EPO，包括 rEPO 加标样品和空白样品。结果显示，在去 N-糖基化后，无论样品中是否含 rEPO，非变异体携带者的样品中检测结果为单带，而采集自变异体携带者的样品中检测结果均为双带，且双带的下带与上带比率随着 rEPO 浓度的增加而显著增加。经过统计分析和计算，该团队进一步确定了一些临界值，以确定 rEPO 的存在。在最低检测能力要求下，没有假阴性和假阳性结果，具有很高的准确度，表明该方法可以找到变异体携带者，并检测其血样中是否含有 rEPO。据此，团队提出了一个修订的测试方案，无须进一步调查就能直接判别 rEPO。他们从蛋白质糖基化程度不同的角度，解决了变体携带者被误判的问题，为 EPO 检测提出了宝贵的建议，能够更加科学准确地检测出 rEPO 使用者。

　　第三类是关于异体血液回输的检测方法。异体血液回输是指向人体内输入血型相同异体血液的方法，能够迅速增加机体红细胞数，增强有氧运动能力和运动表现。然而，研究人员一直没有找到理想的方法来检测兴奋剂异体

---

① He S., Liu X., Wu D., et al., "Detection of de-N-glycosylated EPO with SDS-PAGE: A complementary confirmation procedure for recombinant EPO in blood samples", *Drug Testing and Analysis*, 2022, Vol. 14, No. 11-12.

血液回输，其原因如下：首先，以往的临床检验技术无法确定是否输入异体同型血液；其次，输入的供体红细胞占受体的红细胞总数的比例很低，且红细胞的数量和寿命随着时间缩减；最后，红细胞属于无核的终末分化的细胞，现有遗传学技术无法进行检测，例如根据其核内遗传物质脱氧核糖核酸（DNA）来鉴定其归属。

北京兴奋剂检测实验室的河春姬等针对此难题进行了适用性验证研究，研究使用流式细胞仪对异体血液回输的检测方法，以证明该技术对检测异体血液回输的可靠性和可操作性。[①] 通过荧光示踪抗体与特定抗原结合，使用流式细胞仪对其表达情况进行采集和分析，检测是否存在微量的异体红细胞群，以判断异体血液回输接收情况。最终结果表明，该流式细胞技术检测异体血液回输的方法准确可靠，符合实验室认可的国际标准（ISO 17025）和方法验证的要求，已通过中国合格评定认可委员会的认可，并应用于常规和奥运会等大型赛事的异体血液回输兴奋剂检测。这项研究验证了一种可靠的检测方式，证明了该方法可以解决异体血液回输检测中难以确定、数量少、无细胞核 DNA 的难题。另外，此方法因具有可操作性，已获得了中国和国际的认可，并得到了应用，为兴奋剂检测领域做出了重要贡献，并产生了积极影响。

第四类是关于生物护照。生物护照技术对运动员血液指标进行长时间追踪和记录。因此当出现异常变化时可以怀疑运动员使用了兴奋剂，或存在违规的可能，需要进一步检测。其中记录的指标包括血红蛋白浓度、OFF-score、异常血液参数值、网织红细胞百分比、总血红蛋白值等，这种方法可以更加直接有效地打击兴奋剂使用，特别是血液兴奋剂。

甘油具有膨胀血浆的作用，与 EPO 进行联合注射可以使血浆量大幅度增加，从而掩盖增加的红细胞和血红蛋白，出现假阴性结果，因此在 2010年被 WADA 列为禁用物质。还有一些运动员进行微量 rhEPO 的注射来逃避

---

① 河春姬、杨声、董颖等：《流式细胞技术检测人异体血液回输方法研究》，《体育科学》
　　2015 年（第 35 卷）第 1 期。

兴奋剂检测，从而缩小尿液和血液 EPO 阳性检出率窗口期，使得血液指标参数检测不超过正常范围，给兴奋剂检测带来了挑战。

汪军等利用了生物护照技术，对青年男性微量 rhEPO 注射后不同时间点的血液参数变化进行了相关研究，以期为运动员生物护照在血液兴奋剂检测中的应用提供依据。[①] 实验结果表明红细胞、血红蛋白水平和总血红蛋白都会在注射 rhEPO 后有明显变化，一段时间后达到峰值且会分别持续不同的时间。其中红细胞和血红蛋白水平在注射 2 周后急剧上升，并在 5~6 周达到顶峰，可持续至末次注射后 3 周；总血红蛋白在整个注射过程中都有明显增加，在第 5 周达到峰值并持续至最后一次注射后 1 周。此外，红细胞体积的增加随着 EPO 注射而上升，在第 5 周达到峰值，而血容量无明显变化。最后，EPO 注射后会出现血液浓缩，其表现为血浆容量的降低。通过注射微量 rhEPO 可提高总血红蛋白和浓度参数，总血红蛋白更敏感，且其异常变化可持续不同的时间，因此这些指标可用于检测 ABP 中的血液兴奋剂，更精确地使用血液指标检测出血液兴奋剂使用者，为反兴奋剂检测工作的开展提供指导和参考。

上海体育大学的吴嶂等探究了运动员生物护照血液模块中，以 ALAS2 mRNA 作为新指标的可行性。[②] 现有的生物护照血液模块对微量 rhEPO 不敏感，还易受到缺氧、脱水等因素影响，需要探索新的指标来提高检测的灵敏度和特异性。ALAS2 基因编码血红素合成的关键酶，即 5'-氨基乙酰丙酸合成酶，使红系细胞正常分化，是红细胞分化、成熟过程中不可缺少的基因。

目前研究发现 rhEPO 注射使 ALAS2 基因表达量显著提高。注射 rhEPO 后短时内会引起网织红细胞百分比上升。研究中对健康受试者注射两次 rhEPO 或生理盐水，采血之后进行分析、RNA 提取、逆转录和 qPCR。

---

① 汪军、张美玲、王松利等：《血红蛋白总量在运动员生物护照兴奋剂检测中的意义》，《中国应用生理学杂志》2018 年（第 34 卷）第 6 期。

② 庄思帆：《探索运动员生物护照新指标——基于 qRT-PCR 技术检测血液中的 ALAS2 mRNA》，硕士学位论文，上海体育大学，2023。

qPCR 阶段选择了引物不同的 ALAS2 L 和 ALAS2 L+C 两种 mRNA，相对 GAPDH 计算其表达量。结果显示，注射 rhEPO 后网织红细胞百分比和未成熟网织红细胞明显上升，并显著提升了两种 mRNA 的表达量，其中 ALAS2 L+C mRNA 变化更显著。与常规指标比，ALAS2 mRNA 对 rhEPO 更为敏感，因此可以作为潜在的生物标志物。

该研究从新的角度对运动员生物护照血液模块的检测标志物进行探索，提高了检测的特异性和灵敏度，为检测血液兴奋剂探寻了新的方法。

第五类是关于赛马。钴是公认的缺氧样反应诱导剂，通过诱导低氧因子表达从而促进 EPO 的转录和翻译，提高有氧表现水平。钴在马术运动当中被滥用，而钴天然存在于马体液样本当中，因此需要设定一个阈值来检测出滥用钴的马匹。

目前检测马样本钴含量的方法较多，包括气相色谱—质谱法和电喷雾离子化质谱法，一些论文也指出通过形成金属络合物可以鉴定钴的存在。香港赛马会的 Emmie N M Ho 提出了解决此问题的方法，她建议在比赛前一天禁止使用钴补充剂，这是由于钴滥用的情况可能出现在非比赛日或比赛之外的样本中，此建议可以防止正常补充者被误判为滥用钴。Emmie N M Ho 还将尿液和血浆阈值分别设定为 2000ng/mL 和 10ng/mL，以此来检测出超过正常钴补充的个体。[1]

总的来说，Emmie N M Ho 为马术比赛中的兴奋剂检测提出了建议，为区分钴的正常存在和滥用的情况，以及避免对正常补充钴元素的错误判断，提出了钴补充的建议时间，并针对不同的检测样本设定了阈值，用于维护比赛的公正和体育道德原则，从而进一步准确检测出钴滥用个体，对保障竞技体育的公平性和运动员的健康和权益有重要意义。

整体来说，中国血液兴奋剂的研究长期致力于 rhEPO 的检测研究，占文献总数的 58.3%，这些研究对于准确评估 EPO 使用情况具有重要意义。

---

[1] Ho E. N. M., Chan G. H. M., Wan T, et al., "Controlling the misuse of cobalt in horses", *Drug Testing and Analysis*, 2015, Vol. 7, No. 1.

其他研究更多是基于已有国际方法的亚洲人群适用性验证研究，而未来还需拓展对于其他血液兴奋剂相关禁用物质和手段的研究，提高竞技体育的公平性和运动员的健康。

3. 食源和药源性兴奋剂的研究

由于摄入受兴奋剂污染的食品会导致严重的健康损害或意外违反反兴奋剂规定，因此准确了解食品中兴奋剂污染种类是十分有必要的。食源性兴奋剂包括两类，一类是食品从生产到加工的过程中天然存在的，也就是常说的内源性食品兴奋剂；另一类是该过程中人为故意添加而残留在食品中的，也就是外源性食品兴奋剂。[①]

本节介绍了国内食源性兴奋剂的食物来源与分类，总结了常见被兴奋剂污染的食品，概括了国内部分食源性兴奋剂检测技术研究进展，并以中药产品中的兴奋剂误用为切入点，介绍了反兴奋剂工作中的中药禁用问题。

内源性食品兴奋剂是指食品中天然存在的兴奋剂成分。以去甲乌药碱为例，其广泛存在于植物如花椒、莲子及释迦果等中，属于β2-激动剂类禁用物质。在中国，常见内源性食品兴奋剂包括去甲乌药碱、糖皮质激素及类固醇激素等。表10-1列出了部分食品中内源性兴奋剂来源及可能存在的风险。[②]

表 10-1　部分食品中的内源性兴奋剂及其潜在的使用风险

食品种类	可能存在的风险
丁香（香料）	提取物含丁香酚，具有麻醉和阵痛药理性
甘草	所含的 β-谷甾醇具有糖皮质激素和盐皮质激素的特性
释迦果	含去甲乌药碱，影响神经递质的释放，具有强心效果
莲子	含有去甲乌药碱、β-谷甾醇、β-谷甾醇脂肪酸酯类物质
莲子心	含去甲乌药碱
花椒	含去甲乌药碱

资料来源：2012~2023 年中国单位发表食源性兴奋剂文献。

---

① Wei C., Ning C., Ma Y., et al., "Foodborne doping and supervision in sports", *Food Science and Human Wellness*, 2023, Vol. 6.

② 李笑曼、臧明伍、王守伟等：《国内外食源性兴奋剂误服事件分析与法规标准现状》，《食品科学》2019 年（第 40 卷）第 21 期。

外源性兴奋剂是中国主要的食源性兴奋剂风险源，指在生产加工过程中人为添加或残留在食物内的兴奋剂成分，不能在动物体内自然产生，必须从外界摄取。如肉类食品使用"瘦肉精"会导致克仑特罗残留于动物内脏、肌肉和脂肪组织当中。水产品养殖中滥用激素、生长素现象也常常发生。在传统保健食品及营养补充剂中，可能违法添加化学药物或不标明添加的化学药物包括西布曲明、麻黄碱和伪麻黄碱、甲基己胺、去甲乌药碱、咖啡因等。一些化妆品中也违规添加去甲乌药碱。表10-2列出了部分食品中外源性兴奋剂来源及可能存在的风险。① 基于此，谢继辉等人梳理了各类运动营养补充剂在中国食品监管体系中的概念差异、食品分类、相关产品标准、合法运动营养补充剂与违禁药物（兴奋剂）的区别，为消费者选购相关产品和食品监管部门对此类产品进行食品安全监管提供参考。②

表10-2 部分食品中的外源性兴奋剂及其潜在的使用风险

食品种类	可能存在的风险
润喉糖	可能含南天竺及去甲乌药碱成分
火腿、午餐肉、肉松、夫妻肺片	可能含有克仑特罗
动物肉及内脏	可能含有克仑特罗
水产品	可能含有抗生素、生长素
猪牛羊肉	可能含有克仑特罗
禽肉	可能含有激素、生长素和违禁药物
肉类烧烤	可能含有克仑特罗
火锅、卤菜	花椒中检测出禁用物质β2-激动剂去甲乌药碱
炒货（瓜子等）	不明添加剂存在风险
营养剂、保健食品	生产和加工过程中可能故意添加或污染残留氢氯噻嗪、麻黄碱和伪麻黄碱、西布曲明、甲基己胺、去甲乌药碱等物质

资料来源：2012~2023年中国单位发表食源性兴奋剂文献。

---

① 石俭、谭碧：《食品中兴奋剂污染研究现状》，《食品安全质量检测学报》2022年（第13卷）第7期。

② 谢继辉：《健身运动营养补充剂相关食品标准概况》，《食品安全导刊》2023年第25期。

第一类研究是关于食源性兴奋剂的检测。中国对食源性兴奋剂的常用分析方法主要包含气相色谱—质谱法（GC-MS）和液相色谱—质谱法（LC-MS）两种方法。

一是气相色谱—质谱法。GC-MS 联用方法可满足残留物分析的基本要求。以肉类中的合成类固醇检测为例，Liu 等采用石英纤维涂层固相微萃取联合衍生化技术，对人唾液中的克仑特罗进行了 GC-MS 测定，检出限可达 0.2ng/mL，相比于传统的液体基质，该方法为兴奋剂检测提供了新的替代样本基质。[①] 另外，唾液作为一种更易获得的体液也为科学家们提供了一种替代尿液的样本形式。GC-MS 的方法也被用于去甲乌药碱的测定。

二是液相色谱—质谱法。HPLC-MS 多被应用于尿液、血浆、肝脏以及动物肌肉等样品中 β2-受体激动剂的检测。在 LC-MS 技术中，LC-MS/MS 凭借其高选择性、高灵敏性、高定量准确性以及高性价比等特点，在克仑特罗的检测方面得到广泛应用，测定样本基质也趋于多样化，主要包括肉食品、牛奶或奶粉、尿液、粪便、毛发和干血点等，这些基质的样本均与兴奋剂检测相关。[②③④⑤⑥]

三是检测新方法新技术。虽然目前色谱+质谱（LC-MS/GC-MS）联用法仍然是兴奋剂检测的金标准，但其他一些技术也在这些年逐渐崭露头角。

目前，运动员食源和药源摄入克仑特罗的处罚标准不同，正因如此，如

① Liu, W., Yan, Z., Huang, X., et al., "Simultaneous determination of blockers and agonists by on-fiber derivatization in self-made solid-phase microextraction coating fiber", *Talanta*, 2015, Vol. 132.

② 张鑫、刘文竹、康优等：《QuEChERS 技术结合高效液相色谱—串联质谱法快速测定动物源性食品中克仑特罗的残留量》，《食品安全质量检测学报》2019 年（第 10 卷）第 6 期。

③ Liu, H., Lin, X., Lin, T., et al., "Magnetic molecularly imprinted polymers for the determination of β-agonist residues in milk by ultra high performance liquid chromatography with tandem mass spectrometry", *Journal of Separation Science*, 2016, Vol. 39, No. 18.

④ 石奥：《超高压液相色谱—串联质谱法测定畜禽粪便中 3 种 β-受体激动剂残留》，《分析测试学报》2016 年（第 35 卷）第 1 期。

⑤ 张罡、王凤美、汤志旭等：《高效液相色谱—串联质谱法研究克仑特罗在猪毛发中残留及蓄积代谢规律》，《食品安全质量检测学报》2014 年（第 5 卷）第 12 期。

⑥ 祝伟霞、杨冀州、郭慧领等：《阳离子涡流在线固相萃取/液相色谱—串联质谱快速分析猪尿液中 16 种 β 受体激动剂残留》，《分析测试学报》2015 年（第 34 卷）第 7 期。

何在兴奋剂检测层面区分运动员食源或药源性引入克仑特罗已成为近年来竞技体育领域又一热议难题，至今仍无法完美破解。2017 年 10 月，中国反兴奋剂中心在京举办了食品残留物中兴奋剂检测与分析国际研讨会，专题讨论包括克仑特罗在内的食源性兴奋剂问题，期望同各国专家携手共同解决这一世界性难题。攻关食源性克仑特罗相关课题任重道远，这将是体育科学领域未来的重点研究方向之一。①

第二类研究是关于中药中的兴奋剂问题。在中国，中药是另一大类食（药）源性兴奋剂的来源。中药主要涉及的兴奋剂包括刺激剂和利尿剂，如麻黄、麝香等是人们较为熟知的含有违禁成分的中药。部分中药的成分不明确，无法确定是否含有违禁成分，这使得部分运动队伍"谈中药色变"。②随着检验技术的进步，更多的中药如附子、乌头、马钱子、莲子、莲子心等被证实含有违禁成分。

在全球开展的反兴奋剂工作中，中国因独有的中医文化需开辟出一条符合中国特色传统文化的反兴奋剂工作之路。目前运动员在反兴奋剂禁令背景下使用中药的现状还存在着诸多问题，例如：药物来源不透明、药品质量参差不齐、药物标签不规范等。在此背景下，运动员以及医疗保障团队难以得知某种具体的中药含不含兴奋剂，这就导致运动员在实际治疗时跳过考虑使用中药的治疗方案。为了解决这些问题，尽可能消除运动员使用中药的顾虑，需要增进对中药的全面了解。

第三类研究是关于化妆品中的兴奋剂禁用问题。目前，国内外关于兴奋剂的检测研究主要集中于血液、尿液、食品、药品等方面，关于化妆品中的兴奋剂检测及相关研究还比较少。国内化妆品标准体系中，与兴奋剂相关的主要是糖皮质激素、士的宁等化妆品禁用原料的检测标准，这些标准涉及的兴奋剂物质多为单类别，覆盖面较窄，且未突出兴奋剂概念，达不到兴奋剂

---

① 张建丽：《体育领域热点——克仑特罗检测方法研究近况及发展方向》，《分析测试学报》2022 年（第 41 卷）第 1 期。

② 朱颖文、周意男、胡玲慧等：《浅谈反兴奋剂工作中的中药禁用问题》，《中华中医药杂志》2020 年（第 35 卷）第 4 期。

监管的要求。一些高端化妆品中还含有人工合成激素，美白的同时也增大了误用兴奋剂的风险。化妆品兴奋剂测定的难点在于兴奋剂种类较多，针对单一品类兴奋剂分别开发检测方法的效率低下。因此，开发一种能同时检测多品类兴奋剂物质的筛查方法，进一步完善化妆品中禁限用物质检测方法体系，显得尤为必要。例如，氯苯的尿代谢物4-氯苯氧乙酸与运动中被禁止使用的兴奋剂甲氯芬酯代谢物相同。最近，有运动员使用含有氯苯的产品，被错误地认定为甲氯芬酯的使用者。

整体来说，在兴奋剂检测的应用层面，如何区分运动员食源或药源性引入兴奋剂（尤其是克仑特罗）已成为近年来竞技体育领域的一个热议难题，至今仍无法破解。在研究层面上，我们应清醒地看到，虽然国内研究人员在该类兴奋剂的检测方面发表了大量的论文，然而研究同质化严重，研究方法单一，高水平论文严重匮乏，方法学创新缓慢，攻关食源性克仑特罗相关课题任重道远，这将是反兴奋剂科研领域未来的重点研究方向之一。另外，中国因独有的传统中医文化需开辟出一条符合国情的反兴奋剂工作之路，解决好中药成分复杂、兴奋剂误服风险大和中国运动员使用中药的习惯和愿望的矛盾，协调好反兴奋剂和中药治疗之间的关系。

4. 关于检测新手段的相关研究

本节选取了近几年热门的四个新兴研究方向予以介绍。

第一类是关于干血点的研究。干血点（dried blood spot, DBS）是将微量血样保存在滤纸上，干燥后储存并用于疾病筛查和检测分析的技术。因其创伤小、成本低廉、采样简单、运输便捷、稳定性高、储存空间小、运动员友好和样本采集人员无性别限制等多种优势[①]，被反兴奋剂业内人士寄予厚望。DBS是一种新的样本采集方式，有望成为常规尿检、血检的重要补充手段，从而展开更大规模、更大覆盖面的检查和检测，能够起到更强的威慑作用，从而更有力地打击使用兴奋剂的违规行为。

---

① 荆京等：《干血点技术在反兴奋剂领域的应用研究与前景展望》，《上海体育学院学报》2021年（第45卷）第2期。

目前 DBS 技术在兴奋剂领域仍处于起步阶段，相信相关的科研人员会加大科研力度以解决 DBS 在当前应用中面临的难点。

第二类是关于基因兴奋剂的研究。基因兴奋剂是随着基因治疗和竞技体育的发展由生物技术向体育界渗透的一种产物，是以非治疗目的而向运动员体内导入外源基因或细胞等物质，以不正当方法提高运动员成绩的物质或技术。基因兴奋剂的使用不但严重违背了竞技体育精神，而且因其本身的非法属性，在使用过程中不受安全法规的约束，会对运动员身体造成严重损害。[①] 2003 年，WADA 开始资助反对"基因兴奋剂"相关研究项目，并采取了一些具体措施以禁止基因兴奋剂滥用的可能。在最新版的《禁用清单》中，基因兴奋剂被列为 M3 类，属于所有场合禁用方法。与以往类型兴奋剂相比，基因兴奋剂由于导入基因与生理基因的一致性，具有隐蔽性更强、检测方法更难等特点，给兴奋剂检测工作带来了新的挑战。

关于基因兴奋剂的研究，中国学者起步较晚，研究较少，无论从发文数量还是质量上来看，与国际研究团队均存在相当大的差距，且缺少创新性和引领性研究。近几年呈现关注度变高的趋势，但仍然存在滞后的情况，研究内容仅限于特定基因兴奋剂检测方法的开发，缺少普适性基因兴奋剂检测方法的开发。此外，基因兴奋剂的检测还面临着转入部位的确定、取材和载体进入体内的代谢时间不确定等诸多问题，有待进一步深入研究。虽然目前并无基因兴奋剂使用的案例出现，但不可否认，它的存在正悄无声息地出现在竞技体育赛场上。未来在遗传和医学科学家、化学家、分子生物学、临床医生和反兴奋剂组织的共同合作下，开发新的更简便、高效的检测方法，能够对运动员以及竞赛的动物滥用基因兴奋剂提供充足和确凿的证据。

第三类是关于色谱串联质谱技术改良的研究。在色谱串联质谱检测兴奋剂及其代谢物方面，北京兴奋剂检测实验室、中国反兴奋剂中心等不断进行方法的改进，如近几年来二维液相色谱的引入。研究者们在色谱串联质谱方

---

① 王嘉禹、赵美萍：《基因兴奋剂检测方法研究进展》，《分析科学学报》2019 年（第 35 卷）第 6 期。

向的技术改良，不仅实现了多种兴奋剂及其代谢物的同时筛选和检测，还为复杂样品的处理提供了便利方法。

第四类是关于光电新方法的研究。中国反兴奋剂中心、东南大学、江汉大学等多所院校使用光学和电化学等方法对多种兴奋剂进行检测。目前，通过光电新方法对多种兴奋剂进行检测，在兴奋剂领域仍处于起步阶段，相信经过一系列科研探索，光电新方法未来有望应用在兴奋剂检测领域。

结　语

近年来，中国在反兴奋剂人文类理论研究领域取得了显著进步。学者们对兴奋剂问题的成因进行了深入分析，揭示了诱发运动员使用兴奋剂的社会、心理等多方面因素。在治理体系与机制研究方面，中国学界不断探索和完善国内反兴奋剂的管理框架，提出了符合国情的治理策略，为兴奋剂这一全球性问题提供了地方性解决方案。同时，针对反兴奋剂过程中的各类主体，如运动员、教练员、管理人员等，进行了角色分析和责任界定，以确保各方在反兴奋剂工作中发挥应有作用。在法治领域，学界加强了反兴奋剂法治研究，确保国内法治与国际规范接轨，同时兼顾国内实际情况，为中国反兴奋剂法律法规体系的完善提供了重要的理论支持。面对全球反兴奋剂环境的不断变化，中国学界意识到必须持续深化研究，并且在实践中不断创新人文理念的应用。面向未来，学界应当更加重视跨学科研究的重要性，将法学、伦理学、教育学、社会学、心理学等学科的研究成果进行整合。这样的交叉融合有助于构建一个多元、立体的反兴奋剂知识体系，促进理论与实践的紧密结合，从而更有效地推动中国反兴奋剂工作的开展。

反兴奋剂领域自然科学研究整体体量偏小，但近年来队伍不断壮大、研究逐渐深入、相关工作稳步发展。研究地域方面，内地主要研究人体内的兴奋剂检测，香港赛马会主要研究马体内的兴奋剂检测；研究队伍方面，主要集中于兴奋剂和食品药品检测工作人员，其他科研团队较少，且联系不紧密，缺乏国际国内合作；研究内容方面，主要集中于兴奋剂常规检测中主流方法的开发，缺乏其他基础性研究和基于新方法与新技术的研究；研究层次方面，系统且深入性研究较少，研究多停留在同质化大类兴奋剂的检测上，方法较为单一，创新性有限，高水平论文严重匮乏，攻关关键问题任重道远，近几年也出现了一些较深入的研究，但数量较少。

未来，反兴奋剂研究领域的重难点问题将可能集中于主流兴奋剂分析方法的改进、基因兴奋剂的检测、内外源兴奋剂的区分、新型兴奋剂的确定、化学与生物新技术的开发、仪器技术的革新、人工智能大数据的应用、App平台建设等方面。同时，如何能有效实现反兴奋剂研究和样本检测工作之间的信息共享、合作交流、资源共建，也是完善反兴奋剂研究的重要一环。

V 案例篇 ⤵

第十一章 中国反兴奋剂案例

一 管理案例

中国持续推进反兴奋剂工作，其间产生了许多有代表性的管理案例和法律案例，本章选择部分典型案例并对其进行分析评述，以期更为生动形象地展现中国反兴奋剂工作情况，并为反兴奋剂的科学管理、依法治理提供借鉴。

（一）管理案例综述

中国反兴奋剂工作取得的成就，可以通过以下三个角度观察。

第一，大型赛事中的反兴奋剂管理工作。中国反兴奋剂管理工作的成就突出表现在对大型赛事的管理工作中。中国将"零出现""零容忍"作为大型赛事反兴奋剂管理工作目标，创新工作机制和工作方法，圆满地完成了艰巨的反兴奋剂任务。本章以中国主办、参加奥运会和全国运动会等大型赛事的反兴奋剂管理工作为例，对中国的反兴奋剂管理工作进行介绍。

第二，地方反兴奋剂管理工作。2017 年以前，全国仅有 6 个省（区、市）成立了反兴奋剂机构，且大多"有名无实"。截至 2022 年，全国已有 30 个省（区、市）建立了反兴奋剂机构，建成率达到 97%。这是中国的重大成就，这对于中国反兴奋剂政策在全国的贯彻落实具有重要意义。本章拟以四川省的反兴奋剂组织体系建设工作和山西省的行踪管理工作为例，对地方反兴奋剂管理工作予以介绍。

第三，国家运动项目管理单位反兴奋剂管理工作。2017 年以前国家运动项目管理单位（包括各项目协会和项目管理中心等）无专门的反兴奋剂部门，各国家队反兴奋剂工作处于"无专门机构、无专业人员、无专项经费"的窘境。截至 2022 年，38 个国家运动项目管理单位建立了专门的反兴奋剂部门，建成率达 100%，实现了奥运会和冬奥会运动项目管理单位全覆盖。组织体系的完善使反兴奋剂制度化、规范化、专业化水平得到大幅提升。本章拟以中国羽毛球协会的标准化文件建设工作为例，对国家运动项目管理单位反兴奋剂管理工作加以分析。

（二）典型案例及分析

1. 备战东京奥运会反兴奋剂工作

虽然中国有丰富的备战奥运会的经验，但是东京奥运会前夕，中国却面临着前所未有的错综复杂的国际环境，这种国际环境对中国的反兴奋剂工作形成了极度高压的态势。中国体育界从"国之大者"的角度，深刻认识做好反兴奋剂工作的重大意义，增强政治责任感、使命感，以最高的标准、最严的要求、最实的措施，保障了东京奥运会中国体育代表团拿"干净的金牌"。

（1）概要

中国从 2018 年 11 月起开始备战东京奥运会，备战期间，体育战线以东京奥运会兴奋剂问题"零出现"为目标，将反兴奋剂工作做实做细。经过 2 年 9 个月的不断努力，东京奥运会的反兴奋剂备战工作圆满完成，中国代表团东京奥运会上兴奋剂问题"零出现"的目标也得以实现，代表团取得了运动成绩和精神文明的双丰收。

（2）分析

中国在东京奥运会备战期间的反兴奋剂管理工作主要体现在以下几个方面。

第一，全力推进国家队兴奋剂风险防控组织体系建设。根据《反兴奋剂工作发展规划（2018—2022）》的基本目标任务要求，中国应在2020年基本建成"纵横交叉、上下联动"的全覆盖反兴奋剂组织体系，所谓"纵横交叉、上下联动"是指纵向要构建省级反兴奋剂组织体系，横向要在国家体育总局运动项目管理中心和国家运动项目协会建立反兴奋剂专门机构，形成兴奋剂风险防控体系。为此，中国多次举办培训班和研讨会，指导国家队和省级反兴奋剂组织机构的建设，中国反兴奋剂中心发布了《国家队兴奋剂风险防控体系建设指南》《国家队兴奋剂风险防控体系建设最佳实施模式》等文件，为国家队兴奋剂风险防控体系的建设提供了规范化、具体化的指导。东京奥运会开幕前，36个奥运会项目国家运动项目管理单位全部成立了专门的反兴奋剂部门，建成率达100%，为东京奥运会提供了全覆盖的反兴奋剂组织体系。

第二，以"史上最严、全球最严"的措施保障中国代表团干净参赛。为了确保实现东京奥运会上兴奋剂问题"零出现"的基本目标，反兴奋剂中心自2018年11月起即开始开展东京奥运会的反兴奋剂监控检查，历时2年9个月，为中国历史上最长的备战奥运会的运动员监控周期；备战周期内，反兴奋剂中心共检查16613例，是里约周期的4倍，伦敦周期的4.5倍，是历史上备战奥运会最高的运动员监控频率。兴奋剂检查涉及尿常规、血液回输、血液运动员生物护照、干血点等9个类型，运动员反兴奋剂检查类型范围也是史上最全；反兴奋剂中心还在中国体育代表团运动员出发前实施三轮全员筛查。

第三，坚持科技创新，不断提高兴奋剂检测能力水平。为了高质量高效率地完成中国体育代表团兴奋剂样本检测工作，反兴奋剂中心检测实验室不断提升和创新兴奋剂检测技术，开发多种物质检测方法，显著提高检测灵敏度；及时追踪最新文献，增开和延长部分物质检测窗口期；开展包括血液回输等全类型兴奋剂检测，提高检测的科学性和准确性。中国首次将干血点检测技术应用于奥运会备战工作，成为全球首个开展大规模干血点检查检测的国家，为实现代表团干干净净参赛奠定了坚实的基础。

第四，扩大检测范围，做好国家队三品安全防控工作。为了加强三品风险防控工作，反兴奋剂中心引入高分辨液质联用仪开发新的检测方法，检测窗口从 24 种大幅扩大到 350 种，将新的技术和方法用于食品营养品检测；反兴奋剂中心开发了运动员安全用药查询系统，确保运动员备战期间的用药安全；反兴奋剂中心还及时审核中国体育代表团运动员的药品清单，确保运动员参赛期间的用药安全。

第五，加强线上线下相结合的反兴奋剂教育。在备战东京奥运会期间，反兴奋剂中心大力加强对中国代表团所有运动员和辅助人员的反兴奋剂教育，总共组织 6 期反兴奋剂专项培训，开发 6 个专项课程和 10 项提示性学习课程，有效实施积分制教育准入，并对准入工作质量开展常态化监控，确保准入工作人人过关，准入知识入脑、入心。

第六，严肃公正处理兴奋剂违规。对于备战东京奥运会期间发生的涉嫌兴奋剂违规事件，严格按照《反兴奋剂规则》要求，依据结果管理流程，依法依规深入调查、严肃处理。

（3）启示

中国之所以取得备战东京奥运会反兴奋剂管理工作的圆满成功，有以下几点原因。

第一，高度重视。最根本的在于中国高度重视反兴奋剂工作，国家体育总局把反兴奋剂工作上升到"国之大者"的极端重要地位来抓，实施中国史上最严、世界最严的兴奋剂检查监控，形成了空前严厉的反兴奋剂态势和环境，让运动员对兴奋剂"不敢用、不能用、不想用"。

第二，严密组织。反兴奋剂中心加强顶层设计，通过绘制工作任务、时间节点和路线图，全面、系统、有序地推进备战东京奥运会的相关工作，是确保工作取得成功的组织保障。

第三，改革创新。坚持改革创新，首创国家队兴奋剂风险防控体系，建立世界领先的反兴奋剂智慧管理平台，首次全方位参与和实践干血点项目，增强了反兴奋剂工作的底气和实力。

第四，恪尽职守。反兴奋剂工作人员始终把党和国家利益放在首位，任劳任怨、不辞辛劳、团结一心，以高度的政治责任感和使命感投身于东京奥运会的备战之中，这是取得成功的关键所在。

2. 备战北京冬奥会反兴奋剂工作

2022 年北京冬奥会是我国举办的规模最大的冬季项目综合性运动会，万众瞩目。反兴奋剂工作是比赛成功举办的重要保障，中国通过制定严格周密的反兴奋剂工作方案和措施，圆满完成了北京冬奥会的反兴奋剂工作。

（1）概要

习近平总书记指出："北京冬奥会是中国重要历史节点的重大标志性活动，是展现国家形象、促进国家发展、振奋民族精神的重要契机。"[①] 为了守护冰雪奥运，筑牢纯洁理念，中国始终坚持以习近平总书记关于反兴奋剂工作的重要指示批示为根本遵循，以反兴奋剂工作为"国之大者"，以构建"拿干净金牌"的反兴奋剂长效治理体系为基础，坚决推进反兴奋剂斗争，圆满地完成了北京冬奥会的反兴奋剂工作。在北京冬奥会、冬残奥会总结表彰大会上，北京冬奥会兴奋剂检测中心运行团队、北京兴奋剂检测实验室还获得了北京冬奥会、冬残奥会突出贡献集体称号。

（2）分析

在体系建设、兴奋剂检查、教育预防、调查惩处、三品防控、科技助力等方面，高质量、高标准、全过程、全覆盖实施备战，是中国北京冬奥会期间反兴奋剂工作取得成功的重要保障。

一是筑牢防控基石，建立健全国家队兴奋剂风险防控体系。按照规划、

---

① 《向世界呈现一届简约、安全、精彩的奥运盛会——北京冬奥会筹办工作全景回顾》，中华人民共和国中央人民政府网站，网址：https：//www. gov. cn/xinwen/2022 - 02/03/content_5671808. htm#：~：text = %E4%B9%A0%E8%BF%91%E5%B9%B3%E6%80%BB%E4%B9%A6%E8%AE%B0%E6%8C%87%E5%87%BA，%E6%9C%89%E5%8A%9B%E7%9A%84E7%89%B5%E5%BC%95%E4%BD%9C%E7%94%A8%E3%80%82。

指南、平台、服务、模式和评估"六步走"解决方案，发布《国家队兴奋剂风险防控体系建设指南》和《国家队兴奋剂风险防控体系建设最佳实施模式》，全力推进"纵横交叉、上下联动"全覆盖的组织体系建设。

二是周密设计谋划，实施"全方位、有重点、无死角"的兴奋剂检查。备战北京冬奥会监控周期更长，检查数量更多。自2018年3月1日至2022年2月1日，针对备战运动员实施兴奋剂检查7089例，是平昌冬奥周期监控的6.91倍，47个月的监控时间是中国史上最长的备战奥运会反兴奋剂工作周期。检测类型也更多，在尿常规、促红素类（ESAs）、生长激素（GH）类和干血点等9个检测类型的基础上，增加了基因兴奋剂检测、生长激素释放激素（GHRH）和血液回输（BT）的检测数量，提升兴奋剂检查的威慑力度。备战周期首次将所有冬奥会项目全部纳入注册检查库和检查库，实现了对备战运动员全覆盖、有重点、高频率的严格检查。

三是坚持预防为先，针对性开展北京冬奥会教育准入工作。在中国反兴奋剂教育平台（CADEP）搭建专区，实施多轮次、常态化、针对性的积分制反兴奋剂教育准入，参与准入的运动员、辅助人员等合计1402人，代表团176名运动员和164名辅助人员全部准入合格。根据高频出错题目制作《一图解答运动员应知必会反兴奋剂知识》，提升教育针对性、实效性。

四是坚持严肃公正，不断提升结果管理工作水平。完善结果管理流程，及时核对并反馈代表团赛前检查监控结果。严肃公正处理兴奋剂违规，严格落实运动员行踪信息管理规定。及时公布违规信息和处理决定，适时更新禁止合作人员名单，持续发挥警示和威慑作用。

五是立足服务保障，做好国家队三品安全防控工作。引入高分辨液质联用仪并开发新的检测方法，做好国家队三品防控服务保障。印发《大型赛事食源性兴奋剂防控工作指南》，为防止发生食源性兴奋剂问题提供专业支持保障。密切关注《禁用清单》变化，及时发出风险警示通知。成立运动员安全用药保障专家组，审核冬运中心拟用药品和中国代表团拟携带用药清单，防范化解因治疗用药导致的兴奋剂问题。

六是科技助力，实施干血点项目和无纸化检查工作。作为全球干血点项目的发起者之一，积极参与新技术研发，在全球率先将该技术应用于国家队备战监控，北京冬奥会备战阶段实施干血点检查超过 300 例。开通中国反兴奋剂智慧管理平台，实现兴奋剂管制链条自动化、数据分析智能化和业务工作精准化。

七是强化风险意识，妥善处置重大兴奋剂风险事件。积极推动处理血液回输案件，充分发挥兴奋剂入刑的强大威力，营造利剑高悬的高压态势。通过推动科研解决了基因变异导致的外源性促红素（EPO）阳性的问题，推动世界反兴奋剂机构（WADA）相关技术文件修订。

八是加强国际合作，利用国际资源开展备战冬奥会反兴奋剂工作。积极利用举办和参与国际会议的机会发声，讲好中国反兴奋剂故事，向世界展示中国反兴奋剂工作独立、公正、专业、权威的形象，以及对兴奋剂问题"零容忍"的态度。

（3）启示

北京冬季奥运会面临着比 2008 年北京夏季奥运会更为严峻和复杂的国际国内反兴奋剂斗争形势，中国之所以能圆满完成"零出现、零容忍"的任务，主要源于如下举措。

一是加强党建引领，充分认识反兴奋剂工作的政治属性和极端重要性。加强对党的理论、方针、政策以及国家对反兴奋剂工作重要指示批示精神的学习，发挥党员干部模范带头作用，全体人员团结一心、不畏艰难、加班加点，为北京冬奥会兴奋剂问题"零出现"提供坚强的政治、组织和思想保障。

二是坚持突破创新，不断提升反兴奋剂工作能力水平。充分发扬担当精神和斗争精神，敢于担当作为，勇于创新突破。通过构建联席会制度、联合执法机制、信息共享机制等加强沟通协作，通过教育准入机制提升反兴奋剂意识，通过新技术新方法研发发挥科技助力作用，通过开展监控周期更长、检测类型更多、检查计划更周密、境外委托检查力度更大的检查监控工作，确保风险防范"全覆盖"。

三是扎牢制度笼子，通过加强执法合作和纪法衔接持续营造反兴奋剂高压态势。如颁布运动员兴奋剂违规处罚办法、治疗用药豁免管理办法，新增

"妨害兴奋剂管理罪"等加大兴奋剂违法犯罪打击力度，强化纪检监察机关在兴奋剂违规问题中的追责问责工作，发挥警示和威慑作用。

3. 备战第31届世界大学生夏季运动会反兴奋剂工作

第31届世界大学生夏季运动会是中国在取得新冠疫情防控重大决定性胜利后举办的首个世界综合性运动会，对提升中国的国际形象具有重大意义。中国反兴奋剂责任机构与赛事组织机构密切沟通、通力合作，圆满完成了成都大运会的反兴奋剂工作。

（1）概要

第31届世界大学生夏季运动会（以下简称"成都大运会"）于2023年7月28日至8月8日在四川省成都市举行。本次大运会的反兴奋剂工作由国际大学生体育联合会（以下简称"国际大体联"）总体负责；中国反兴奋剂中心负责制定检查计划、实施样品采集和赛时教育拓展活动；北京兴奋剂检测实验室负责样本检测。成都大运会工作团队共计418人，含运行指挥中心工作人员25人；兴奋剂检查团队人员354人，包括检查官78人，陪护员志愿者210人，属地副站长22人，安保人员44人；合同商39人，负责提供样本传送服务和教育拓展服务。

（2）分析

成都大运会的反兴奋剂管理工作重点体现在以下几个方面。

第一，精益求精，实现兴奋剂检查"零失误"。成都大运会共设22个检查站，共实施兴奋剂检查662例（含尿样检查626例，血样检查20例，干血点检查16例）。全部样本每天通过冷链运输及时传送至北京兴奋剂检测实验室进行检测，实验室按照约定期限向国际大体联报送检测结果。成都大运会兴奋剂检查工作规范、专业、标准，实现了"零失误"，得到国际大体联医务委员会主席杜桑的高度评价。

第二，科技助力，首次开展无纸化检查、首次运用干血点检查技术。成都大运会反兴奋剂工作实现了两个首次，即在大运会历史上首次开展无纸化检查和实施干血点检查。中国反兴奋剂智慧管理平台国际版的使用实现了国际赛事兴奋剂管制链各环节的数字化管理，为赛事期间的指挥运行工作提供数据支持，大大提高了工作的准确性，助力赛时反兴奋剂工作智能化、高质量、高效率开展。干血点技术首次在大运会上使用，可进一步提高检查威慑力，同时推广中国自主研发的干血点检查器材。

第三，寓教于乐，开展赛时宣传教育。反兴奋剂中心在成都大运会上积极开展以"拿干净金牌，对兴奋剂说不"为主题的反兴奋剂教育拓展活动。反兴奋剂教育基地共接待来自 71 个国家和地区代表队的运动员、辅助人员及其他相关人员 2801 次，让中国模式的反兴奋剂教育拓展走向世界。

第四，协调配合，指导支持食源性兴奋剂风险防控工作。国家体育总局科教司赛前赴成都开展兴奋剂问题综合治理工作，及时排查大运村食品安全问题。反兴奋剂中心为成都大运会代表团提供技术咨询和支持，协助成都大运会执委会通过加强源头控制、强化食品兴奋剂检测、实施食材溯源管理等措施做好食源性兴奋剂风险防控，确保每批次运动员食材兴奋剂"零检出"方可进入运动员餐厅，规范做好每批次食材产地溯源、监管记录和检测样品留存工作。

（3）启示

面对成都大运会反兴奋剂工作复杂、严峻、特殊的形势，中国沉着应对，从严从实，狠抓思想作风建设，其中有以下几点经验值得推广。

第一，团结协作，共同做好反兴奋剂工作。反兴奋剂工作的成功需要各部门的协调配合。成都大运会上，国家体育总局科教司、中国反兴奋剂中心、北京体育大学统筹协调，形成合力，及时补位，统筹做好成都大运会赛前、赛时反兴奋剂工作。反兴奋剂中心积极推进北京兴奋剂检测实验室与成都大运会执委会签订工作协议，面对成都大运会期间北京连续暴雨的情况，积极协助北京兴奋剂检测实验室共同应对极端天气的不良影响。

第二，提前谋划，妥善应对各类突发事件。由于成都大运会首次接受兴奋剂检查的新人较多，容易因为检查经验不足而产生各种突发情况。这就需要反兴奋剂管理机构进行提前谋划，制定各类应急预案，确保妥善应对和解决各类突发事件。比如巴西男子篮球运动队预定回国行程未预留赛后接受兴奋剂检查的时间，因此接受检查可能导致回国行程延误，检查站工作人员通过启动应急预案，优化流程，协调安排运动员快速进站和完成样本采集，与场馆运行团队协调安排运动员赶往机场，顺利地实现了运动员的及时返程。

第三，精准培训，狠抓检查官队伍建设。确保检查官队伍能力水平，是反兴奋剂工作成功开展的基础。成都大运会规范兴奋剂检查官的监督管理，实施精准化培训，分级分类做好检查官、陪护员志愿者培训工作，同时大力加强监督处罚和检查官队伍作风建设，加大检查官执行任务的监督范围、频率、力度，开展检查工作受检方调查。对于出现的错误及时提醒反馈，对于违规的检查官坚决予以惩戒。

第四，严谨细致，进行赛前、赛时驻地检查。细致的反兴奋剂工作是兴奋剂问题"零出现"的重要保证。持续加强"三品"管理和检查督导工作：要求各项目队入村临行前对所有行李逐一开包检查，入村后组织专人再次开包检查；加强与大运会兴奋剂检查站的沟通，组织专人对每日各项目队接受兴奋剂检查情况进行汇总统计；杜绝外出就餐，严禁购买肉类食品，组织人员明查暗访，在大运村周边不定时巡查，确保实现代表团兴奋剂问题"零出现"目标。

4. 第十四届全国运动会反兴奋剂工作

全国运动会（以下简称"全运会"）是中国国内水平最高，规模最大的综合性运动会，也是中国运动员最为重视的赛事之一，因此，也给反兴奋剂工作带来更大的压力和挑战，也是考验中国反兴奋剂工作成败的重要标杆。

（1）概要

第十四届全运会于 2021 年 9 月 15 日至 9 月 27 日在陕西举行。本次全运会设 35 个竞技比赛项目和 19 个群众赛事活动，共计 595 个小项，共有 1.2 万余名运动员和 1 万多名群众运动员参加，规模之大堪比夏季奥运会，因此也给反兴奋剂工作带来了沉重的压力。但是，中国的反兴奋剂工作人员却始终以习近平总书记关于反兴奋剂工作的重要指示批示为根本遵循，不怕困难、不畏艰辛，圆满地完成了此次全运会的反兴奋剂管理工作。

（2）分析

此次全运会中国反兴奋剂管理工作重点体现在以下几个方面。

第一，提前布局、科学谋划，做好各项赛前筹备工作。早在 2020 年 6 月，第十四届全运会组委会就设立了反兴奋剂工作部具体负责本次全运会的反兴奋剂工作。该工作部除综合处人员由组委会派出外，其他各处室工作人员均由中国反兴奋剂中心派出，具有丰富的反兴奋剂工作经验。筹备期间，反兴奋剂中心和组委会多次召开现场对接会，全力推进"两站一中心"，即兴奋剂检查站、教育拓展站和运行指挥中心的建设；反兴奋剂中心根据运动员生物护照信息、举报信息、运动员成绩、项目特点等因素，提前一年即开始科学研判、精准制定赛外检查计划，对维护赛场纯洁起到了积极的推动作用；反兴奋剂中心在赛前还组织召开了全国反兴奋剂业务工作暨第十四届全运会反兴奋剂工作会议以及兴奋剂检查官大会暨第十四届全运会动员培训会，压实责任、分类指导，为确保反兴奋剂工作人员遵守工作纪律和提升其专业水平进行了积极的准备。

第二，持续高压威慑，开展严厉的兴奋剂检查。第十四届全运会期间，中国开展了全运会历史上"整体检查例数最多，赛前检查力度最大，检查检测类型最全"的兴奋剂检查。所谓"整体检查例数最多"是指本次全运会一共检查了 3348 例，检查总数较第十三届全运会（2933 例）增加了 14.1%，平均每日实施 221 例检查；所谓"赛前检查力度最大"是指本次赛前检查 1179 例（含马匹检查 3 例），赛前检查占检查总数的 35.2%，较第十三届全运会（19.5%）大幅增加；所谓"检查检测类型最全"是指本次全运会的兴奋剂检查覆盖所有小项和所有代表单位，并大幅增加了对高危项目的检查力度，结合备战东京奥运会的工作经验，本次全运会还首次开展了血液回输和干血点检查，增加促红素类和生长激素释放因子等特殊类型的检查数量，极大地增加了兴奋剂检查的威慑力度。所有全运会样本中，共查处 1 例赛外阳性，赛内样本检测结果全部为阴性。为应对超负荷的检测量，实验室及时调整人员安排和工作程序，设备维修人员驻场工作，软件工程师连续昼夜工作，多次升级功能，大幅提高样品接收和检测报告生成效率，保障实验室"零失误"完成工作。

第三，双重监督、以督促改，进一步提高反兴奋剂工作的规范性、专业性。为了加强国家体育总局对第十四届全运会反兴奋剂工作的监督和协调，由国家体育总局科教司、竞体司、人事司等相关人员组成了反兴奋剂工作部监督协调处，对赛事涉及的兴奋剂风险、兴奋剂综合治理情况、"两站一中心"的运作情况等进行现场监督检查；第十四届全运会继续开展独立观察员项目，反兴奋剂中心选派了8位反兴奋剂独立专家，对本次全运会的反兴奋剂工作的各个环节进行全方位的观察，并首次由独立专家对疫情防控、赛前筹备、组织体系、临时听证、"三品"管理和信息化建设等工作进行评估，独立观察团共写成《每日独立观察员报告》55份，发现工作亮点98个，提出工作建议94条，基本实现了对反兴奋剂工作链条的监督"全覆盖"。

第四，科技助力，中国反兴奋剂智慧管理平台（以下简称"智慧管理平台"）首次运用于国内综合性运动会。智慧管理平台是中国积极探索大数据赋能提升反兴奋剂信息化水平和开展精准高效反兴奋剂工作的重要抓手，它于2021年1月1日正式上线使用，平台整体运行效果良好，因此在第十四届全运会中投入使用。智慧管理平台下设"综合赛事"模块，可以实现检测检查站信息、计划实施、检查进度、实验室检测、结果管理的数据关联和业务互通，为反兴奋剂工作提供全链条、一体化的智慧服务，为反兴奋剂工作人员提供场景化、可视化、多维度的决策支持，极大地提升了工作效率和工作质量。

第五，寓教于乐，创新反兴奋剂教育拓展形象及纪念品设计。反兴奋剂中心在完成第十四届全运会教育准入及成绩核查工作的基础上，积极开展反兴奋剂教育拓展活动。反兴奋剂教育拓展基地共接待来自全国各地的运动员及其辅助人员3222人次，另外还针对4个群众比赛项目，开展了覆盖900人次的教育拓展活动。在本次全运会中，寓意"零出现""零容忍"反兴奋剂目标的反兴奋剂教育吉祥物"零零"首次与大众见面，受到了广大运动员和辅助人员的喜爱。反兴奋剂中心还将"零零"形象和"为国争光、无私奉献、科学求实、遵纪守法、团结协作、顽强拼搏"的中华体育精神相结合，开发出六款主题徽章，通过游戏互动、知识答题等方式，采用年轻人喜爱的"盲盒"形式发放纪念品，在全运会期间掀起了集齐六个"零零"

徽章的反兴奋剂教育热潮。

总体而言，中国再一次高质量地完成了全运会的反兴奋剂管理工作，为运动会的顺利举办提供了坚实的保障。

（3）启示

第十四届全运会充分展示了中国反兴奋剂管理工作的系统性、高效性和创新性，同时也带来了启示：首先，加强工作人员的专业培训至关重要。鉴于重大赛事需要更多工作人员参与反兴奋剂管理，且常包含临时聘请的、经验相对不足的检查官和志愿者，因此，提升这部分人员的专业能力和考核标准，确保他们工作的专业性和准确性，对于保障反兴奋剂检查等工作的规范和有序进行具有重要意义。

其次，要强化反兴奋剂技术保障能力。无纸化检查作为提高效率的关键手段，其背后的技术支撑不容忽视。在赛事期间，尤其面对大量检查时，确保网络稳定性、优化信息录入及缓存处理、加强数据共享和端口同步等技术环节，对于提升工作效率、保障数据可靠性和安全性至关重要。因此，选择高资质、高水平的技术合作伙伴来承担技术保障工作显得尤为必要。

最后，日常反兴奋剂工作亟须改进。虽然中国在大型赛事期间的反兴奋剂管理上表现出色，但日常工作中仍存在风险防控意识不足、自主学习和防范能力有待提升等问题，导致反兴奋剂教育效果不佳、三品（食品、药品、营养品）防控管理松懈等，为兴奋剂的不当使用提供了可乘之机。为此，应充分借鉴大型赛事的成功经验，针对现有薄弱环节和监管漏洞，不断强化日常防控机制建设。

5. 四川省反兴奋剂组织体系建设工作

组织体系是落实反兴奋剂长效治理体系的根基，同时也是将中国制度优势转化为治理效能的重要抓手。四川省近年来加快推进反兴奋剂组织体系建设，反兴奋剂责任体系进一步健全。

（1）概要

2019年以来，四川省着力建立健全反兴奋剂组织体系建设，全力构建"拿干净金牌"的反兴奋剂长效治理体系，取得了全省反兴奋剂工作"组织机构从无到有、体系建设自上而下、治理能力由弱变强"的阶段性成效，实现了第2届全国青年运动会和第14届全运会四川代表团运动成绩和精神文明双丰收，四川省第14届运动会以兴奋剂问题"零出现"圆满收官。

（2）分析

对四川省的反兴奋剂组织体系建设工作进行深入分析，可以发现其在多个维度上取得了显著成效，为构建"拿干净金牌"的反兴奋剂长效治理体系奠定了坚实基础。以下是对其组织体系建设工作的分析。

第一，强化统一领导，确保责任落实。四川省体育局通过设立反兴奋剂工作领导小组，由局党组书记、局长挂帅担任组长，体现了对反兴奋剂工作的高度重视。通过设立领导小组办公室并指定分管副局长任办公室主任，确保了日常工作的有效推进。同时，职能处室专人负责协调的机制，使得各项任务能够迅速传达并得到有效执行，职责清晰、分工明确，从根本上确保了反兴奋剂工作的顺利进行。

第二，建立专职机构，提升专业效能。成立反兴奋剂中心，体现了政府对反兴奋剂工作的深度介入和专业管理。反兴奋剂中心挂靠四川省体育科学研究所，既保证了资源的有效利用，又突出了反兴奋剂工作的重要性。中心主任兼任科研所副所长，进一步强化了中心在反兴奋剂领域的话语权和执行力。配备专职人员并明确各自职责，如教育、检查、调查、三品防控和综合管理等，确保了工作的专业性和针对性。此外，专项经费的设立为反兴奋剂工作的持续开展提供了坚实的资金保障，提升了工作效率和成果产出。

第三，构建六级防控体系，实现全面覆盖。四川省体育局在反兴奋剂风险防控方面进行了积极探索，构建了六级防控体系。这一体系以总局反兴奋剂中心的指导和监督为顶层设计，确保了工作的方向性和规范性；省体育局作为领导和组织核心，负责整体规划和策略制定；省反兴奋剂中心则承担监督实施的具体任务，确保各项措施落到实处；省级各训练单位作为关键环节，设置各训练单位反兴奋剂工作领导小组、反兴奋剂专员（AB岗）、各项目反兴奋剂联络人，负责将反兴奋剂工作融入日常训练和管理之中；最终，通过各负其责、制度完善、管理规范、协调配合、运转有效的运行机制，实现了从注册、入队到训练、参赛等各环节的全链条、无死角管理。这一体系的建立，不仅强化了责任落实，还确保了反兴奋剂工作的全面性和深入性。

第四，注重体系建设与长效机制的融合。四川省在推进反兴奋剂组织体系建设的过程中，始终将构建长效治理体系作为核心目标。通过加强统一领导、建立独立机构、构建六级防控体系等一系列举措，四川省不仅实现了反兴奋剂工作的短期成效，更为未来的持续发展奠定了坚实基础。这种注重体系建设与长效机制融合的做法，有助于提升反兴奋剂工作的整体水平，为其他地区提供了有益的借鉴和参考。

（3）启示

四川省体育局在反兴奋剂组织体系建设方面的成功经验，为全国其他地方提供了宝贵的借鉴和启示。

第一，加强领导是有效开展地方反兴奋剂工作的重要前提。在地方体育工作中，由于反兴奋剂工作的非直接绩效性，其往往容易被忽视。因此，通过设立专门的领导小组，并将其纳入党风廉政建设和纪检监察监督体系，不仅能够统筹全局、科学部署反兴奋剂工作，还能有效落实"党政同责"和"一案双查"机制。这一做法有助于提升地方体育系统的反兴奋剂意识，防止系统性兴奋剂违规事件的发生。

第二，充实机构、增加专业人员配置是提高反兴奋剂工作效率的基础保障。反兴奋剂工作涉及多个环节，需要广泛的专业知识和细致的执行力，只有建立专业的机构和团队，才能确保各项政策、法规和措施得到切实的贯彻实施。因此，各地应借鉴四川省的做法，加大对反兴奋剂工作的投入，建立或完善反兴奋剂专门机构，为反兴奋剂工作提供坚实的组织保障。

第三，压实责任是健全反兴奋剂风险防控体系的基本依托。只有通过层层压实责任，将反兴奋剂工作的主体责任落实到具体单位和个人，才能形成职责清晰、责任明确的工作格局。四川省通过签订赛风赛纪和反兴奋剂责任书的方式，确保了各级体育组织和个人的职责，为反兴奋剂工作的顺利开展提供了有力保障。这一做法值得全国各地体育部门学习和推广。

6. 山西省运动员行踪信息管理工作

行踪信息管理是非常重要但又非常容易产生疏漏的一项反兴奋剂工作。各省（区、市）都非常重视运动员行踪信息申报管理工作，根据《体育总局反兴奋剂中心关于做好兴奋剂风险防控"十严"要求的通知》，有些地区在《运动员行踪信息管理实施细则》的基础上，还制定了各自具体的管理细则。

（1）概要

2022 年 6 月，山西省印发了《行踪信息申报风险点及防控措施》，其中对行踪信息管理工作中的细节性问题做了详细规范。山西省对行踪信息申报的风险总结到位，对风险的防范措施也具有合理性和可行性，且这些风险是各省份都容易发生的常见风险，因此对其他省份有较大的参考价值。

（2）分析

山西省在运动员行踪信息管理方面的工作展现出了高度的专业性和细致性，其制定的一系列措施不仅遵循了国家体育总局反兴奋剂中心的总体要求，还结合了本省实际情况，针对性地解决了行踪信息管理中常见的问题，为其他省份提供了可借鉴的蓝本。

第一，强化责任与制度建设，确保行踪信息管理连续性和规范性。山西省通过印发《山西省体育局关于进一步加强运动员行踪信息管理的通知》，重申并强化了行踪信息申报的重要性，明确了各层级在行踪信息管理中的具体职责。这一举措不仅提高了各级体育组织和运动员对行踪信息管理工作的重视程度，还通过制度化的方式确保了工作的连续性和规范性。特别强调了运动员自报自查自核的责任，以及各运动中心的监督审核和教育职责，有助于形成上下联动、共同负责的工作机制。

第二，注重行踪信息申报的时效性和准确性，提高反兴奋剂工作效率。山西省特别注重行踪信息申报的时效性和准确性。通知中明确要求每季度末在库运动员应按时申报下一季度的行踪信息，并详细列出了应申报的具体内容。这种精细化管理方式有助于减少因信息滞后或不完整而导致的检查漏洞，从而提高了反兴奋剂工作的效率和准确性。同时，通过要求各项目中心与联合培养的队伍和运动员签订或补充签订协议，进一步明确了反兴奋剂主体的责任，增强了运动员和相关单位的责任意识。

第三，深入剖析风险点，制定防控措施，增强行踪信息管理系统的稳定性。山西省体育局还制定了《行踪信息申报风险点及防控措施》，对行踪信息管理工作中常见的错误进行了深入剖析，并提出了相应的防控措施。这些措施不仅覆盖了行踪信息申报的各个环节，还针对具体的问题给出了解决方案。例如，针对行踪信息申报工作职责不清的问题，通过明确各级责任主体和细化工作流程来加以解决；针对运动员对申报流程不熟悉的问题，通过加强教育和培训来提升运动员的申报能力；针对行踪信息无人核查的问题，通过设置专员进行专项监督和核查来确保信息的准确性。这些措施的实施不仅有助于减少行踪信息申报中的错误和疏漏，还提高了整个行踪信息管理系统的稳定性和可靠性。

（3）启示

从山西省运动员行踪信息管理工作中，可以得到以下几个方面的启示。

第一，加强运动员的主体责任意识，做到自报自查自核。运动员本人是行踪信息申报的第一责任人，应及时准确申报行踪信息。但在实践中，运动员常将此工作委托他人完成，之后就认为事不关己，或者对自己的行踪信息没有进行最终的审核和确认，导致违反相关规定。因此，应通过日常的反兴奋剂教育，进一步加强运动员的主体意识。

第二，规范运动员管理单位的信息审核工作，严格监督核查。运动员管理单位应监督和协助运动员按要求完成行踪信息填报，但有些运动员管理单位的工作人员只是提醒、叮嘱，未能监督核查到位。应建立信息审查制度，采取制定流程、设置专人、适时提醒、定期核查和明确奖惩等措施，督促专人加强对行踪信息专业知识的掌握，提高其对运动员更改行踪信息等行为的敏感度，建立行踪信息审查群，严格审查核实。

第三，加强对运动员申报行踪信息的指导、培训，使之熟练掌握行踪信息申报步骤和要求。目前，所有运动员的行踪信息申报都是通过反兴奋剂管理系统（ADAMS）完成的，但是，有一些运动员因为不熟悉该系统，在申报行踪信息时容易发生错误。比如，有的运动员在更改某个时段的行踪信息时误以为之后（尤其是新一季度）的行踪信息都会随之更改，但实际系统不能实现跨季更改行踪信息，容易造成下一季度的行踪申报地点与实际位置不符，进而导致违反行踪信息管理规定。再比如，有的运动员对建议检查时间段要求不熟悉，在建议检查时间段内未能到达指定地点等待接受兴奋剂检查，且不能在该时间段内赶回，也容易导致违反行踪信息管理规定。另外，一些运动员因为不熟悉信息填报的具体要求，导致行踪信息不完整、不准确，例如不报具体住宿地点的楼号、房间号，申报的住宿、训练地点与实际地点不符，未留联系方式或所留的联系方式不可用，致使检查官无法与之取得联系等，都可能导致违反行踪信息管理规定。因此，应加强行踪信息填报的指导和培训，避免填报错误的产生。

第四，特别关注行踪发生变动时行踪信息的更新问题，避免漏报、误报。根据《反兴奋剂规则》，不论何种情况下发生的行踪变动，都应准确填写行踪信息，但是，运动员在外出参加比赛、休假外出活动、训练比赛计划调整、遇到突发状况、变更注册单位或进出国家队等情况下，尤其容易产生因为训练时间长、强度高、精力分散以及管理衔接不畅而忘记更改行踪信息的情况，因此，应特别强调行踪变动时信息的准确申报问题。应要求运动员在日程安排发生变化时，必须立即更新行踪信息，即使不知道具体地址，也要根据已知信息尽量填报；应在行踪发生变化前及时准确更新行踪信息，出门前完成信息更新，切忌到机场、火车站等目的地后再更新信息；应第一时间申报国家、城市和航班等已知信息，其他信息待确定后及时更新；因网络或系统等客观原因无法及时顺利提交和更新行踪信息时，运动员应第一时间保留证据（截图或录像），详细记录情况，及时向所属注册检查库和检查库的反兴奋剂组织致电或发送邮件告知客观情况，并提供最新行踪信息。同时，在参加比赛、外出训练等特殊时期，运动员管理单位的专员应加强对行踪信息填报的及时提醒、督促并核查，以避免运动员的疏忽。

7.中国羽毛球协会标准化文件建设工作

中国的反兴奋剂法律法规日益完善，尤其是近年来反兴奋剂法制建设步伐明显加快，因此，对反兴奋剂法律法规的汇编整理非常必要，这有利于及时了解新的法律法规和清理废止的法律法规的情况，以免在法律适用上产生冲突和误解，甚至因对法律法规认识不足而发生兴奋剂违规。

（1）概要

近年来，中国羽毛球协会高度重视反兴奋剂工作，不断总结成果和经验，分析不足、制定计划，努力防范兴奋剂风险，取得了一定的成绩，尤其在标准化文件建设工作方面表现突出。2022年，中国羽毛球协会不断加强标准化文件建设，及时整理了现有的各级反兴奋剂法律法规和规章制度，分门别类地整理了反兴奋剂的法律法规以及有关反兴奋剂运行管理、结果管理、教育、检查、三品防控、国家队及协会、东京奥运会反兴奋剂等方面的规范性文件，及时清理了失效的、废止的文件，同时还积极制定了本协会的反兴奋剂管理制度。

（2）分析

中国羽毛球协会在反兴奋剂标准化文件建设方面的努力，不仅体现了对反兴奋剂工作的高度重视，更展现了对法律法规体系化、规范化管理的深刻理解与实践。这一举措不仅提升了协会自身的反兴奋剂治理能力，也为国内其他体育组织和协会树立了典范。

第一，构建反兴奋剂管理体系，提供坚实制度保障。中国羽毛球协会通过一系列管理制度的制定，构建了完善的管理体系。从《中国羽毛球协会反兴奋剂工作手册》到《国家羽毛球队反兴奋剂规章制度》，再到针对违规人员的实施细则，共同形成了一个系统、全面的管理框架。这些制度明确了各级管理人员和运动员的责任与义务，规定了详细的操作程序和违规处理办法，为反兴奋剂工作提供了坚实的制度保障。

第二，编制反兴奋剂文件汇编，提供全面法律指引。为了应对反兴奋剂法律法规不断更新变化的挑战，中国羽毛球协会精心编制了《反兴奋剂文件汇编》。该汇编系统地整理了国际、国内反兴奋剂相关法律法规和规章制度，并按照东京奥运会、法律法规、运行管理、结果管理、教育、检查、三品防控、国家队及协会八个专题进行分类，提供了全面、准确、及时的法律指引。这一举措不仅帮助运动员、教练员和管理人员及时了解最新的法律法规要求，还有效避免了因信息不对称而导致的违规风险。

第三，注重时效性与实用性，动态管理提升工作效率。中国羽毛球协会在反兴奋剂文件建设中展现出高度的时效性和实用性。他们及时清理了失效和废止的文件，确保了法律法规的适用性和权威性。同时，协会还积极制定和完善自身的反兴奋剂管理制度，使之更加贴近实际工作需要。这种动态管理的理念和方法，不仅提升了协会反兴奋剂工作的效率和水平，也为中国羽毛球协会在国际舞台上树立了专业、高效的形象，为协会的长期发展奠定了坚实基础。

（3）启示

第一，制度建设是核心。完善的反兴奋剂管理制度是保障反兴奋剂工作有效开展的基础。制度建设应全面覆盖工作流程的每一个环节，明确各级管理人员和运动员的职责与义务，确保工作有章可循、有据可依。通过编制系统的反兴奋剂文件汇编，可以为相关人员提供全面、准确、及时的制度指引，有效避免因信息不对称而导致的违规风险，还能增强相关人员的责任感和执行力。

第二，强化教育与培训。反兴奋剂工作不仅是制度和法规的执行，更是增强运动员、教练员及相关人员的反兴奋剂意识和能力的手段。因此，加强反兴奋剂教育和培训至关重要。通过定期组织专题讲座、案例分析、模拟演练等形式多样的教育活动，可以提高相关人员对反兴奋剂工作的认识和重视程度，增强反兴奋剂斗争的自觉性。

第三，建立多方协同机制。反兴奋剂工作需要政府、协会、运动队、反兴奋剂机构实验室等多方面的协同配合。通过建立有效的多方协同机制，可以实现信息共享、资源整合和优势互补，提高反兴奋剂工作的整体效能。同时，这也有助于形成全社会共同关注和参与反兴奋剂工作的良好氛围。

二　法律案例

运动员、辅助人员以及其他当事人被认定构成兴奋剂违规时，将面临取消比赛成绩、禁赛、临时停赛、经济处罚等行业纪律处罚。在做出纪律处罚决定之前，为保障涉案当事人的合法权益，涉案当事人有权申请召开听证会，听证小组将根据各方提交的证据以及听证会上各方的陈述等做出决定。针对听证小组所做出的决定，涉案当事人、相关单项协会、反兴奋剂组织、奥委会以及世界反兴奋剂机构均有权提起上诉。

除纪律处罚之外，最高人民法院于 2019 年 11 月发布了《最高人民法院关于审理走私、非法经营、非法使用兴奋剂刑事案件适用法律若干问题的解释》，为依法打击走私、非法经营、非法使用兴奋剂等犯罪行为提供了法律依据。自 2021 年 3 月 1 日起施行的《中华人民共和国刑法修正案（十一）》增设了与兴奋剂有关的罪名，为严厉打击兴奋剂犯罪提供了有力的司法保障。

（一）法律案例综述

对于被指控兴奋剂违规的任何当事人，负责结果管理的反兴奋剂组织应当至少在合理的时间内，依据世界反兴奋剂机构的《结果管理国际标准》，组织一个由公平、公正和运行独立的听证小组召开的公平听证会。当事人有权聘请代理律师参加听证会，获得并提供相关证据，提交书面和口头陈述以及传唤和询问证人，听证小组基于相关事实针对禁赛期、取消比赛成绩（如涉及）等做出决定。根据中国反兴奋剂中心 2021 年颁布的《兴奋剂违规听证实施细则》，中国反兴奋剂中心的听证委员会由法律、体育、医学、反兴奋剂和其他科学领域的专家组成。根据中国反兴奋剂中心提供的数据，自 2020 年至 2022 年，中国反兴奋剂中心处理的兴奋剂违规共 78 例，召开听证会 19 人次，处罚的对象既有运动员，也有运动员辅助人员以及违规责任单位。

针对兴奋剂违规、违规后果、临时停赛、执行决定和权限等的决定，该决定涉及的运动员或其他当事人、单项协会、反兴奋剂组织、奥委会以及世界反兴奋剂机构等均有权提起上诉。其中，涉及国际级运动员或国际赛事的上诉需向国际体育仲裁院提起，而涉及其他运动员或其他当事人的上诉可以依照国家反兴奋剂组织制定的规则，向国家层面的上诉机构提起上诉。2023年1月1日实施的修订后的《体育法》第九十二条关于体育仲裁的受案范围中明确规定，对体育社会组织、运动员管理单位、体育赛事活动组织者按照兴奋剂管理做出的取消参赛资格、取消比赛成绩、禁赛等处理决定不服发生的纠纷，当事人可以根据仲裁协议、体育组织章程、体育赛事规则等申请体育仲裁。① 截至目前，因兴奋剂违规案件上诉到国际体育仲裁院（不包括国际体育仲裁院反兴奋剂仲裁庭）的中国运动员共有11名，其涉及的兴奋剂违规情形既包括样本检测阳性，也包括拒绝、逃避或未能完成样本采集、篡改或企图篡改兴奋剂管制环节等。上述案件的裁决结果从推翻阳性检测结果至被禁赛四年零三个月不等。

2020年1月1日实施的《最高人民法院关于审理走私、非法经营、非法使用兴奋剂刑事案件适用法律若干问题的解释》共九条规定，主要涉及刑法八个罪名，为依法惩治走私、非法经营、非法使用兴奋剂犯罪，维护体育竞赛的公平竞争，保护体育运动参加者的身心健康提供了有力的保障。2020年12月26日全国人大常委会公布的《中华人民共和国刑法修正案（十一）》② 增加了妨害兴奋剂管理罪的罪名，正式将兴奋剂违法行为入刑，构成妨害兴奋剂管理罪的，将面临三年以下有期徒刑或者拘役，并处罚金的刑事处罚。组织、强迫运动员使用兴奋剂参加国内、国际重大体育竞赛的，从重处罚。自此，兴奋剂违规行为的当事人根据其行为性质、情节等将可能被追究民事责任、行政责任、刑事责任以及受到行业处罚，中国反兴奋剂法治体系得以全面建立。

法律案例的意义在于，它们对运动员及辅助人员起到教育和警示作用的同时，也启发运动员管理单位深思如何对运动员及辅助人员进行管理并实施反兴奋剂教育。

---

① 《中华人民共和国体育法》，中华人民共和国中央人民政府网站，网址：https：//www. gov. cn/guoqing/2021-10/29/content_5647637. htm。

② 《中华人民共和国刑法修正案（十一）》，中华人民共和国最高人民检查院网站，网址：https：//www. spp. gov. cn/zdgz/202012/t20201227_503682. shtml。

（二）代表性案例

1. 国内兴奋剂违规代表性案例

外源性雄酮阳性案为具有代表性的涉兴奋剂民事争议案件。两名举重选手投放禁用物质陷害他人案、自行车队教练伪造身份证件对运动员施用兴奋剂案则推动了中国兴奋剂违法行为入刑的进程，而《最高人民法院关于审理走私、非法经营、非法使用兴奋剂刑事案件适用法律若干问题的解释》颁布后，又有三起刑事案件引起普遍关注，相关当事人分别因非法经营兴奋剂罪、销售含兴奋剂物质的有毒有害食品罪，以及组织考试作弊罪而被追究刑事责任。以下是对国内兴奋剂违规代表性案例的简要介绍及评论。

案例一：S001[①] 外源性雄酮阳性案

中国第一例备受关注的向运动员的饮料中投放禁用物质导致运动员兴奋剂违规的案件为 2005 年的 S001 外源性雄酮阳性案。本案同时还涉及民事侵权的认定。S001 在接受中国田径协会处罚前，针对向其饮料中投放禁用物质的 Y002 提起了民事侵权诉讼。

（1）概要

2005 年，S001 参加某赛事女子万米决赛并获得第二名，在赛后兴奋剂检查中，其 A 样本呈外源性雄酮阳性，随后，组委会取消其比赛成绩以及继续参加其他项目比赛的资格。3 天后公布的 B 瓶检测结果仍为阳性。随后，S001 对运动员 Y002 提起名誉权侵权诉讼并要求赔偿损失，主张 Y002 在 S001 不知情的情况下在其饮料中放入"强力补"。法院审理本案时，Y002 认可其实施了违法行为，承认其在 S001 服用的饮料中投放禁用物质外源性雄酮。最终法院判决 Y002 在国家级报纸上登报公开向 S001 赔礼道歉、恢复名誉、消除影响，赔偿精神损害慰问金 3 万元。中国田径协会对 S001

[①] 为避免给当事人带来不必要的干扰，本章内容中涉及的所有姓名均经过处理，以代码形式表示。

做出禁赛 2 年并罚款 1 万元的处罚，其教练 W003 因二次违规而被终身禁赛。

（2）案例分析

本案涉及民事责任以及行业纪律处罚两个方面的问题。首先，就民事责任而言，Y002 承认其故意在 S001 的饮料中放入禁用物质外源性雄酮，其主观上存在过错，客观上实施了侵害 S001 人身和财产安全的行为，导致运动员被取消比赛成绩，名誉受损；因此，Y002 投放禁用物质的行为与 S001 所遭受的损害后果之间存在因果关系，Y002 的行为构成侵权，应当对 S001 承担一定的民事责任。其次，从行业纪律处罚的角度，兴奋剂违规的认定采取严格责任原则。本案发生时适用 2003 版《世界反兴奋剂条例》[①]，其中第 2.1.1 条规定，确保无禁用物质进入体内是运动员的个人义务，运动员对其样本中发现的任何禁用物质或其代谢物或标志物承担责任，无须证明运动员的动机、过错、疏忽或故意使用以认定其构成兴奋剂违规，因此 S001 的样本中被检测出外源性雄酮即构成兴奋剂违规，即使外源性雄酮阳性是由于 Y002 故意在 S001 的饮料中放入禁用物质外源性雄酮而导致。

关于对 S001 兴奋剂违规的处罚，根据 2003 版《世界反兴奋剂条例》第 10.2 条规定，除特定物质外，对违反第 2.1 条（发现禁用物质或其代谢物或标记物）的行为，第一次违规的禁赛期为 2 年；如果运动员在涉及违反第 2.1 条的个案中能够证明自己对违规无过错或无疏忽，则将免除该禁赛期，作为取消禁赛期的条件，运动员必须证明禁用物质是如何进入其体内的；如果运动员能证实自己无重大过错或无重大疏忽，则可缩减禁赛期，但缩减后的禁赛期不得少于适用的最短的禁赛期的一半。本案中，S001 虽然能够证实其本人并非故意使用兴奋剂，但中国田径协会认为本案运动员无法证实自己无过错或无疏忽，也无法证实自己无重大过错或无重大疏忽，因此，对 S001 做出了禁赛 2 年的处罚。

---

① 世界反兴奋剂机构：《世界反兴奋剂条例》，2004 年 1 月 1 日。

（3）启示

基于运动员应对进入其体内的禁用物质负责的反兴奋剂基本原则，运动员在日常生活、训练、比赛等时需时刻提高警惕，熟知每年更新的禁用物质清单；运动员应避免食用来源不明的食品、饮料，离开自己视线的开封饮料应不再饮用；运动员就诊时需要明确自己运动员的身份并提醒医生其使用的药品不能含有禁用物质，服用药品前应核对药物成分；运动员应尽量不使用营养品，如需使用营养品应使用经中国反兴奋剂中心网站公布的检测合格的相应批次的营养品。

案例二：Z004、Z005 投放禁用物质陷害他人案

关于某省举重队运动员 Z004、Z005 投放禁用物质一案，公安机关在立案侦查后，曾以 Z004 等人涉嫌投放危险物质罪，提请检察机关批准逮捕，虽然检察机关最终并未提起公诉，但本案无疑推动了中国反兴奋剂立法进程。

（1）概要

2002 年，中国奥委会反兴奋剂委员会接到某省举重队队员服用违禁药物的举报后随即对该省部分举重运动员进行了赛外检查。实验室检测结果显示，W006、Z007、C008、P009、W010 等五名举重运动员的尿样检测结果呈甲睾酮阳性。经当地公安部门立案侦查，该省举重队运动员 Z004 由于与教练员产生矛盾，遂产生陷害报复的念头，其伙同该队临时集训运动员 Z005 在 2002 年 10 月初至 16 日，先后四次将约 700 片甲睾酮碾成粉末后投入运动员的饮料和汤药中，造成多名队员同时出现检测结果呈甲睾酮阳性的情况。2003 年 7 月，中国举重协会对 Z004、Z005 做出终身禁赛的处罚。

（2）案例分析

本案属于典型的故意陷害，蓄意投放禁用物质案，但由于当时《最高人民法院关于审理走私、非法经营、非法使用兴奋剂刑事案件适用法律若干问题的解释》以及《中华人民共和国刑法修正案（十一）》均未颁布，因

此，针对是否能够追究 Z004、Z005 二人刑事责任存在两种不同观点。一种观点认为，虽然涉案物质甲睾酮并非毒品，但长期服用该物质，会对肝脏造成一定的损害，Z004、Z005 投放兴奋剂的行为在国际、国内造成恶劣影响，社会危害性极大，应依法严惩，并以 Z004、Z005 涉嫌投放危险物质罪追究刑事责任。另一种观点认为，中国《刑法》规定的投放危险物质罪是指投放毒害性、放射性、传染病病原体等物质，是以危险方法危害公共安全的行为，该罪在主观方面是出自故意，即行为人明知自己的行为会危害公共安全，会引起不特定多数人生命、健康或重大公私财产遭受损失，并且希望或者放任这种危害结果发生。但在该案中，Z004、Z005 从主观上不符合投放危险物质罪的构成要件。且所谓"毒害性"物质，主要是指能对人或动物产生毒害的有毒物质，"甲睾酮"未被列为"危险物质"，按照罪刑法定原则，不能认定 Z004、Z005 有罪。因此 Z004、Z005 不构成投放危险物质罪。最终，Z004、Z005 二人未被追究刑事责任。中国举重协会对二人做出终身禁赛的处罚。

（3）启示

因上述处罚是行业纪律处罚，属于行业自律，该类处罚具有局限性、震慑力度弱，使得严重的兴奋剂违法违规行为无法得到有力、有效的惩罚，不足以遏制兴奋剂违法行为。因此，针对此类严重的兴奋剂违法行为，有必要通过刑罚手段弥补行业自律惩罚力度的不足，提高兴奋剂违法的成本，加大威慑力度，增强处罚效果，从而更有效地打击兴奋剂违法行为。

案例三：Z011 伪造身份证件对运动员施用兴奋剂案

Z011 作为自行车教练员因通过伪造身份证等方式长期多次对多名运动员施用兴奋剂而被终身禁赛，并因伪造身份证而被追究刑事责任。

（1）概要

2011 年 5 月 12 日，在中国反兴奋剂中心实施的赛外兴奋剂检测中，Z011 所带某省自行车运动员 R011 被查出兴奋剂睾酮代谢物阳性，被禁赛两年；2015 年 11 月 29 日至 2017 年 7 月 11 日 Z011 所带某省自行车运动员 W012 在中国反兴奋剂中心实施的生物护照检查中，多项检测数据变化异常，被认定为生物护照阳性违规；2017 年 7 月，Z011 所带某市自行车运动员 D013 因外源性促红素阳性而被禁赛 4 年。2018 年 1 月中国自行车运动协会发布的处理决定中提到，"主管教练员 Z011 所带运动员 R011、D013、W012 先后共计三次兴奋剂阳性违规，性质十分恶劣……决定终身禁止 Z011 参与任何国际单项体育联合会、全国性体育社会团体及其会员单位举办或授权举办的，或者政府资助的体育比赛和活动；不得以任何身份从事体育管理和运动员辅助工作。各相关单位不得聘用其担任训练、管理、辅助等相关职务，一经发现从严惩处"。

根据中国裁判文书网公布的刑事裁定书，该省某人民法院于 2020 年 7 月以伪造身份证件罪判处 Z011 有期徒刑 4 年，并处罚金人民币 16 万元，其刑期自 2018 年 11 月 24 日起至 2022 年 11 月 23 日止。

（2）案例分析

本案教练员 Z011 因在 2014 年至 2017 年间，篡改兴奋剂管制环节、从事兴奋剂交易、对运动员施用兴奋剂，引发广泛关注，因为案发时《最高人民法院关于审理走私、非法经营、非法使用兴奋剂刑事案件适用法律若干问题的解释》以及《中华人民共和国刑法修正案（十一）》尚未制定，因此，Z011 并未因涉及兴奋剂的罪名而被追究刑事责任，但由于 Z011 在对运动员施用兴奋剂的同时，存在伪造身份证的行为，因而被以伪造身份证件罪追究刑事责任。

（3）启示

刑罚是反兴奋剂斗争的最后手段，也是最严厉的手段。为打击从事兴奋剂交易、对运动员施用兴奋剂等严重兴奋剂违法行为，加大对兴奋剂违法行为的惩罚力度，实现对兴奋剂违规行为的有效预防，有必要通过兴奋剂违法行为入刑即通过引入刑事手段来增强处罚效果，为反兴奋剂斗争提供强有力的司法保障。

案例四：Z014 和 Q015 未经许可经营兴奋剂目录所列物质，
构成非法经营罪案

本案为中国首例依照《最高人民法院关于审理走私、非法经营、非法使用兴奋剂刑事案件适用法律若干问题的解释》追究当事人刑事责任的案例。

（1）概要

2016 年 5 月，Z014 和妻子 Q015 成立了一家公司，销售假冒的"M 牌"生长激素。除此之外，Q015 和 Z014 两人还生产销售了含有海沙瑞林、伊帕瑞林等兴奋剂物质的产品。2020 年 1 月，某市公安局经侦总队食品药品环境犯罪侦查支队发现 Q015 和 Z014 的公司在境外网站上销售假冒"M 牌"生长激素，并立案侦查。经审计，Q015、Z014 销售含兴奋剂物质的产品共计价值人民币 2.5 万余元、美元 87 万余元。

2021 年 3 月 29 日，法院开庭审理本案，并最终认定，Q015、Z014 伙同他人违反国家规定，未经许可经营兴奋剂目录所列物质，涉案物质属于法律、行政法规规定的限制买卖物品，情节特别严重，其行为均构成非法经营罪。综合两名被告人的犯罪事实、情节及对社会危害程度等，一审分别判处被告人 Q015、Z014 有期徒刑四年、五年，并处罚金 30 万元、20 万元。

（2）案例分析

本案为《最高人民法院关于审理走私、非法经营、非法使用兴奋剂刑事案件适用法律若干问题的解释》生效后，第一例以该司法解释为依据对当事人追究刑事责任的案件。

被告 Q015、Z014 销售含有生长激素、海沙瑞林、伊帕瑞林等兴奋剂的物质，海沙瑞林、伊帕瑞林为肽类激素，与生长激素均属于限制买卖的物品，根据《最高人民法院关于审理走私、非法经营、非法使用兴奋剂刑事案件适用法律若干问题的解释》第二条规定，违反国家规定，未经许可经营兴奋剂目录所列物质，涉案物质属于法律、行政法规规定的限制买卖的物品，扰乱市场秩序，情节严重的，应当依照刑法第二百二十五条的规定，以非法经营罪定罪处罚。① 关于如何认定涉案产品中含有兴奋剂物质，根据该司法解释第八条，应当依据《中华人民共和国体育法》《反兴奋剂条例》等法律法规，结合国务院体育主管部门出具的认定意见等证据材料做出认定。据此，本案由国家体育总局在中国反兴奋剂中心对涉案产品的检验基础上出具了《关于涉案产品中检出成分有关认定情况的函》，认定其中10项检测出的成分属于兴奋剂，该认定也对本案能够适用《最高人民法院关于审理走私、非法经营、非法使用兴奋剂刑事案件适用法律若干问题的解释》起到决定性作用。

（3）启示

《最高人民法院关于审理走私、非法经营、非法使用兴奋剂刑事案件适用法律若干问题的解释》的出台，为通过刑事手段打击走私、非法生产、交易兴奋剂和对他人使用兴奋剂等严重违法行为提供了法律依据，有利于遏制该等违法行为，这也符合国际反兴奋剂斗争的发展趋势。同时，本案也说明，打击兴奋剂的使用问题不仅仅是体育领域的问题，还应当从生产、加工、销售以及进出口等各个环节加强管理，通过多部门联动，加强综合治理，才能够从根本上实现兴奋剂的零出现。

案例五：C016、C017 因销售含有兴奋剂物质的有毒有害食品 而构成销售有毒、有害食品罪案

C016、C017 所销售的减肥食品中含有西布曲明、呋塞米、螺内酯等兴奋剂物质，违反食品卫生管理法规，构成销售有毒、有害食品罪。

（1）概要

2021 年 3 月，王女士在一名微商处购买了减肥食品套餐，服用后多次出现腹泻、头痛、全身乏力等症状，要求微商退款。微商拒绝退款。王女士随后向公安机关报案。公安机关经过研判，将微商 C016、C017 两姐妹抓获，现

---

① 《最高人民法院关于审理走私、非法经营、非法使用兴奋剂刑事案件适用法律若干问题的解释》，中国人大网，网址：http://www.npc.gov.cn/npc/c2/c30834/201911/t20191119_302249.html。

场缴获市值 600 余万元的减肥产品。经鉴定，这些减肥产品中含有西布曲明、呋塞米、螺内酯等成分，属兴奋剂。案发时，C 氏姐妹的减肥保健产品销售额分别达 143 万余元和 34 万余元。法院审理后认为：C 氏姐妹违反国家食品卫生管理法规，销售明知掺有有毒、有害的非食品原料的食品，二人的行为均已构成销售有毒、有害食品罪，并最终做出如下判决：C016 犯销售有毒、有害食品罪，判处有期徒刑十年，并处罚金人民币 15 万元；C017 犯销售有毒、有害食品罪，判处有期徒刑五年，并处罚金人民币 5 万元；C016 支付惩罚性赔偿金人民币 10 万元；C017 支付惩罚性赔偿金人民币 3 万元。

（2）案例分析

本案适用《关于审理走私、非法经营、非法使用兴奋剂刑事案件适用法律若干问题的解释》第五条规定，生产、销售含有兴奋剂目录所列物质的食品，符合刑法第一百四十三条、第一百四十四条规定的，按生产、销售不符合安全标准的食品罪，生产、销售有毒、有害食品罪定罪处罚。西布曲明、呋塞米、螺内酯等兴奋剂并非食品原料，C016 和 C017 在销售期间，明知一些消费者服用后出现头晕、心慌、恶心、反胃、腹泻等症状，甚至有的消费者因脱水入院治疗，仍继续售卖，对人体健康造成严重危害，构成《中华人民共和国刑法》第一百四十四条规定的生产、销售有毒、有害食品罪。由于西布曲明为中枢神经抑制剂，能够起到减肥作用，所以有不法商贩在销售减肥药时，非法添加西布曲明，通过网络、微商等销售含有西布曲明的果糖压片等减肥药，但西布曲明有较强的副作用，可引起神经紊乱、胃肠道系统损害、中枢及外周神经系统损害等。

（3）启示

虽然本案受害者并非运动员，但无疑对运动员起到很好的警示作用，即通过微商、网络等渠道购买营养品、减肥产品等，存在重大的兴奋剂违规隐患。本案通过刑事手段对生产、销售含有兴奋剂物质的有害食品的违法行为进行了打击，有利于从源头上遏制兴奋剂问题，以维护体育竞赛的公平和运动员及大众的身心健康。

案例六：S018 组织备考学生使用兴奋剂，被以组织考试作弊罪

追究刑事责任案

（1）概要

2017 年，某体校原教练员 S018 在为其带训的学生注射兴奋剂时被当场查获，现场查出 10 名准备参加高校体育特长生招生考试的高中生（其中 6 名是未成年人）外源性促红素（EPO）阳性。中国田径协会于 2017 年 10 月对 S018 处以终身禁赛及负担 800 例兴奋剂检测费用（80 万元）的处罚，并对 10 名高中生分别给予禁赛两年等的处罚。2018 年之后，S018 仍在多个场地对准备参加普通高等学校体育特长招生考试的某考生进行体育训练，并长期令其服用睾酮等兴奋剂。2021 年该生在参加北京大学 2021 年高水平运动员招生测试赛中被检测出蛋白同化制剂阳性。2023 年临沂市河东区人民法院对 S018 犯组织考试作弊罪做出一审判决，判处 S018 有期徒刑三年，缓刑四年，并处罚金人民币 5 万元。

（2）案例分析

本案属于一起典型的对参加高考的学生施用禁用物质的案件，且施用对象涉及多名未成年人，其性质非常恶劣。S018 在 2017 年首次被查获对学生施用兴奋剂时，由于兴奋剂违法行为尚未入刑，相关司法解释也未出台，因此其未被追究刑事责任。中国田径协会只能依据《反兴奋剂管理办法》第二十九条规定及《体育运动中兴奋剂管制通则》（已失效）第五十一条等规定，对其处以终身禁赛。根据《反兴奋剂管理办法》第三十三条规定，所谓禁赛，是在禁赛期内相关管理单位禁止其从事运动员辅助工作和运动队管理工作，禁止使用政府所属或者资助的体育场馆设施进行训练，取消与体育相关的政府津贴、补助或者其他经济资助，取消体育系统各类奖励、奖项、荣誉称号、职称、科研项目的申报和评比资格，该处罚的局限性在于仅限于体育行业内的处罚。

在中国田径协会对 S018 做出终身禁赛处罚后，S018 未遵守禁赛期规定，自 2018 年之后，仍多次变换场地，对准备参加高校高水平运动员招生测试赛的某考生施用兴奋剂，2022 年 2 月 S018 被公安机关抓获。依据 2020

年1月1日起实施的《关于审理走私、非法经营、非法使用兴奋剂刑事案件适用法律若干问题的解释》第四条规定，在普通高等学校招生全国统一考试等法律规定的国家考试涉及的体育、体能测试等体育运动中，组织考生非法使用兴奋剂的，以组织考试作弊罪定罪处罚，S018 的行为已经满足组织考试作弊罪的构成要件，依据《中华人民共和国刑法》第二百八十四条之一，在法律规定的国家考试中，组织作弊的，处三年以下有期徒刑或者拘役，并处或者单处罚金；情节严重的，处三年以上七年以下有期徒刑，并处罚金。①

（3）启示

其一，对未成年人施用兴奋剂危害极大，不仅严重影响其身体发育，可能导致生长受阻、免疫力下降及心血管疾病等，而且会损害其心理健康，引发焦虑、抑郁，改变大脑神经结构，长期影响认知和行为。它还可能导致攻击性、暴力行为，增加违法犯罪风险。此外，从价值感塑造角度看，滥用兴奋剂通过提供虚假成功体验让他们质疑自身能力，进而削弱未成年人的自我价值感和自信心；还可能扭曲其道德观和价值观，接受并内化不道德行为。因此，必须坚决反对未成年人使用兴奋剂，并加强保护其身心健康和合法权益的措施。

其二，S018 明知其带训的运动员准备参加普通高等学校体育特长招生考试，却故意为其施用兴奋剂，且涉及人数众多，性质非常恶劣，但在2020 年之前，由于司法解释尚未出台，因此，无法追究 S018 的刑事责任。中国田径协会基于 S018 的行为性质对其做出终身禁赛的行业纪律处罚，终身禁止其从事运动员辅助工作和运动队管理工作，即使如此，S018 仍违反禁赛期规定，继续对准备参加普通高等学校考试的学生施用兴奋剂，由此可见，即使终身禁赛已经达到了行业纪律处分的上限，但是，对于那些为获取非法利益置兴奋剂危害于不顾的辅助人员而言，刑事处罚更具有震慑力。

---

① 《中华人民共和国刑法》，中华人民共和国最高人民法院公报网站，网址：http：//gongbao. court. gov. cn/details/f8e30d0689b23f57bfc782d21035c3. html。

案例七：运动员 L019 因食用羊肉串导致的兴奋剂检测阳性案

运动员兴奋剂检测阳性的原因，除有部分运动员是故意使用兴奋剂以达到提高运动能力，实现不公平竞争的目的外，还有一部分运动员是由于食用被污染的肉食品所导致。

（1）概要

某篮球俱乐部球员 L019 在 2017 年 1 月中国反兴奋剂中心实施的赛内兴奋剂检查中，A 样本检测结果呈蛋白同化制剂克仑特罗阳性。经查，2017 年 1 月，L019 在某市客场比赛期间，点了某外卖店的羊肉串食用，从供货商处提取的羊肉经检测含有"瘦肉精（克仑特罗）"成分。2017 年 3 月，中国反兴奋剂中心组织召开了 L019 的听证会，听证员合议后一致认为基本可以排除 L019 故意使用克仑特罗的可能性，可以判定克仑特罗阳性是其食用了被污染的食品导致的。中国篮协对 L019 本人免于禁赛，按照违反运动队管理规定给予罚款 5000 元的处罚。

（2）案例分析

食品污染导致兴奋剂阳性是全球兴奋剂斗争中面临的一个重要挑战。2011 年夏天，在墨西哥举行的国际足联 U-17 世界杯中，国际足联抽检了 208 名参赛球员的尿样，109 例尿样呈克仑特罗阳性，占全部抽检球员的 52.4%。针对如此严重的食品污染问题，世界反兴奋剂机构于 2021 年 6 月 1 日发布的"肉食品污染物相关物质的最低报告水平"的技术文件中提到，"克仑特罗在中国、危地马拉和墨西哥被用作牛、羊肉、家禽和猪的生长促进剂；莱克多巴胺在某些国家被用作牛、猪和大型火鸡的生长促进剂；泽仑诺在许多国家被用作牛的生长促进剂；齐帕特罗在某些国家被用作牛的生长促进剂"，并就前述物质报告阳性以及非典型结果的浓度做出了规定。目前世界反兴奋剂机构虽然对肉食品中含有克仑特罗等上述四种蛋白同化制剂做出了规定，但据了解，导致肉食品污染的禁用物质远不止前述四种物质，且无论国产还是进口肉食品中均有检测出禁用物质。

（3）启示

对于肉食品污染导致的兴奋剂阳性案件，运动员举证时，通常情况下需要追踪肉的具体来源并证明其被污染的可能性，而运动员在被通知阳性后，很难提供其食用的同一只动物的肉进行检测，是否采信运动员的主张主要依赖于运动员提供的证据能否说听证员或仲裁员，即说服听证员或仲裁员认可运动员主张的禁用物质来源于被污染的肉类的可能性超过50%。除了世界反兴奋剂机构技术信函中明确的上述物质外，受制于听证员或仲裁员对肉食品污染的认识等诸多主观条件的影响，此类案件的结果存在不确定性。因此，预防食源性兴奋剂违规十分重要，中国早已经意识到食源性兴奋剂违规风险防控的重要性，并采取了有关食源性兴奋剂风险管理的各项措施以避免发生食源性兴奋剂违规。另外，加强对兴奋剂检测的研究，通过兴奋剂检测区分食源性兴奋剂也十分重要，以避免无辜的运动员被错误追究兴奋剂违规责任。

另外，从管理责任角度看，该案例启示我们必须加强对食品供应链的安全管理，特别是针对运动员饮食的严格监控。俱乐部和赛事组织者应建立完善的食品安全保障体系，包括但不限于供应商审核、食品检测及应急预案，以确保运动员远离被污染的食品。同时，加强反兴奋剂教育，提高运动员自我保护意识，对意外摄入兴奋剂的风险保持高度警惕。此外，还需与反兴奋剂机构紧密合作，及时掌握全球食品安全动态，调整管理策略，共同应对食品污染带来的兴奋剂挑战。

案例八：运动员 J020 使用的药品中含有生物碱而导致的兴奋剂检测结果阳性案

除了上述提到的肉食品污染外，还有运动员因在不知情的情况下使用被禁用物质污染的药品或者使用的药品成分中含有禁用物质而导致兴奋剂检测结果呈阳性。

（1）概要

某篮球俱乐部球员 J020 在 2016 年 9 月中国反兴奋剂中心实施的赛外兴奋剂检查中，A 样本检测结果呈 β_2-激动剂去甲乌药碱阳性。经审核，J020 在不了解药品属性的情况下，为缓解腰部伤病，曾使用过白泉牌麝香壮骨膏、黄道益牌活络油、金山牌镇江膏药等治疗药物。其中麝香壮骨膏被中国医学科学院药用植物研究所检出含有去甲乌药碱成分。中国篮球协会对 J020 本人给予警告的处罚。

（2）案例分析

去甲乌药碱于 1976 年最早由日本科学家从日本附子中提取，细辛、良姜、蜀椒、丁香、南天竹、乌头根以及莲子和莲心等莲类物质中都能提取到去甲乌药碱的成分。2016 年 3 月 17 日，利物浦队法国籍后卫马杜·萨科曾在欧冠比赛的赛后兴奋剂检查中查出去甲乌药碱阳性。欧足联给予萨科 30 天的禁赛。2019 年萨科起诉世界反兴奋剂机构，主张其指控给萨科造成了痛苦和伤害并向世界反兴奋剂机构索赔 1300 万英镑，最终，世界反兴奋剂机构与其保险公司达成协议，向萨科支付了数额巨大的损害赔偿。2016 年 11 月中国反兴奋剂中心发布了《关于加强去甲乌药碱阳性风险防控有关事宜的通知》，明确列出了已检测出含有去甲乌药碱成分的药品、营养品和食品的清单，提醒运动员及相关单位对该清单中列出的药品、营养品和食品进行严格管控，避免出现因误服误用导致的兴奋剂违规事件的发生。

（3）启示

考虑到部分植物天然含有禁用清单中规定的禁用物质，且中药的成分极为复杂，运动员在使用中药时需要特别慎重。此外，运动员在就诊或者购买药物时，一定要向医生告知其运动员身份，且在服用药物前应当对照现行有效的《禁用清单国际标准》仔细检查药物成分，使用中国反兴奋剂中心的运动员安全用药查询系统查询药物或成分的禁用状态，或咨询队医等专业人员。

2. 上诉至国际体育仲裁院的代表性案例

1998 年 8 月，四名中国游泳运动员不服国际泳联反兴奋剂小组做出的禁赛处罚决定而向国际体育仲裁院提起上诉，拉开了中国运动员通过国际体育仲裁挑战兴奋剂违规处罚决定的序幕。中国运动员上诉至国际体育仲裁院的案例中既有成功推翻兴奋剂违规决定的，也有未能推翻兴奋剂违规决定而被禁赛处罚的，以下对中国运动员上诉至国际体育仲裁院的代表性案例进行简要介绍及评论。

案例一：四名游泳运动员氨苯蝶啶阳性案

游泳运动员 N021、J022、Y023、W024 因氨苯蝶啶阳性被国际游泳联合会认定为兴奋剂违规而于 1998 年向国际体育仲裁院提起上诉，这被认为是国际体育仲裁院审理的第一起中国运动员兴奋剂违规案。

（1）概要

运动员 N021、J022、Y023、W024 在 1998 年 1 月 8 日国际游泳联合会实施的赛外兴奋剂检查中提供的样本检测结果呈氨苯蝶啶阳性，样本中氨苯蝶啶含量为 5~10ng/ml。四名运动员主张其样本中检测到的氨苯蝶啶是由于服用的健康食品爱维治（Actovegin）导致。洛桑实验室对上海市药品检验所提供的三包爱维治进行了检测，仅在其中一包中检测出一种看起来像氨苯蝶啶的不明物质。1998 年 7 月 25 日，国际泳联反兴奋剂委员会做出决定，认定四名运动员构成兴奋剂违规，四名运动员被禁赛两年。

1998 年 8 月 18 日，四名运动员向国际体育仲裁院提起上诉，运动员主张其服用的爱维治中可能含有氨苯蝶啶，导致了阳性检测结果，仲裁小组最终认定运动员样本中的氨苯蝶啶含量不可能由服用爱维治导致，运动员的上诉请求被驳回。

（2）案例分析

本案为中国运动员第一次针对结果管理机构做出的兴奋剂违规决定向国际体育仲裁院上诉的案件，虽然运动员的上诉主张并未得到支持，但开了中国运动员在反兴奋剂领域通过法律救济维护自身权益的先河。

四名运动员主张其体内禁用物质来源于被污染的健康食品，但国际泳联以及国际体育仲裁院均未采纳前述主张，理由是虽然洛桑实验室在爱维治中检测到了一种看起来像氨苯蝶啶的不明物质，但按照运动员服用的时间、服用的量，不可能导致其样本中氨苯蝶啶的含量达到 5~10ng/ml。2021 版《世界反兴奋剂条例》第 10.2.1.1 条的释义中提到，虽然在理论上运动员可以在不说明禁用物质是如何进入自己体内的情况下证明其兴奋剂违规不是故意的，但在运动员样本中发现禁用物质或其代谢物的兴奋剂违规案件中，运动员在没有证实禁用物质来源的情况下成功证明其行为是非故意，这是基本不可能的。① 也即，如果运动员未能证明该禁用物质如何进入其体内并令仲裁小组或独任仲裁员满意，就无法排除其存在故意或重大过错的可能性。

（3）启示

无论是食品、药品污染还是营养品污染，对于运动员而言，说明禁用物质的来源对于证明污染与阳性检测结果之间的关联性至关重要。但由于阳性检测结果的通知与运动员摄入受污染的食品、药品或营养品之间存在时间差，且污染情形多种多样，包括生产线污染、生产或饲养过程中的故意添加、环境污染，等等，因此，随着时间的推移，这无疑给运动员取证增加了诸多困难，运动员很难提供直接的证据证明其体内禁用物质的来源。对于此类案件的审理，裁决结果一定程度上取决于仲裁小组或独任仲裁员的主观判断，不同的仲裁小组或独任仲裁员可能会对类似的案件做出不同的裁决。因此，如何说服仲裁小组或独任仲裁员让其认可运动员关于禁用物质如何进入其体内的主张同样非常重要。

案例二：T025 克仑特罗阳性案

T025 一案虽然未推翻了 A 样本的阳性检测结果，但它是首例中国运动员在国际体育仲裁院推翻兴奋剂违规的案件。

（1）概要

中国柔道运动员 T025 在 2009 年 8 月接受的赛内兴奋剂检查中，采集的 A 样本兴奋剂检测结果呈克仑特罗阳性。10 月 T025 向国际柔道联合会（以下简称"国际柔联"）提交了一份解释，称克仑特罗进入其体内的唯一可能途径是其在参加比赛前在一家餐厅吃了很多猪肉，并提到"我不想在这

---

① 世界反兴奋剂机构：《世界反兴奋剂条例》，2021 年 1 月 1 日。

种情况下为自己辩护，因为我知道我应该对此负责"。11 月 11 日 T025 向国际柔联提交了撤回其之前提交的检测 B 样本的申请。11 月 25 日，国际柔联在未通知 T025 也未询问 T025 或其代表是否参加 B 样本检测的情况下，对 T025 的 B 样本进行了检测，B 样本检测结果也呈克仑特罗阳性。

T025 主张，国际柔联应当根据其反兴奋剂规则的规定给予其亲自和/或由其代表见证 B 样本开启和检测的权利，否则，将导致 B 样本检测结果无效。

仲裁小组最终认定，根据国际柔联的反兴奋剂规则，无论是运动员还是国际柔联要求对 B 样本进行检测，运动员均有权参加 B 样本的开启和检测。因此，B 样本检测结果被认定为无效，T025 不构成兴奋剂违规。

（2）案例分析

本案虽然涉及克仑特罗阳性，且 T025 也解释是由于肉食品污染导致，但由于当时世界反兴奋剂机构对肉食品污染导致的阳性还未形成充分的认识，因此，运动员肉食品污染的主张并未被采纳。国际体育仲裁院之所以认定 T025 不构成兴奋剂违规主要是基于程序性问题。T025 的 A 样本检测结果为阳性，当时适用的 2003 版《世界反兴奋剂条例》第 2.1.2 条规定"除在禁用清单中明确规定量值的物质外，在运动员的受检样本中发现任何数量的禁用物质或其代谢物或标记物都将构成兴奋剂违规"及第 7.2 条规定，"（c）运动员有权立即要求对 B 样本进行检测，或者不提出该等要求，即视为放弃 B 样本检测；（d）如果要求检测 B 样本，运动员和/或运动员的代表有权参加 B 样本开启和检测"[①]，仅依据前述规定，如果国际柔联未对 B 样本进行检测，则由于 T025A 样本检测结果呈阳性，其构成兴奋剂违规；即使国际柔联检测了 B 样本，由于 T025B 样本的检测结果也为阳性，T025 也构成兴奋剂违规。但是，由于国际柔联的反兴奋剂规则中有关 B 样本检测的规定不同于《世界反兴奋剂条例》的上述规定，即使 T025 放弃 B 瓶检测，作为结果管理机构的国际柔联在检测 B 样本前，仍有义务通知运动员，

---

① 世界反兴奋剂机构：《世界反兴奋剂条例》，2004 年 1 月 1 日。

且运动员有权自己或派代表参加 B 样本检测，因此，仲裁小组认为，国际柔联未能保障运动员/或其代表参加 B 样本开启和检测的权利，B 样本的检测结果被认定为无效，导致兴奋剂违规不成立。

（3）启示

本案因为结果管理机构的程序瑕疵，运动员推翻了兴奋剂违规决定。值得关注的是，裁决中有多处内容提到单项协会延迟通知其检测结果，劝诱并引导其做出违背真实意思表示的决定，引发我们思考，即作为单项协会，当所属运动员涉嫌兴奋剂违规时，应该充当什么样的角色，应该采取何种措施，以及应该履行何种程序，包括如何及时通知运动员，如何正确地告知运动员享有的权利和应当履行的义务等；而作为运动员，除应当了解禁用清单中所列禁用物质外，也有必要熟知其在样本采集程序、结果管理程序等程序中的权利和义务，更加积极主动地维护权益，而不是完全依赖于其所属协会或管理单位。

案例三：L026 勃地酮及勃地酮代谢物阳性案

L026 虽然最终未能在国际体育仲裁院推翻阳性检测结果，但根据本案之后世界反兴奋剂机构新颁布的技术文件，L026 体内所检测出的勃地酮及勃地酮代谢物浓度只需要报告为非典型检测结果而非阳性检测结果。

（1）概要

举重运动员 L026 在 2010 年 9 月接受的赛外兴奋剂检查中，其样本被检测到低浓度的勃地酮及勃地酮代谢物（约 3ng/ml）。10 月 3 日，国际举重联合会（以下简称"国际举联"）听证小组做出决定，对 L026 禁赛四年。10 月 25 日，L026 针对国际举联的上述处罚决定向国际体育仲裁院提起上诉。L026 认为自其样本采集至样本送到科隆实验室期间的监管链不完整，违反了《检查国际标准》，此外无论 A 样本还是 B 样本的检测，实验室均存在严重偏离《实验室国际标准》（ISL）的行为，并且这种偏离行为完全可以导致阳性检测结果的产生。仲裁小组认为，本案并未发生偏离《实验室国际标准》的情形，运动员未能证明存在偏离国际标准的情况可能会合理导致阳性检测结果，运动员构成兴奋剂违规；但针对禁赛期，根据适用的《世界反兴奋剂条例》第10.2条的规定，若在运动员体内发现禁用物质且是首次违规，则禁赛期为两年，而国际举联反兴奋剂规则第10.2条规定的禁赛期为四年，构成对《世界反兴奋剂条例》的实质性修改，这违反了《世界反兴奋剂条例》的规定。最终，L026的禁赛期由四年减为两年。

（2）案例分析

本案争议焦点有三方面：一是样本监管链的完整性。L026质疑从样本采集到送达实验室期间的监管链存在不完整之处，这违反了《检查国际标准》。二是实验室检测标准的遵守情况，L026认为，无论A样本还是B样本的检测，实验室均存在严重偏离《实验室国际标准》的行为，且这种偏离足以导致阳性检测结果的产生。三是禁赛期的合法性。根据《世界反兴奋剂条例》第10.2条，首次违规的禁赛期应为两年，而国际举联的规定为四年，违反了《世界反兴奋剂条例》的规定。

对于兴奋剂检测实验室而言，检测到低浓度的勃地酮和勃地酮的代谢物后，在报告阳性检测结果之前，是否有义务进一步确证运动员体内的禁用物质是不是内源性产生的。在世界反兴奋剂机构颁布的"技术文件2009——禁用物质检测的最低检测能力要求"（以下简称"TD2009MRPL"）的脚注中曾规定"在极为罕见的个别案件中，尿液中可以持续发现浓度非常低的、单位为每毫升纳克（ng/mL）的内源性勃地酮。当实验室报告如此低浓度的勃地酮浓度时，以及通过任何可靠分析方法（如IRMS）仍未确定该物质的外源性时，可通过后续检查做进一步调查"。从TD2009MRPL中可以看到，如果在运动员的尿液中发现"非常低浓度的勃地酮"，则必须采用"可靠的分析方法"，以排除勃地酮的内源性来源，从而排除假阳性。然而，本案中，仲裁小组认为，在对L026的样本进行检测时，TD2009MRPL已不再有效，该文件已被2010年9月1日生效的世界反兴奋剂机构技术文件TD2010MRPL所取代，但在TD2010MRPL中并未对此进行规定。本案完结后，2014年9月1日，世界反兴奋剂机构实施的"技术文件2014通过气相色谱—燃烧炉—同位素比值质谱仪（GC-C-IRMS）检测合成形式的内源性蛋白同化雄性类固醇"（以下简称"Technical Document-TD2014 IRMS"）中规定，"勃地酮和/或其代谢物浓度估计低于 5ng/ml，应报告为非典型检测结果，除非基于 GC-C-IRMS 分析的结果能最终确定该物质的外源性（阳性检测结果）"。如上所述，L026 样本检测到的勃地酮及勃地酮代谢物的浓度约为 3ng/ml，根据 Technical Document-TD2014 IRMS 应报告为非典型检测结果而非阳性检测结果。

（3）启示

加强反兴奋剂工作的监管和透明度，确保所有环节都符合国际标准，是维护体育公平和公正的关键。无论是样本的采集、运输、保管，还是实验室的兴奋剂检测工作，都必须严格遵守国际标准，确保反兴奋剂工作的公正性和准确性。

运动员有权对不公平的处罚决定提出申诉，通过法律途径维护自己的合法权益。世界反兴奋剂机构认证的兴奋剂检测实验室的检测技术在不断地改进和提高，检测精准度逐年提升，这无疑能够对运动员滥用禁用物质的行为实施更为有效地打击，但同时也有部分无辜的运动员因无法说明禁用物质的来源被认定为兴奋剂违规而被禁赛，可能在数年之后，因为检测方法改进等原因发现其不应被认定为兴奋剂违规或即使构成兴奋剂违规但也属于无过错或无疏忽，而此时，其运动生涯已经结束。本案中，L026 通过上诉成功缩短了禁赛期，展示了运动员申诉机制的有效性。

如何在实现纯洁体育的同时保护无辜的运动员免受处罚，二者之间的平衡将一直伴随着反兴奋剂斗争的过程。世界反兴奋剂机构应在打击故意使用兴奋剂行为的同时注重对于无辜运动员的保护，也要从生物学、药学、分析化学、有机化学甚至社会学等多个领域加大研究力量，既能对使用兴奋剂作弊的运动员绳之以法，也能保护无辜运动员的合法权益。

案例四：Z027 泽仑诺阳性案

Z027 在仁川亚运会上被检测出泽仑诺阳性，运动员历时 7 个月的取证，最终证明其体内的禁用物质源于谷物霉变，最终亚奥理事会与 Z027 达成和解，本案为中国运动员在国际体育仲裁院首例推翻阳性检测结果案。

（1）概要

2014 年 9 月 28 日，Z027 在仁川亚运会的比赛中获得金牌。10 月 3 日，Z027 被告知其在 9 月 26 日接受的赛前兴奋剂检查中，尿样被查出"泽仑诺"阳性。10 月 24 日，Z027 针对亚奥理事会的决定向国际体育仲裁院提起上诉，要求撤销亚奥理事会的决定，归还金牌。

在收到 Z027 提交的全部上诉材料后，亚奥理事会被告知独立专家针对 Z027 的剩余尿样的检测结果显示，Z027 样本中的泽仑诺阳性是由于其食用了被玉米赤霉烯酮污染的食物造成，因此，运动员证明了其并未摄入样本中被检测出的禁用物质。随后，亚奥理事会与 Z027 签署了和解协议。双方认可，独立专家针对 Z027 的剩余尿样的检测结果证明了其样本检测结果并非泽仑诺阳性，Z027 并未构成兴奋剂违规。亚奥理事会的决定被撤销，Z027 的金牌得以返还。国际体育仲裁院随后基于和解协议做出了裁决。

（2）案例分析

Z027 一案在证明了运动员清白的同时，也推动了世界反兴奋剂机构对其检测技术的改进。本案结案后，世界反兴奋剂机构向其认证的实验室发函，要求各个实验室在报告泽仑诺阳性检测结果前，应当对泽仑诺是否来源于玉米赤霉烯酮进行区分。即，在尿样中发现泽仑诺及其代谢物玉米赤霉烯酮和玉米赤霉醇（β-玉米赤霉醇）可能与食用受霉菌毒素污染的食物有关。可以通过检测玉米赤霉烯酮及其代谢物 α-玉米赤霉稀醇和 β-玉米赤霉稀醇来分析确定泽仑诺的霉菌毒素来源，在服用泽仑诺的情况下，α-玉米赤霉稀醇和 β-玉米赤霉稀醇仅能检测到超微量或根本检测不出。

（3）启示

兴奋剂阳性案件中，运动员有义务证明其体内禁用物质的来源。本案所涉物质泽仑诺进入人体内的可能性主要有三种，其一是主动使用；其二是因为食用了被污染的肉食品；其三是食用了含有玉米赤霉烯酮霉菌毒素的食品。无论通过哪种途径进入人体体内，最终尿样的检测结果中都含有泽仑诺，因此，区分禁用物质的摄入途径是本案的关键。Z027 委托团队通过重建实验模型等方式获取证据，最终证明其体内禁用物质来源于被玉米赤霉烯酮霉菌毒素污染的食品。

相对其他案件而言，兴奋剂案件中运动员的举证不仅包括事实证据、法律证据，还包括诸多的科学证据。因此，在兴奋剂违规案件尤其是食源性案件中，运动员为证明其不构成兴奋剂违规面临着巨大的挑战和经济压力。由于兴奋剂案件中运动员承担着严格责任，在打击兴奋剂的过程中，为了避免对无辜的运动员造成难以挽回的损害，应加强对兴奋剂检测方法的研究，尽可能在检测过程中对食源性兴奋剂进行区分，以保护无辜运动员免受处罚。

案例五：S028 拒绝或未完成样本采集及篡改
或企图篡改兴奋剂管制环节案

S028 一案虽然不涉及禁用物质检测阳性，但成为至今历经程序最多，在国内外受关注最高的中国运动员兴奋剂违规案。

（1）概要

2018 年 9 月 4 日晚，国际游泳联合会（以下称"国际泳联"）授权国际兴奋剂检查管理公司（IDTM）对 S028 实施赛外兴奋剂检查。S028 在提供了两份血样后，S028 及其团队认为 IDTM 样本采集人员所出示的文件不符合规定，不同意兴奋剂检查官（DCO）带走采集的血样。随后，装有血样的玻璃容器被一名保安用锤子砸碎，血样仍然无损并被运动员取回。当晚 IDTM 没有收集到 S028 的血样或尿样，并且 S028 所签署的兴奋剂检查记录单也被 S028 在 DCO 面前撕毁。2018 年 10 月 5 日，国际泳联正式指控 S028 违反了其反兴奋剂规则第 2.3 条（拒绝或未完成样本采集）及第 2.5 条（篡改或企图篡改兴奋剂管制过程中的任何环节）的规定。2019 年 1 月 3 日，国际泳联反兴奋剂小组做出决定，认定 S028 未构成兴奋剂违规。

2019 年 2 月 14 日，世界反兴奋剂机构针对国际泳联兴奋剂小组的决定向国际体育仲裁院（CAS）提起上诉，要求撤销国际泳联兴奋剂小组的上述决定，并根据兴奋剂违规的调查结果对 S028 进行适当的禁赛处罚。仲裁小组认为，S028 的行为违反国际泳联反兴奋剂规则第 2.5 条，禁赛期原则上为四年，但由于 S028 在 2014 年 6 月曾被禁赛三个月，此次兴奋违规为第二次违规，应给予 S028 两倍的禁赛期，即禁赛八年。

S028 于 2020 年 4 月 28 日针对国际体育仲裁院做出的上述裁决向瑞士联邦最高法院提起了上诉，要求撤销该裁决。同年 6 月 15 日，S028 再次向瑞士联邦最高法院提起上诉，要求修改该裁决。瑞士联邦最高法院认为，S028 对仲裁小组主席可能存在偏见的担心在客观上是有道理的，该偏见足以令人对仲裁小组主席的公正性产生怀疑。2020 年 12 月 22 日，瑞士联邦最高法院做出判决，撤销了 CAS 的上述裁决。

2021 年 5 月 25 日，国际体育仲裁院重新组建的仲裁小组就本案举行了第二次听证会并于 2021 年 6 月 22 日做出新的裁决，给予 S028 四年零三个月（即 51 个月）的禁赛期，禁赛期从 2020 年 2 月 28 日即第一次仲裁裁决做出之日起开始计算。

（2）案例分析

本案第一次在 CAS 审理时，适用的是 2015 版的《世界反兴奋剂条例》，而第二次在 CAS 审理时，2021 版的《世界反兴奋剂条例》已经生效，新旧两版《世界反兴奋剂条例》对于 S028 一案禁赛期的适用存在一定的差异。由于 S028 属于二次违规，因此，禁赛期适用《世界反兴奋剂条例》的多次违规。其中，2015 版的《世界反兴奋剂条例》第 10.7.1 条规定，对第二次违规的运动员其禁赛期应在以下三者中选择最长：（a）六个月；（b）第一次违规实施的禁赛期的一半，而不考虑根据条款 10.6 对该禁赛期进行的任何缩减；或（c）如果是第二次违规，则将该行为视为第一次发生，予以两倍的禁赛期，而不考虑条款 10.6 规定的任何缩减。[①] 按照前述规定，S028 的禁赛期应当适用最长禁赛期即第二次违规的禁赛期（四年）的两倍，即八年。而 2021 版的《世界反兴奋剂条例》第 10.9.1.1 条规定，对于运动员的第二次兴奋剂违规，禁赛期应当为以下两项中较长的一项：（a）6 个月；或（b）禁赛期在以下范

---

① 世界反兴奋剂机构：《世界反兴奋剂条例》，2015 年 1 月 1 日。

围内：（i）第一次违规的禁赛期加上将第二次违规视为第一次发生的情形下原本适用的禁赛期的总和；以及（ii）将第二次违规视为第一次发生的情形下原本适用的禁赛期的两倍。① 在此范围内的禁赛期根据第二次违规的整体情况和运动员的过错程度而定。因此，按照 2021 版的《世界反兴奋剂条例》，CAS 仲裁小组可以将 S028 第一次违规禁赛期 3 个月加上第二次违规适用的禁赛期的合计时间作为 S028 的最终禁赛期，即四年零三个月。

（3）启示

针对 S028 的案件引发了诸多的讨论，主要讨论点集中于规则遵守以及运动员权利的保护。

就保护运动员权利的角度而言，《世界反兴奋剂条例》、国际标准等对于运动员的义务、运动员的责任的规定非常明确和详细，但对于运动员的权利保护规定却少之又少。就本案涉及的兴奋剂检查程序而言，《检查与调查国际标准》（ISTI）中规定的通知程序是对运动员行使管辖权的核心，由此产生对运动员施加繁重的义务和处罚的权力。通知是运动员背负繁重义务和进入责任领域的"入口"，为此，运动员必须明确知道他们是在谁的授权下接受检查的，而且参加样本采集环节的每一位检查官或助理都应当接受过适当的培训，得到样本采集机构的任命和授权，以便于在打击兴奋剂违规行为的同时保护运动员的权利。但遗憾的是，世界反兴奋剂机构对于在兴奋剂检查过程中运动员的权益受到侵犯或者如果样本采集人员在兴奋剂检查过程中存在瑕疵时，运动员有权采取的措施并无规定。

从规则遵守的角度来看，虽然《检查与调查国际标准》中对于样本采集人员的资质、授权和证件要求等方面确实存在模糊性的规定，但正如国际泳联（FINA）的兴奋剂小组所指出的，"因为怀疑检查手续存在疑点就拒绝检查，去赌日后若进行裁判可能获胜这种做法是很危险的"② 。运动员在接受样本采集过程中如怀疑检查手续存在疑点，应在检查记录单中进行记录，

---

① 世界反兴奋剂机构：《世界反兴奋剂条例》，2021 年 1 月 1 日。
② 国家体育总局反兴奋剂中心：《反兴奋剂中心发布〈检查和调查国际标准〉等六个国际标准中文译本》，2022 年 1 月 21 日。

在完成检查程序后可以与结果管理机构联系，投诉样本采集人员或要求澄清相关事实，而不应当承担被认定为兴奋剂违规的风险，盲目地拒绝接受检查或采取极端手段篡改/企图篡改兴奋剂管制过程中的任何环节。

结　语

反兴奋剂制度建设、反兴奋剂教育、兴奋剂检查检测以及结果管理等方面经验的积累和沉淀，保证了中国反兴奋剂工作从日常到国际综合性大赛期间有序开展并取得世界瞩目的成绩。成绩的取得推动了中国未来反兴奋剂工作的开展，同时也为世界反兴奋剂斗争提供了宝贵的经验。兴奋剂法律案例一方面吸引公众更多地关注并了解反兴奋剂领域，另一方面推动反兴奋剂法治体系的建设，加强对兴奋剂违规行为的打击。同时，对兴奋剂相关案例的研究和观察也将持续促进反兴奋剂组织特别是世界反兴奋剂机构修改完善条例、国际标准以及技术文件，在维护体育运动纯洁性与保护运动员权益之间找到最佳平衡点。

参考文献

中文文献

［1］《〈2019 中国马拉松年度报告〉公布，五大问题仍有待解决》，搜狐网，2022 年 5 月 26 日，网址：https：//www.sohu.com/a/396542434_398564。

［2］《2017 年违规处理结果公布》，中国反兴奋剂中心网站，2022 年 6 月 6 日，网址：https：//www.chinada.cn/contents/21/189.html。

［3］《2018 年违规信息公开》，中国反兴奋剂中心网站，2019 年 1 月 1 日，网址：https：//www.chinada.cn/contents/22/193.html。

［4］白旭盛：《我国反兴奋剂政策变迁研究》，博士学位论文，北京体育大学，2014。

［5］蔡鹏嘉、郭天妮、姜熙：《国际体育仲裁院反兴奋剂庭仲裁机制研究》，《体育成人教育学刊》2021 年（第 37 卷）第 3 期。

［6］曹玉萍、徐友宣：《液相色谱串联质谱法分析马尿中司坦唑醇代谢产物》，《中国运动医学杂志》2015 年（第 34 卷）第 5 期。

［7］曹玉萍、徐友宣：《液相色谱串联质谱法检测马尿中 32 种蛋白同化激素》，《中国运动医学杂志》2015 年（第 34 卷）第 4 期。

［8］柴毛毛、郭树理：《由孙杨案看反兴奋剂样本采集程序的合规性问题》，《体育学刊》2021 年（第 28 卷）第 1 期。

［9］柴毛毛：《世界反兴奋剂机构最新检查与调查国际标准述评》，《体育科研》2020 年第 2 期。

［10］常巍、申利：《超高效液相色谱—串联质谱法同时检测人尿中 34 种小肽类禁用物质》，《分析试验室》2020 年第 11 期。

［11］陈秋旺：《体育组织在兴奋剂治理中面临的困境及优化》，《湖北体育科技》2023 年（第 42 卷）第 4 期。

［12］陈书睿、陈思妤：《国外反兴奋剂法律规制及借鉴》，《西安体育学院学报》2014 年（第 31 卷）第 2 期。

［13］陈书睿：《反兴奋剂法律制度研究》，《西安体育学院学报》2017 年第 2 期。

［14］陈艳、王霁霞：《兴奋剂入罪立法模式思考与建议——基于行为类型化的分析》，《天津体育学院学报》2020 年（第 35 卷）第 3 期。

［15］陈志宇：《〈反兴奋剂工作发展规划（2018—2022）〉实施成果和经验》，《北京体育大学学报》2022 年第 8 期。

［16］陈志宇：《构建中国特色反兴奋剂治理体系研究》，《体育科学》2021 年（第 41 卷）第 11 期。

［17］陈志宇：《严防死守 狠抓落实 综合治理 第 30 届奥运会中国体育代表团反兴奋剂工作》，《中国体育教练员》2012 年（第 20 卷）第 4 期。

［18］董颖、何珍文：《兴奋剂检测实验室国际新标准的施行与诠释》，《北京体育大学学报》2013 年（第 36 卷）第 4 期。

［19］窦峥：《投放兴奋剂行为的刑法规制探究》，《贵阳学院学报》（社会科学版）2019 年（第 14 卷）第 3 期。

［20］窦峥、石经海：《对他人使用兴奋剂行为入刑的研究》，《体育科学研究》2019 年（第 23 卷）第 4 期。

［21］凡红：《历史在这里止步——世界体坛反兴奋剂的斗争和 WADA 的诞生》，《体育文化导刊》2001 年第 5 期。

［22］《反兴奋剂管理办法反兴奋剂工作文件汇编》，中国反兴奋剂中心内部资料，2023。

［23］《反兴奋剂中心第三届听证委员会正式成立》，中国奥委会官方网站，http：//www. olympic. cn/china/doping/doping_news/2020/0415/315980. html。

［24］冯家欣、李岚：《论反兴奋剂刑事司法体系之构建》，《广西政法管理

干部学院学报》2022 年（第 37 卷）第 5 期。

[25] 付俐：《意大利反兴奋剂法律制度研究》，硕士学位论文，湘潭大学，2018。

[26] 顾宁：《反兴奋剂司法实践迈出坚实一步》，《中国体育报》2021 年 5 月 6 日。

[27]《关于对部分促红素阳性不按兴奋剂违规处理的结果公布》，中国反兴奋剂中心网站，2023 年 1 月 24 日，网址：https：//www. chinada. cn/ contents/6/3252. html。

[28]《广东省体育局率省反兴奋剂中心与广东省公安厅禁毒局开展反兴奋剂工作合作交流》，中国反兴奋剂中心网站，2022 年 6 月 2 日，网址：https：//www. chinada. cn/contents/5/3893. html。

[29]《贵州贵阳：坚持底线思维，牢固树立"拿干净金牌"理念——市体育局与市公安局禁毒工作支队联合召开防范打击妨害兴奋剂管理犯罪活动工作会议》，国家体育总局网站，2021 年 11 月 9 日，网址：https：// www. sport. gov. cn/n14471/n14495/n14543/c23716048/content. html。

[30] 郭树理、黄莹：《美国反兴奋剂机构的仲裁制度》，《武汉体育学院学报》2007 年第 1 期。

[31] 郭树理、梁晓莹：《体育社团对政府官员禁赛措施的法律分析——以俄罗斯前体育部部长诉国际奥委会案为例》，《北京体育大学学报》2020 年（第 43 卷）第 1 期。

[32] 郭树理、王迪：《国际体育仲裁院遵循先例制度的形成与展望——以兴奋剂案件为例》，《北京体育大学学报》2022 年（第 45 卷）第 11 期。

[33] 郭树理、王迪：《食源性兴奋剂违规案件中无重大过错与无过错认定标准的区别》，《北京体育大学学报》2021 年（第 44 卷）第 10 期。

[34] 郭树理：《运动员兴奋剂违纪重大过错的认定——以莎拉波娃案为例》，《武汉体育学院学报》2017 年（第 51 卷）第 4 期。

[35]《国家食品药品监管局通报有关兴奋剂专项治理情况》，中央人民政府网站，2008 年 4 月 9 日，网址：http：//www. gov. cn/zfjg/content_940456. htm。

［36］《国家体育总局"反兴奋剂工程"建设方案反兴奋剂工作文件汇编》，中国反兴奋剂中心内部资料，2023。

［37］国家体育总局普法办公室：《体育法规知识读本》，中国法制出版社，2003。

［38］《国务院办公厅关于印发国家体育总局职能配置内设机构和人员编制规定的通知》，中央人民政府网站，2010 年 11 月 18 日，网址：https：//www. gov. cn/zhengce/content/2010 - 11/18/content_7784. htm? ivk_sa = 1024320u。

［39］国务院法制办教科文卫法制司等：《反兴奋剂条例释义》，新华出版社，2004。

［40］《国务院关于同意建立体育运动中兴奋剂问题综合治理协调小组工作制度的批复》，中央人民政府网站，2007 年 10 月 14 日，网址：http：//www. gov. cn/gongbao/content/2007/content_810299. htm。

［41］《国新办就中国反兴奋剂政策和立场举行新闻发布会》，中国网，2008 年 7 月 29 日，网址：http：//www. china. com. cn/zhibo/2008 - 07/28/content_16086747. htm。

［42］韩勇：《美国反兴奋剂的现实困境与根源解析》，《上海体育学院学报》2022 年（第 46 卷）第 5 期。

［43］韩勇：《世界反兴奋剂机构诉孙杨案法律解读》，《体育与科学》2020 年（第 41 卷）第 1 期。

［44］韩勇：《中国反兴奋剂法律规范体系：立法进展、主要问题及完善重点》，《北京体育大学学报》2022 年（第 45 卷）第 8 期。

［45］韩勇：《中国反兴奋剂模式探索：在控制模式与正当程序模式间平衡》，《北京体育大学学报》2023 年（第 46 卷）第 5 期。

［46］何亮：《零容忍！中国代表团反兴奋剂工作确保万无一失》，《科技日报》2022 年 2 月 14 日。

［47］何群、黄雪颖：《论我国涉兴奋剂犯罪的刑法规制——困境与进路分析》，《吉林体育学院学报》2022 年（第 38 卷）第 2 期。

［48］何珍文：《反兴奋剂中心总结备战伦敦奥运会工作》，《反兴奋剂动

态》2012 年第 11 期。

[49] 河春姬、申利:《三重四极杆液质联用技术建立血清种类胰岛素样生长因子 1 的定量方法研究》,《中国运动医学杂志》2021 年第 7 期。

[50] 河春姬、杨声、董颖等:《流式细胞技术检测人异体血液回输方法研究》,《体育科学》2015 年(第 35 卷)第 1 期。

[51] 霍俊阁:《兴奋剂犯罪拟制规定的司法适用》,《河北体育学院学报》2022 年(第 36 卷)第 5 期。

[52] 姬学云:《放心满意证明标准在非检测阳性兴奋剂违规案件中的适用性探讨》,《体育科研》2018 年(第 39 卷)第 5 期。

[53] 贾章志、宋永旺、金艳平:《广东省青少年运动员反兴奋剂教育现状调查研究》,《当代体育科技》2024 年第 18 期。

[54] 姜涛:《反兴奋剂治理中的人权保障》,《人权》2021 年第 6 期。

[55] 姜熙:《"世界反兴奋剂机构诉孙某和国际泳联案"述评》,《成都体育学院学报》2021 年(第 47 卷)第 2 期。

[56] 姜熙:《反兴奋剂"行踪规则"的合法性研究——基于欧洲人权法院"FNASS 等诉法国案"的分析》,《天津体育学院学报》2020 年(第 35 卷)第 2 期。

[57] 姜熙:《反兴奋剂中运动员权利保护研究——基于"WADA 诉孙某 &FINA 案"的分析》,《天津体育学院学报》2021 年(第 36 卷)第 2 期。

[58] 《禁止合作名单》,中国反兴奋剂中心网站,2024 年 4 月 30 日,网址:https://www.chinada.cn/contents/23/6526.html。

[59] 荆京等:《干血点技术在反兴奋剂领域的应用研究与前景展望》,《上海体育学院学报》2021 年(第 45 卷)第 2 期。

[60] 景晶:《甲基屈他雄酮在人体内的代谢产物研究》,《药物分析杂志》2020 年(第 40 卷)第 4 期。

[61] 景晶等:《气相串接质谱联用法确证人尿中 44 种外源性蛋白同化类激素》,《中国运动医学杂志》2020 年(第 39 卷)第 6 期。

[62] 李聪、严翊：《北京 2022 年冬奥会药检阳性报道中外源性蛋白同化雄性类固醇检测分析的研究进展》，《北京体育大学学报》2022 年（第 45 卷）第 8 期。

[63] 李冠煜：《妨害兴奋剂管理罪的争议问题》，《法学》2023 年第 4 期。

[64] 李慧萌、徐伟康：《国际体育仲裁院裁决的救济——基于对瑞士联邦最高法院判例的分析》，《体育与科学》2020 年（第 41 卷）第 5 期。

[65] 李佳：《印度反兴奋剂法律制度研究》，硕士学位论文，湘潭大学，2014。

[66] 李锟：《论国际体育仲裁法庭的发问规则——以"孙杨案"为中心》，《证据科学》2023 年（第 31 卷）第 1 期。

[67] 李睿智、郭树理：《反兴奋剂公共利益的学理探析及启示》，《体育学研究》2019 年（第 2 卷）第 6 期。

[68] 李庭婷：《论非法经营兴奋剂的入罪要件与罪数处断》，《湖北体育科技》2022 年（第 41 卷）第 11 期。

[69] 李笑曼、臧明伍、王守伟等：《国内外食源性兴奋剂误服事件分析与法规标准现状》，《食品科学》2019 年（第 40 卷）第 21 期。

[70] 李鑫、苏永生：《妨害兴奋剂管理罪的教义学思考》，《武汉体育学院学报》2021 年（第 55 卷）第 6 期。

[71] 李真、李自炜：《兴奋剂"违禁"救济及 NSF 规则——莎拉波娃上诉案之启示》，《武汉体育学院学报》2017 年（第 51 卷）第 2 期。

[72] 李真：《反兴奋剂规则统一适用的困难和发展——加特林案的新思考》，《武汉体育学院学报》2018 年（第 52 卷）第 3 期。

[73] 李智、刘永平：《从孙杨案看世界反兴奋剂治理架构的完善》，《北京体育大学学报》2020 年（第 43 卷）第 4 期。

[74] 梁静：《新政策环境下兴奋剂检查的重要性》，《体育科技》2015 年第 6 期。

[75] 刘昕彤：《坚决推进反兴奋剂斗争构建完善刑事、行政、行业手段衔接配套的兴奋剂处罚机制》，《中国体育报》2020 年 12 月 29 日。

［76］刘昕彤：《坚决做到兴奋剂问题"零出现""零容忍"——十年间中国特色反兴奋剂治理体系的建立和完善》，《中国体育报》2022年6月17日。

［77］刘昕彤：《山东规范办理妨害兴奋剂管理案件工作》，《中国体育报》2021年9月6日。

［78］刘昕彤：《体育、公安部门联手推进反兴奋剂斗争再出重拳——确保北京冬奥会"干净、纯洁"》，《中国体育报》2021年12月23日。

［79］刘阳、柴建中、李国俊：《举国体制下我国反兴奋剂治理体系构建与实践成果》，《运动精品》2024年第4期。

［80］刘阳、刘丽娟、张玉华：《我国反兴奋剂教育成效研究》，《当代体育科技》2023年第32期。

［81］刘阳、王清、陈琳等：《河北省备战十四运周期建立反兴奋剂教育基地的作用与启示研究》《体育科技文献通报》2022年第12期。

［82］刘颖、李颖、曹荣芳：《人工智能背景下竞技体育变革趋势研究——基于半机械式运动员的伦理学思考》，《四川体育科学》2018年（第37卷）第5期。

［83］刘韵：《〈民法典〉下运动员的隐私权及个人信息保护》，《体育成人教育学刊》2020年（第36卷）第4期。

［84］刘韵：《国际体育仲裁院兴奋剂案件仲裁程序的反思及完善——以反兴奋剂部门的设立和佩希施泰因案为切入点》，《天津体育学院学报》2017年（第32卷）第3期。

［85］罗小霜：《〈世界反兴奋剂条例〉的最新发展与中国的应对》，《体育科学》2020年第5期。

［86］马宏俊：《中国体育法治发展报告（2020）》，北京大学出版社，2021，第8页。

［87］马向菲、吴俊宽、邹大鹏：《六十年辉煌特稿——反兴奋剂：捍卫者的变与不变》，新华社，2009年9月7日，https：//www.gov.cn/jrzg/2009-09/07/content_1411190.htm。

[88] 毛哲玮：《大型国际体育赛事中国际刑警组织的角色与作用》，《新疆警察学院学报》2021年（第41卷）第3期。

[89] 梅傲、李梓鸿：《国际单项体育联合会反兴奋剂职能的困境及其完善》，《山东体育学院学报》2022年（第38卷）第2期。

[90] 梅傲、向伦：《世界反兴奋剂制度体系下样本采集的程序困境及化解进路——以"孙杨案"为引》，《天津体育学院学报》2020年（第35卷）第3期。

[91] 梅傲、钱力：《世界反兴奋剂规则的争议、反思及其完善——以"孙杨案"为角度》，《国际法研究》2020年第4期。

[92] 钮璐璐：《兴奋剂行为的成因——动机分析》，《文体用品与科技》2020年第19期。

[93] 钮璐璐：《兴奋剂行为的社会学成因浅析》，《文体用品与科技》2020年第17期。

[94] 潘可馨：《法国反兴奋剂法律制度研究》，硕士学位论文，湘潭大学，2018。

[95] 乔一涓、黄进、李智、韩勇：《我国兴奋剂治理法治化进程与完善——人民网"中国反兴奋剂法治的历史与现状"访谈述评》，《海峡法学》2021年（第23卷）第1期。

[96] 《人民银行关于印发〈全国公共信用信息基础目录（2022年版）〉》和《〈全国失信惩戒措施基础清单（2022年版）〉的通知》，https://www.gov.cn/zhengce/zhengceku/2023-01/02/content_5734606.htm，最后访问日期：2024年10月25日。

[97] 任慧涛：《全球反兴奋剂治理中的运动员参与》，《成都体育学院学报》2020年（第46卷）第4期。

[98] 《三方合力同频共振筑牢防线护航大运我省〈反兴奋剂工作合作备忘录〉签署仪式在蓉举行》，四川省公安厅网站，2023年6月16日，网址：https://gat.sc.gov.cn/scgat/c108965/2023/6/16/8027c8c3dfd849b985235e42c3199ad7.shtml。

[99] 《山西省建立预防打击兴奋剂违法犯罪合作机制》，北青网，2023 年 1 月 12 日，网址：https：//t. ynet. cn/baijia/33792736. html。

[100] 石奥：《超高压液相色谱—串联质谱法测定畜禽粪便中 3 种 β-受体激动剂残留》，《分析测试学报》2016 年（第 35 卷）第 1 期。

[101] 石俭、谭碧：《食品中兴奋剂污染研究现状》，《食品安全质量检测学报》2022 年（第 13 卷）第 7 期。

[102] 食品药品监管局：《中国对兴奋剂管理是严格负责的》，中央人民政府网站，2007 年 9 月 29 日，网址：http：//www. gov. cn/jrzg/2007-09/29/content_765273. htm。

[103] 《食品药品监管局采取四项措施加强药源性的兴奋剂管理》，中央人民政府网站，2008 年 3 月 16 日，网址：http：//www. gov. cn/2008lh/zb/0316b/content_921847. htm。

[104] 《市反兴奋剂中心与市公安局禁毒支队召开首次工作对接会议》，宁波市体育局（体育总会）网站，2022 年 5 月 27 日，网址：http：//tyj. ningbo. gov. cn/art/2022/5/27/art_1229044586_59021622. html。

[105] 宋彬龄：《兴奋剂调查机制研究》，《苏州大学学报》（法学版）2016 年第 3 期。

[106] 宋彬龄：《国际反兴奋剂结果管理机制的变革和中国实践》，《北京体育大学学报》2022 年（第 45 卷）第 8 期。

[107] 宋彬龄：《美国和日本兴奋剂案件独立仲裁程序研究》，《中国体育科技》2014 年（第 50 卷）第 2 期。

[108] 宋彬龄：《人类命运共同体理念下的国际反兴奋剂治理变革》，《体育科学》2022 年（第 42 卷）第 6 期。

[109] 《体育、公安部门加强对接，落实反兴奋剂合作常态化机制》，浙江省体育局网站，2022 年 5 月 19 日，网址：https：//tyj. zj. gov. cn/art/2022/5/19/art_1347225_59053915. html。

[110] 《体育总局关于印发〈国家体育总局"反兴奋剂工程"建设方案〉的通知》，中央人民政府网站，2020 年 5 月 15 日，网址：https：//

www. gov. cn/zhengce/zhengceku/2020−05/15/content_5511916. htm。

[111] 《体育总局关于征求〈反兴奋剂条例（修订草案）〉意见的通知》，国家体育总局政策法规司网站，2023 年 6 月 5 日，网址：https：//www. sport. gov. cn/n323/n10516/c25667070/content. html。

[112] 田思源：《推进反兴奋剂斗争，完善长效治理机制——〈"十四五"体育发展规划〉反兴奋剂内容解读》，《中国体育报》2021 年 11 月 15 日。

[113] 田思源：《中国特色体育立法的基本经验与未来发展》，《天津体育学院学报》2018 年（第 33 卷）第 6 期。

[114] 田晓阳、李亮、杜莉：《四川省省级优秀运动队反兴奋剂教育现状研究》，《当代体育科技》2022 年第 12 期。

[115] 汪军、张美玲、王松利等：《血红蛋白总量在运动员生物护照兴奋剂检测中的意义》，《中国应用生理学杂志》2018 年（第 34 卷）第 6 期。

[116] 汪颖、李桂华、袁俊杰：《澳大利亚体育诚信体系研究》，《体育文化导刊》2017 年第 9 期。

[117] 王霁霞、赵安琪：《兴奋剂样本复检规则的适用——以刘春红、曹磊案为切入点的分析》，《天津体育学院学报》2020 年（第 35 卷）第 2 期。

[118] 王嘉禹、赵美萍：《基因兴奋剂检测方法研究进展》，《分析科学学报》2019 年（第 35 卷）第 6 期。

[119] 王静竹等：《口服兴奋剂福美司坦对人尿中类固醇浓度的影响》，《中国运动医学杂志》2014 年（第 33 卷）第 3 期。

[120] 王静竹等：《同位素比质谱检测兴奋剂宝丹酮的研究》，《中国运动医学杂志》2016 年（第 35 卷）第 5 期。

[121] 王明：《数字时代运动员隐私权保护的困境与创新路径》，《体育学刊》2022 年（第 29 卷）第 3 期。

[122] 王淑生：《兴奋剂检查官——神圣的职责》，《中国体育教练员》2012 年第 2 期。

[123] 温超等：《尿样中低浓度 19-去甲基雄酮的来源确证》，《分析试验室》2023 年第 12 期。

[124] 温洪涛、高久翔、王新宅等：《干血点采样设备及方法在兴奋剂检查中的应用》，《体育科学》2021 年第 11 期。

[125] 《我国〈反兴奋剂条例〉出台的背景及内容》，《体育科技文献通报》2005 年第 3 期。

[126] 《我省建立预防打击兴奋剂违法犯罪合作机制》，《陕西日报》2022年 6 月 24 日。

[127] 吴俊宽、马向菲：《业余马拉松选手涉药引发警示田协酝酿加大严打力度》，2022 年 5 月 26 日，网址：https：//baijiahao. baidu. com/s？id＝1589733789166303710&wfr＝spider&for＝pc。

[128] 《五部门联合治理兴奋剂生产经营分两个阶段进行》，中央人民政府网站，2007 年 11 月 9 日，网址：http：//www. gov. cn/govweb/jrzg/2007-11/09/content_800313. htm。

[129] 《习近平：在教育文化卫生体育领域专家代表座谈会上的讲话》，中央人民政府网站，2020 年 9 月 22 日，网址；https：//www. gov. cn/xinwen/2020-09/22/content_5546157. htm。

[130] 肖姗姗：《论对暴力侵害未成年运动员行为的法律规制》，《时代法学》2022 年（第 20 卷）第 3 期。

[131] 肖先华：《准确把握妨害兴奋剂管理罪构成要件》，《检察日报》2022年 4 月 11 日。

[132] 肖晓雷、顾亚慧：《我国兴奋剂调查机制的现实困境与完善进路》，《政法学刊》2023 年第 2 期。

[133] 谢继辉：《健身运动营养补充剂相关食品标准概况》，《食品安全导刊》2023 年第 25 期。

[134] 谢琼桓：《试论兴奋剂对体育可持续发展的威胁》，《成都体育学院学报》2005 年第 3 期。

[135] 邢婉莹、王大鹏、张世杰等：《政治博弈下世界反兴奋剂机构公信力

的流失与重塑》，《北京体育大学学报》2019 年第 3 期。

[136] 邢延一等：《气相色谱—高分辨质谱联用法检测人尿中 21 种兴奋剂》，《药学学报》2012 年（第 47 卷）第 12 期。

[137] 《兴奋剂违规处理结果公布》，中国反兴奋剂中心网站，2017 年 12 月 5 日，网址：https：//www. chinada. cn/contents/6/677. html。

[138] 熊斗寅：《奥林匹克运动面临的挑战》，《天津体育学院学报》1993 年第 4 期。

[139] 熊英灼、董平：《后〈通用数据保护条例〉时代反兴奋剂信息的法律保护》，《武汉体育学院学报》2019 年（第 53 卷）第 10 期。

[140] 徐磊、于增尊：《国际体育仲裁中当事人辩论权的类型化研究——以兴奋剂违规案件中的运动员为视角》，《天津体育学院学报》2018 年（第 33 卷）第 1 期。

[141] 徐起麟、刘阳、陈素峰等：《推进学校体育反兴奋剂教育的路径和思考》，《当代体育科技》2024 年第 7 期。

[142] 徐起麟：《我国兴奋剂刑事案件司法解释之评价研究》，《体育科技文献通报》2022 年（第 30 卷）第 3 期。

[143] 徐伟康：《运动员个人数据处理中"同意"原则适用的检视》，《武汉体育学院学报》2020 年（第 54 卷）第 12 期。

[144] 徐翔：《WADA〈反兴奋剂运动员权利法案〉的解读与启示——基于世界反兴奋剂机构诉孙杨案的思考》，《沈阳体育学院学报》2020 年（第 39 卷）第 4 期。

[145] 杨春然、董兴佩：《从政府、协会到个人：集体责任影响运动员比赛权的根据——兼论俄罗斯兴奋剂丑闻的处理》，《武汉体育学院学报》2018 年（第 52 卷）第 4 期。

[146] 杨春然：《兴奋剂违规基准罚的认定机制：从法律类推到一般条款——兼论故意与过失的规范化》，《天津体育学院学报》2017 年（第 32 卷）第 1 期。

[147] 杨淦：《利益平衡视角下运动员数据使用的法律风险及对策》，《天津

体育学院学报》2022 年（第 37 卷）第 1 期。

[148] 杨楠：《从"孙杨案"谈反兴奋剂规则解释方法》，《体育科研》2021年（第 42 卷）第 2 期。

[149] 杨瑞等：《睾酮贴剂对尿中类固醇浓度的影响》，《中国运动医学杂志》2014 年（第 33 卷）第 10 期。

[150] 杨声、闫宽、何根业等：《应用液相色谱—高分辨离子轨道阱质谱法检测人干血点中的睾酮酯》，《体育科学》2021 年第 11 期。

[151] 《依法惩治兴奋剂犯罪确保体育公平纯洁——体育总局政策法规司负责人谈兴奋剂刑事案件司法解释》，《中国体育报》2019 年 11 月 19 日。

[152] 易剑东：《我国竞技体育和国家队"递进式五维"的管理学审视》，《成都体育学院学报》2020 年（第 45 卷）第 4 期。

[153] 尹晓峰：《日本体育法规及政策制度的发展动向》，《体育科研》2009年（第 30 卷）第 5 期。

[154] 于善旭：《基于"孙杨案"对依法推进我国体育治理现代化的几点思考》，《天津体育学院学报》2020 年（第 35 卷）第 3 期。

[155] 于洋：《日本反兴奋剂法律制度研究》，硕士学位论文，苏州大学，2020。

[156] 虞志波：《运动员辅助人员导致的运动员兴奋剂违规问题研究——兼论"履行辅助人理论"的运用》，《体育成人教育学刊》2020 年（第 36 卷）第 1 期。

[157] 喻海松：《兴奋剂犯罪刑法规制的基本问题——以〈中华人民共和国刑法修正案（十一）〉的相关规定为中心》，《体育科学》2021 年（第 41 卷）第 11 期。

[158] 袁钢：《参照国际规则的反兴奋剂立法模式研究》，《政法论坛》2022年（第 40 卷）第 6 期。

[159] 张春良、侯中敏：《后裁决阶段世界反兴奋剂组织诉孙杨与国际泳联案的反思——基于 ISTI 第 5.3.3 条解读的对策检讨》，《北京体育大学学报》2021 年（第 44 卷）第 8 期。

[160] 张罡、王凤美、汤志旭等：《高效液相色谱—串联质谱法研究克仑特罗在猪毛发中残留及蓄积代谢规律》，《食品安全质量检测学报》2014年（第5卷）第12期。

[161] 张建丽：《体育领域热点——克仑特罗检测方法研究近况及发展方向》，《分析测试学报》2022年（第41卷）第1期。

[162] 张俊雅：《反兴奋剂活动中运动员的个人信息保护——2021年〈保护隐私和个人信息国际标准〉述评》，《武汉体育学院学报》2022年（第56卷）第4期。

[163] 张鹏：《国际体育仲裁中比例原则适用研究》，《武汉体育学院学报》2019年（第53卷）第1期。

[164] 张世杰、田思：《计划行为理论下我国运动员使用兴奋剂的心理因素分析》，《安徽体育科技》2020年第4期。

[165] 张文闻、吴义华：《国际体育仲裁裁决的特殊效力：以CAS的仲裁权为视角》，《成都体育学院学报》2017年（第43卷）第1期。

[166] 张鑫、刘文竹、康优等：《QuEChERS技术结合高效液相色谱—串联质谱法快速测定动物源性食品中克仑特罗的残留量》，《食品安全质量检测学报》2019年（第10卷）第6期。

[167] 张妍：《对我国反兴奋剂工作中运动员权利保护问题的研究》，硕士学位论文，北京体育大学，2013。

[168] 张彦国、贾君、胡琴：《竞技体育中兴奋剂问题成因的社会学思考》，《解放军体育学院学报》2004年（第23卷）第3期。

[169] 张翼：《俄罗斯兴奋剂事件的社会学解读与思考》，《南京体育学院学报》（社会科学版）2016年（第30卷）第4期。

[170] 章语馨：《兴奋剂样本检测阳性案件中品格证据的适用》，《体育科研》2022年（第43卷）第4期。

[171] 赵秉志、袁彬：《〈刑法修正案（十一）〉罪名问题研究》，《法治研究》2021年第2期。

[172] 赵澄宇、赵健、陈志宇：《挪威的反兴奋剂工作》，《中国体育科技》

2000 年第 7 期。

[173] 赵豫、白永正、汪梅：《反兴奋剂立法的理论及实践——以 WADA 和我国的反兴奋剂条例为线索》，《体育文化导刊》2005 年第 9 期。

[174] 中国奥林匹克委员会：《中国反兴奋剂》，内部出版物，2012。

[175] 《中国反兴奋剂中心 2022 年年报》，中国反兴奋剂中心内部出版物。

[176] 《中国反兴奋剂中心 2023 年年报》，中国反兴奋剂中心内部出版物。

[177] 《中华人民共和国体育法》，中国法制出版社，2022。

[178] 周青山：《国际体育仲裁院兴奋剂仲裁机制评析》，《武汉体育学院学报》2019 年（第 51 卷）第 5 期。

[179] 周青山：《美国学校体育兴奋剂检查中的隐私权保护及其启示》，《体育成人教育学刊》2019 年（第 35 卷）第 1 期。

[180] 周榕、万晓红：《基于危机情境理论的兴奋剂危机分类及传播策略研究》，《武汉体育学院学报》2020 年（第 54 卷）第 10 期。

[181] 朱颖文、周意男、胡玲慧等：《浅谈反兴奋剂工作中的中药禁用问题》，《中华中医药杂志》2020 年（第 35 卷）第 4 期。

[182] 祝伟霞、杨冀州、郭慧领等：《阳离子涡流在线固相萃取/液相色谱—串联质谱快速分析猪尿液中 16 种 β 受体激动剂残留》，《分析测试学报》2015 年（第 34 卷）第 7 期。

[183] 庄思帆：《探索运动员生物护照血液模块新指标》，硕士学位论文，上海体育学院，2023。

[184] 邹新娴：《我国反兴奋剂管理体制演变与发展研究》，博士学位论文，北京体育大学，2013。

外文文献

[185] Bao J., Zhang Q., Huang W., "Determination of Metandienone using molecularly Imprinted based Electrochemical Sensor in human urine", *International Journal of Electrochemical Science*, 2022, Vol. 17, No. 11.

[186] Chang W., He G., Yan K., et al., "Doping Control Analysis of Small

Peptides in Human Urine Using LC – HRMS with Parallel Reaction Monitoring Mode：Screening and Confirmation", *Analytical Methods*, 2021, Vol. 13, No. 48.

[187] Chen C. , Chen X. , "Electrochemical Sensor for Anti-doping in Athletes", *Revista Brasileira De Medicina Do Esporte*, 2023, Vol. 29.

[188] Choi T. L. S. , Kwok K. Y. , Kwok W. H. , et al. , "Detection of seventy-two anabolic and androgenic steroids and/or their esters in horse hair using ultra-high performance liquid chromatography-high resolution mass spectrometry in multiplexed targeted MS2 mode and gas chromatography-tandem mass spectrometry", *Journal of Chromatography A*, 2018, Vol. 1566.

[189] Choi T. L. S. , Kwok K. Y. , Kwok W. H. , et al. , "Metabolic study of methylstenbolone in horses using liquid chromatography-high resolution mass spectrometry and gas chromatography-mass spectrometry", *Journal of Chromatography A*, 2018, Vol. 1546.

[190] He G. , Wu Y. , Lu J. , et al. , "Doping control analysis of 13 steroids and structural-like analytes in human urine using Quadrupole-Orbitrap LC– MS/MS with parallel reaction monitoring (PRM) mode", *Steroids*, 2018, Vol. 131.

[191] He S. , Liu X. , Wu D. , et al. , "Detection of de−N−glycosylated EPO with SDS−PAGE：A complementary confirmation procedure for recombinant EPO in blood samples", *Drug Testing and Analysis*, 2022, Vol. 14, No. 11−12.

[192] Ho E. N. M. , Chan G. H. M. , Wan T, et al. , "Controlling the misuse of cobalt in horses", *Drug Testing and Analysis*, 2015, Vol. 7, No. 1.

[193] Li C. , Xiao Y. , Lliu J. , et al. , "Etermination of Anabolic Steroid as Doping Agent in Serum and Urine of Athletes by Using an Electrochemical Sensor Based on the Graphene-Gold Hybrid Nanostructure", *International*

Journal of Electrochemical Science, 2022, Vol. 17, No. 7.

［194］ Liu Y. , Lu J. , Yang S. , et al. , "A new potential biomarker for 1 − testosterone misuse in human urine by liquid chromatography quadruple time−of−flight mass spectrometry", *Analytical Methods*, 2015, Vol. 11.

［195］ Liu Y, Lu J, Yang S, et al. , "New drostanolone metabolites in human urine by liquid chromatography time−of−flight tandem mass spectrometry and their application for doping control", *Steroids*, 2016, Vol. 108.

［196］ Liu, W. , Yan, Z. , Huang, X. , et al. , "Simultaneous determination of blockers and agonists by on-fiber derivatization in self-made solid-phase microextraction coating fiber", *Talanta*, 2015, Vol. 132.

［197］ Liu, H. , Lin, X. , Lin, T. , et al. , "Magnetic molecularly imprinted polymers for the determination of β-agonist residues in milk by ultra high performance liquid chromatography with tandem mass spectrometry", *Journal Of Separation Science*, 2016, Vol. 39, No. 18.

［198］ Lu J. , He G. , Wang X. , et al. , "Mass spectrometric identification and characterization of new fluoxymesterone metabolites in human urine by liquid chromatography time − of − flight tandem mass spectrometry", *Steroids*, 2012, Vol. 77, No. 8−9.

［199］ Lu J. , Maria F. , Yang S. , et al. , "New clostebol metabolites in human urine by liquid chromatography time−of−flight tandem mass spectrometry and their application for doping control", *Journal of Mass Spectrometry*, 2016, Vol. 50, No. 1.

［200］ Lu J. , Maria F. , Yang S. , et al. , "New potential biomarkers for mesterolone misuse in human urine by liquid chromatography quadrupole time−of−flight mass spectrometry", *Journal of Mass Spectrometry*, 2015, Vol. 50, No. 1.

［201］ Ni Z. , "Testosterone Biosensor in Sports Doping", *Revista Brasileira De Medicina Do Esporte*, 2023, Vol. 29.

［202］ Peng C. , Liu H. , Wu M. , et al. , "A sensitive electrochemical sensor for detection of methyltestosterone as a doping agent in sports by CeO2/ CNTs nanocomposite, *International Journal of Electrochemical Science*, 2023, Vol. 18, No. 2.

［203］ Shan L. , "Electrochemical Determination of Methandrostenolone Using a Molecularly Imprinted Sensor", *International Journal of Electrochemical Science*, 2020, Vol. 15.

［204］ Thomas A. , Schänzer W. , "Thevis M, Determination of Humaninsulin and its Analogues in Human Blood Using Liquid Chromatography Coupled to Ionmobility Massspectrometry (LC – IM – MS) ", *Drug Testing and Analysis*, 2014, Vol. 6, No. 11–12.

［205］ Wang C. C. , Chen J. L. , Chen Y. L. , et al. , "A novel stacking method of repetitive large volume sample injection and sweeping MEKC for determination of androgenic steroids in urine", *Analytica Chimica Acta*, 2012, Vol. 744.

［206］ Wang C. C. , Cheng S. F. , Cheng H. L. , et al. , "Analysis of anabolic androgenic steroids in urine by full-capillary sample injection combined with a sweeping CE stacking method", *Analytical and Bioanalytical Chemistry*, 2013, Vol. 405.

［207］ Wang J. , Bi X. , Chen W. , et al. , "Identification of the Insertion Site of Transgenic DNA Based on Cyclization of the Target Gene with the Flanking Sequence and Nested Inverse PCR ", *Talanta Open*, 2021, Vol. 3.

［208］ Wang J. , He Y. , Liu X. , et al. , "Steroid profile and IRMS analysis of musk administration for doping control", *Drug Testing and Analysis*, 2017, Vol. 9, No. 11–12.

［209］ Wang J. , Yang R. , Yang W. , et al. , "Impact of progesterone administration on doping test of endogenous steroids", *Analytical and*

Bioanalytical Chemistry, 2014, Vol. 406, No. 24.

[210] Wang L., Li Y., "A Sensitive Amperometric Sensor based on CuO and molecularly imprinted polymer composite for Determination of Danazol in human urine", *International Journal of Electrochemical Science*, 2022, Vol. 17, No. 11.

[211] Wang Y., Zhang L., Xing Y., "Operation of the Anti-doping Laboratory for the Beijing 2022 Olympic and Paralympic Winter Games", *Drug Testing and Analysis*, 2022, Vol. 14, No. 11-12.

[212] Wei C., Ning C., Ma Y., et al., "Foodborne doping and supervision in sports", *Food Science and Human Wellness*, 2023, Vol. 6.

[213] Wen C., Zhu T., Liu X., et al., "Isolation and enrichment of boldenone and its main metabolite in urinary samples to further determine the 13C/12C ratios by gas chromatography/combustion/isotope ration mass spectrometry", *Journal of Chromatography A*, 2023, Vol. 1707.

[214] Wen C., Zhu T., Wang J., et al., "Application of online two-dimensional high-performance liquid chromatography as purification procedure to determine the origin of 19-nrandrosterone in urine by gas chromatography – combustion – isotope ratio mass spectrometry", *Drug Testing and Analysis*, 2021, Vol. 13, No. 2.

[215] Wong C., Leung D., Tang F., et al., "Rapid screening of anabolic steroids in horse urine with ultra-high-performance liquid chromatography/tandem mass spectrometry after chemical derivatisation", *Journal of Chromatography A*, 2012, Vol. 1232.

[216] Xing Y., Liu X., Yan M., et al., "Impact of nonsteroidal aromatase inhibitors on steroid profile in a Chinese population", *Medicine*, 2017, Vol. 96.

[217] Yang S., Lu J., Xu Y., et al., "New oxymesterone metabolites in human by gas chromatography-tandem mass spectrometry and their

application for doping control", *Drug Testing and Analysis*, 2016, Vol. 8, No. 7.

[218] Zhou X. , He S. , Li Z. , et al. , "Discovery of c. 577del in EPO: Investigations into endogenous EPO double-band detected in blood with SAR-PAGE", *Drug Testing and Analysis*, 2022, Vol. 14, No. 4.

[219] Zhou X. , He S. , Zhang L. , et al. , "Research on spiking rat EPO as internal standard in doping control samples for detection of EPO using SAR-PAGE analysis with biotinylated primary antibody", *Drug Testing and Analysis*, 2020, Vol. 12, No. 8.

[220] Zhou X. , Zhang L. , He S. , et al. , "Comparison and optimization of SAR-PAGE tests for erythropoietins in doping analysis", *Drug Testing and Analysis*, 2020, Vol. 12, No. 1.

[221] Zou D. , Gu Y. , Luo D. , et al. , "Rapid and ultra-sensitive testosterone detection via aptamer-functional gold nanoparticles", *New Journal of Chemistry*, 2023, Vol. 3.

附　录
专有名词列表

国家体育运动委员会（简称国家体委）

国际奥林匹克委员会（简称国际奥委会）

世界反兴奋剂机构（WADA）

联合国教育、科学及文化组织（UNESCO）

国家体育总局反兴奋剂中心（中国反兴奋剂中心）

国际检查机构（简称 ITA）

各国国家反兴奋剂机构（简称 NADO）

中国举重协会

国际举重联合会（简称国际举联）

亚洲举重联合会（简称亚举联）

国际反兴奋剂组织协会（简称 INADO）

美国反兴奋剂机构（USADA）

国际残疾人奥林匹克委员会

国际运动医学联合会

国际体育科学与教育理事会

反兴奋剂运行管理系统（简称 ADAMS）

运动员生物护照（Athletes' Biological Passport，ABP）

液相色谱飞行时间质谱技术（LC-TOF-MS）

中国反兴奋剂教育平台（CADEP）

促红细胞生成素（EPO）

核糖核酸（RNA）

蛋白同化雄性类固醇（AAS）

重组人促红细胞生成素 EPO（rhEPO）

非变异体携带者内源性 EPO（WT-EPO）

持续性促红细胞生成素受体激活剂（CERA）

脱氧核糖核酸（DNA）

《全国性体育竞赛检查禁用药物的暂行规定》

《中华人民共和国体育法》

《禁止在体育运动中使用兴奋剂的暂行规定》

《反兴奋剂哥本哈根宣言》（简称《哥本哈根宣言》）

《世界反兴奋剂条例》

《反兴奋剂条例》（2004 年国务院行政法规）

《反对在体育运动中使用兴奋剂国际公约》（简称《公约》）

《反兴奋剂教育工作实施细则》

《反兴奋剂教育内容设置与实施工作指南》

《反兴奋剂工作发展规划（2018—2022）》

《中华人民共和国体育法》（简称《体育法》）

后　记

《中国反兴奋剂发展报告：迈向纯洁体育之路》一书由国家体育总局科教司统筹规划、中国反兴奋剂中心专业支持和指导，北京体育大学承担组织编写工作。

北京体育大学组织相关高等院校、科研机构、律师事务所的专家组成编写工作组。张剑担任组长并负责全书的策划、统稿和审定。兰薇、韩勇、邹新娴、袁钢、姜熙、雷厉、河春姬、姜涛、王荣辉、宋彬龄、宫晓燕承担了本书各章节的执笔工作（按章节先后排序）。马宏俊、周鑫淼、邢延一、张力思、王占良、董逸帆、李聪、刘畅、毛锦鹏、卞亦暄、董玮、曹鑫等同志参与编写，叶瑞琪、吴迪、舒婷玥、张震、潘子豪等同学提供了资料收集等辅助工作。

作为我国第一本关于反兴奋剂的专题研究报告，本书编写工作得到了体育管理部门、反兴奋剂机构和相关领导、专家的鼎力支持与无私帮助。感谢国家体育总局科教司的信任和委托，并将本书纳入工作规划，陈志宇司长提供了重要素材并审阅全书，提出宝贵意见；感谢中国反兴奋剂中心的专业支持，中心领导高度重视，各部门工作人员在资料提供、文稿审查、数据核对、专业把关方面付出了辛勤努力。

还要特别感谢科教司原司长史康成，他不仅全篇审阅了文稿，还帮助我们回顾重要历史事件，提供大量珍贵的历史资料，为本书编写做出了重要贡献。衷心感谢国家体育总局机关服务中心主任詹晖，詹主任组织相关人员为本书的成书提供了专业支持。衷心感谢徐友宣研究员对全书的专业术语和专有名词进行了全面梳理和校对。

反兴奋剂工作专业性强，涉及诸多敏感复杂的问题，这对编写工作具有一定的挑战。对于本书存在的纰漏或不足之处，敬请读者批评指正。

2024 年 12 月

图书在版编目（CIP）数据

中国反兴奋剂发展报告：迈向纯洁体育之路／张剑

主编 . --北京：社会科学文献出版社，2025.3.

ISBN 978-7-5228-5052-8

Ⅰ. R872.5

中国国家版本馆 CIP 数据核字第 2025XL6546 号

中国反兴奋剂发展报告：迈向纯洁体育之路

主　　编／张　剑

出 版 人／冀祥德
组稿编辑／祝得彬
责任编辑／刘学谦
责任印制／王京美

出　　版／社会科学文献出版社·文化传媒分社（010）59367156
　　　　　地址：北京市北三环中路甲 29 号院华龙大厦　邮编：100029
　　　　　网址：www.ssap.com.cn
发　　行／社会科学文献出版社（010）59367028
印　　装／三河市东方印刷有限公司

规　　格／开　本：787mm×1092mm　1/16
　　　　　印　张：20.25　字　数：308 千字
版　　次／2025 年 3 月第 1 版　2025 年 3 月第 1 次印刷
书　　号／ISBN 978-7-5228-5052-8
定　　价／138.00 元

读者服务电话：4008918866